눔 마인드셋

눔 마인드셋
심리학과 작은 목표로 건강 습관을 바꾼다

초판 1쇄 발행 2024년 8월 15일

지은이 NOOM
옮긴이 홍석윤

펴낸이 김진규
경영지원 정동윤
책임편집 김민영

펴낸곳 (주)시프 | 출판등록 2021년 2월 15일(제2021-000035호)
주소 경기도 고양시 덕양구 권율대로668 티오피클래식 209-2호
전화 070-7576-1412
팩스 0303-3448-3388
이메일 seepbooks@naver.com

ISBN 979-11-92421-35-3 (13510)

눔 마인드셋

심리학과 작은 목표로
건강 습관을 바꾼다

NOOM 지음
홍석윤 옮김

NOOM
MINDSET

시프

차례

눔에 오신 걸 환영합니다!

이 책은 눔Noom에 관한 책입니다. 여러분 중에는 이미 눔을 경험한 분도 있을 테고 단지 눔에 대한 호기심으로 이 책을 보는 분도 있을 겁니다. 어떤 이유로든 이 책을 손에 든 것만으로도 매우 기쁩니다.

눔은 수백만 명의 사람들이 살을 빼고, 에너지를 얻고, 좋은 기분을 느끼고, 건강해지도록 도와준 디지털 체중 감량 플랫폼으로 알려져 있습니다. 우리는 건강을 변화시키고 행동을 바꾸는 도구를 찾는 사람들과 생명을 구하는 기술, 자료, 정보를 공유하기 위해 끊임없이 노력하고 있습니다. 눔의 세계Noomiverse는 더 넓고 무한하기 때문이지요. 우리는 사람들이 건강 목표를 달성하는 데 가장 효과적이고 도움이 되는 것이 무엇인지 찾아내기 위해 꾸준히 성장하고, 변화하고, 진화할 것입니다. 이는 모든 사람이 더 나은 삶을 살 수 있도록 도와주는 우리의 임무와 맞닿아 있습니다. 우리가 아직 탐험할 수 있는 길이 얼마나 많은지, 우리가 가고 싶은 곳이 얼마나 많은지 그리고 사람들이 건강을 손에 넣을 수 있도록 돕는 방법에 대해 얼마나 많은 아이디어를 가지고 있는지를 생각해 보면, 우리가 품고 있는 원대한 비전에서 이제 겨우 15% 정도 와 있을 뿐입니다. 사람들이 체중 감량 목표를 달성하도록 돕는 것은 우리가 가지고 있는 원대한 목표의 시작점에 불과합니다.

우리는 디지털 정보와 자원을 개발하며 꾸준히 개선하고 있지만, 최근 아주 멋진 아이디어를 생각해 냈습니다. 비록 구식 방법이지만, 우리가 가지고 있는 모든 기술적인 도구를 책으로 내면 어떨까 하는 생각이지요. 이 책을 통해 눔 사용자들은 효과적인 심리학적 개념을 훨씬 더 깊이 이해하고 우리의 기술이 제대로 적용되도록 새로운 진입점을 만들어 앱에서 코치와 상호작용하는 '눔 디지털 과정'을 더 완전하게 보완할 수 있으리라고 생각합니다. 또 아직 우리의 방식에 익숙하지 않은 사람들에게도 체중 감량과 행동 변화의 심리에 대한 팁을 제공할 수도 있을 것입니다.

우리는 기술을 사랑합니다. 여러분도 기술을 좋아한다면 눔 앱에 들어오십시오. 진심으로 환영합니다. 다만 이 책의 내용 중에는 앱으로는 할 수 없는 것들이 있습니다. 바로 눔의 개념(많은 사람에게 효과적으로 작동하는 과학과 심리학)에 대한 광범위한 시간과 공간을 제공해 주고 있다는 것이지요. 물론 앱에서도 멋진 내용을 소개하고 있지만, 이 책에서 설명하는 만큼 많은 아이디어를 제공하지는 못합니다. 앱에서도 많은 연구를 하지만, 우리의 연구 자료 중에는 앱으로 설명하기 어려운 것도 많으니까요. 우리는 훌륭한 코치들로부터 수많은 생각과 심리학적 비결, 모범 사례를 취합했습니다. 또 눔 앱의 사용자들로부터 우리가 세상과 공유하고 싶은 많은 피드백과 이야기를 들었습니다. 거기에는 여러분과 함께 풀어볼 퀴즈, 고민해 볼 질문 그리고 눔 커뮤니티의 현명한 조언이 모두 포함돼 있지요. 이 모든 것이 눔이 어떤 심리학적 개념에 의해 구축되는지를 이해하고 실천하는 데 도움이 될 것입니다.

이 책을 읽으면서 체중 감량을 목표로 삼을 것인지 아닌지는 전적으로 당신에게 달려 있습니다. 꼭 체중 감량이 아니라도 이 책의 지혜를 사용해 습관이나 행동을 더 좋은 방향으로 바꿀 수 있습니다.

우리는 이 책에서 어떻게 하면 더 많은 에너지를 느끼고, 스스로 목표를 설정하고, 동기부여를 유지할 수 있는지를 보여줄 것입니다. 그리고 낡은 습관을 버리고 더 나은 습관을 창조할 수 있는 도구를 제공할 것입니다. 우리는 단순히 체중 감량을 하는 데 그치지 않고, 자신감과 자율성을 끌어올리고, 자기 인식과 직관 능력을 키우며, 활력을 높이고 고통은 줄이며, 더 긍정적인 기분과 더 나은 건강, 더 차분하고 평화로운 마음을 갖도록 하는 등 행동을 바꾸고 많은 승리를 쟁취할 수 있도록 도울 것입니다. 우리는 이를 체중계의 수치를 뛰어넘는 가치가 있다는 의미로 '넌 스케일 승리NSV, non-scale victories'라고 부르는데, 이는 목표가 체중 감량과 관련이 없는 경우에도 적용됩니다.

당신이 무엇을 하고 싶든, 이 책이 출발선이 될 수도 있고 더 깊은 이

해를 제공할 수도 있을 것입니다. 어느 경우든 이 책이 멋진 선택이 되리라고 확신합니다.

뉾은 마치 뷔페 같다고 할 수 있습니다. 누군가에게는 성공 요소들의 조합이라고 해도 다른 누군가에게는 효과가 다를 수 있기 때문에, 뉾에서 원하는 것만 취하고 나머지는 무시해도 좋습니다. 이 책은 뷔페에 있는 맛있는 음식 중 하나일 뿐이지만, 우리는 당신이 접시에 올릴 참고서로 이 책을 고른 것을 기쁘게 생각합니다. 물론 우리가 준비한 맛있는 음식을 더 많이 골라주기를 바라지만, 그것은 100% 당신에게 달려 있습니다. 지금 당신이 우리와 함께하는 것만으로도 충분히 행복하니까요.

눔은 어떻게 시작됐을까요? 1558년 이탈리아에서 살을 빼는 방법에 관한 책이 처음 나왔고, 1960년대부터 살 빼는 프로그램들이 본격적으로 등장한 것에 비추어볼 때 우리는 아주 최근에 체중 감량 업계에 등장한 셈이지요. 하지만 우리는 업계에 늦게 등장한 것이 오히려 유리하게 작용했다고 생각합니다. 덕분에 행동심리학이라는 최신 과학의 발전에 기초해서 교육 과정과 정보를 설계할 수 있었으니까요.

하지만 오늘날의 눔이 되기까지는 적지 않은 시간이 걸렸습니다. 우리와 함께 시간을 보낼수록 우리에 대해 더 많이 알고 싶을 겁니다. 도대체 누가 눔 아이디어를 맨 처음 생각해 냈는지도 궁금할 겁니다. 이제 그 이야기를 시작하겠습니다!

눔은 두 명의 젊은 친구가 시작했습니다. 정세주와 아텀 페타코프Artem Petakov가 바로 그들이지요. 한국 남부의 작은 마을에서 자란 정세주는 어렸을 때부터 사업가가 되고 싶었습니다. 그는 어렸을 때도 다른 어린이처럼 만화를 보지 않고, 기업가에 관한 다큐멘터리를 보았다고 합니다. 그의 아버지는 병원 설립자이자 CEO면서 매일 아기가 태어나게 도와주는 부지런한 산부인과 의사이기도 했습니다. 그는 주변의 모든 사람에게 동기를 부여해 줄 만큼 에너지가 넘치는 사람이었습니다. 정세주는 아버지를 '일당백'이라고 부를 정도였지요. 그의 아버지가 세운 병원은 병원 체인으로 성장했고, 정세주는 무에서 유를 창조하는 엄청난 성공을 거둔 아버지의 일에 관심이 많았습니다.

정세주와 아버지의 관계는 매우 친밀했습니다. 매일 저녁 식사가 끝나면, 그들은 함께 앉아 차를 마시고 이야기를 나누곤 했지요. 아버지가 큰 의자에 앉아 그날의 뉴스를 볼 때면 정세주는 바로 옆에 있는 의자에 앉았습니다. 정세주가 오늘 뉴스에는 무슨 사건이 나왔는지 물으면 아버지는 "일단 들어보자"라고 말했습니다. 아버지는 뉴스를 다 듣고 나서야 텔레비전 소리를 무음으로 낮추고 뉴스 기사를 설명한 다음 세주의 의견을 물었지요. 세주는 아버지와의 친밀한 관계를 매우 중요하게 생각하며 행운으로 여겼습니다.

그러다가 세주의 인생이 상상했던 것과 다르게 흐를 것이라는 첫 번째 징후가 나타났습니다. 그가 아버지나 형제와 달리 의과대학에 합격하지 못한 것입니다. 결국 그는 공과대학 전기공학과에 들어갔지만, 이내 수업에 흥미를 잃고 결국 공부를 포기하고 말았습니다. 그가 유일하게 열정을 갖고 있던 것이 헤비메탈 음악이었기 때문에 열아홉의 나이에 한국에서 헤비메탈 음반 회사 바이하드 프로덕션BuyHard Productions을 시작했지요. 그 사업은 놀라운 성공을 거두었지만, 운명은 그에게 또 다른 시련을 주었습니다. 세주의 아버지가 폐암 진단을 받으면서 삶이 완전히 바뀐 것입니다.

세주는 아버지와 많은 시간을 보냈는데, 대화의 대부분은 세주의 아버지가 아들에게 전하고 싶은 교훈이었습니다. 아버지는 환자가 병원을 너무 늦게 찾는 바람에 의사도 손을 쓸 수 없는 상황에 여러 번 직면했고, 그때마다 좌절감을 느꼈다고 한탄했지요. 아버지는 의료계가 이미 병세가 깊어진 뒤 병원을 찾은 사람들을 구하려고 애쓰다가 실패를 반복하기보다는, 그들이 건강을 유지할 수 있도록 돕는 일에 초점을 맞춰야 한다고 생각했습니다. 아버지는 세주의 직업에도 관심을 갖고 있었습니다. 어느 날 아버지가 세주에게 말했습니다.

"네 회사가 제법 성공했다고 들었다."

세주는 나름 자랑스럽게 그렇다고 말했습니다. 아버지가 물었습니다.

"세주야, 네 사업의 목적이 무엇이냐?"

세주는 잠시 생각하다가 대답했습니다.

"저는 자신을 증명하고 싶습니다. 성공적인 기업가가 되고 싶어요."

아버지가 다시 물었다.

"좋은 대답이다. 하지만 왜 너 자신을 증명하고 싶은 거냐?"

세주가 대답했다.

"글쎄요…. 돈을 버는 게 좋으니까요."

아버지가 다시 물었다.

"돈을 버는 게 왜 좋단 말이냐?"

"그러니까…."

세주는 한참 생각했습니다. 정확히 뭐라고 말했는지 기억하지 못하지만, 대충 얼버무렸습니다. 하지만 그런 애매한 대답 뒤에는 항상 "그래, 하지만 왜?"라는 아버지의 질문이 되돌아왔습니다. 아버지는 계속해서 "왜?"라고 물었고, 세주는 더 이상 대답하지 못했습니다.

세주는 아버지 앞에서 자존심이 땅에 떨어지고 모든 것이 발가벗겨지는 느낌을 받았습니다. 물론 아버지가 자신을 꾸짖는 게 아니라는 것은 알고 있었지요. 아버지는 좀처럼 꾸짖는 분이 아니었으니까요. 하지만 아버지는 '왜'라는 질문을 통해 모든 위대한 사업 뒤에는 위대한 열정, 즉 진정한 이유가 있다는 것을 보여주었습니다. 아버지는 세주가 그것을 찾기를 바랐습니다. 단지 헤비메탈 음악을 좋아한다는 답변만으로는 아버지의 리트머스 시험을 통과하지 못한 것 같았습니다. 하지만 이제 와서 어쩌겠습니까?

아버지는 마지막으로 이렇게 말했습니다.

"항상 회사의 사명에 대해 생각하고, 네가 지역 사회에 어떤 영향을 미칠지 생각해 보거라."

아버지는 세주가 사업을 하는 진짜 이유를 찾기를 원했습니다. 자신이 세상을 떠나기 전에 아들이 삶의 핵심 가치를 알기 바랐던 것이지요. 결국 이 대화가 세주의 인생을 바꾸게 됩니다.

얼마 지나지 않아 세주의 아버지는 51세의 이른 나이로 세상을 떠났습니다. 세주는 그동안 자신의 삶을 비추었던 태양 빛이 모두 사라지는 것 같았지요. 그의 나이 불과 스물하나였습니다. 혼란과 슬픔에 빠진 세주는 한국의 젊은이들이라면 모두 가야 하는 군에 입대하기로 결심하고 3년간 군에서 IT 요원으로 복무했습니다. 군 복무는 그가 슬픔에 대처하고, 생각을 가다듬고, 인생의 우선순위를 정리하는 데 큰 도움이 됐습니다. 3년 후 제대한 그는 해야 할 일을 성취하는 데 대학이 도움이 되지 않는다고 생각했습니다. 그는 과감하게 학교를 중퇴하고, 아버지가 항상 격려했던 대담한 시도를 실행에 옮겼지요. 그는 곧바로 미국으로 떠났습니다.

그가 뉴욕을 택한 것은 그 도시의 다양성과 국제적인 분위기 때문이었습니다. 그는 뉴욕에서 세상을 바꾸겠다고 맹세했습니다. 전기공학이나 한국에서 했던 음악 사업을 통해서가 아니라, 아버지를 그렇게 괴롭혔던 건강을 개선하는 일을 통해서 말이지요. 자신은 의사가 아니므로 의사로서 할 수 없다면 기업가로서 하겠다고 맹세합니다.

물론 그는 여전히 헤비메탈 음악을 좋아하지만 자신이 하는 일이 세상을 위해서도 중요한 일이어야 한다는 것을 깨달았습니다. 그 일은 사람들을 돕는 일이어야 했고, 더 중요한 일이어야 했으며, 그것이 왜 중요한 일인지 진정으로 깨달을 수 있어야 했습니다. 그래서 사람들이 건강을 되찾도록 도와주는 사업을 하겠다는 야망을 품었습니다. 그러면 너무 늦게 병원을 찾아 손을 쓸 수 없었던 많은 환자가 점점 줄어들 테니까요. 그는 사업에 대해서는 어느 정도 잘 알고 있지만 기술력을 가진 동료가 필요하다는 것을 깨닫고 사업 파트너를 찾기 시작했습니다.

한편, 불과 아홉 살의 나이부터 컴퓨터 프로그래밍을 시작한 우크라이나 소년이 있었습니다. 그는 여가 시간에도 또래의 소년처럼 염소를 키우며 시간을 보내지 않았습니다. 그는 자신을 천재라고 부르지 않았지만, 다른 사람들은 그를 천재라고 부르곤 했지요. 그는 열세 살 때 미국으로 이주했지만, 어린 시절부터 사업가가 되고 싶었던 세주와는 달리 농부가 되는 것이 꿈이었습니다. 그 소년의 이름은 아팀 페타코프입니다. 하지만 아텀은 동물을 키우는 것보다 기술과 심리학에 더 심취했지요. 그는 프린스턴대학교에서 컴퓨터과학, 심리학, 금융 그리고 연극을 공부했습니다(기술자들도 극적인 면이 있기 때문이라는군요).

아텀은 대학교 1학년 때, 머신러닝을 탑재한 체스 프로그램 '골크Golch'를 만들었는데, 이는 나중에 졸업 논문의 일부가 되기도 했습니다. 하지만 그가 가장 좋아하는 수업은 2002년 노벨경제학상을 수상한 유명한 심리학자이자 경제학자인 대니얼 카너먼Daniel Kahneman이 가르친 의사결정 심리학이었습니다. 아텀은 대학을 졸업하기도 전에 마이크로소프트의 SQL 및 선 솔라리스Sun Solaris 서버 그룹에서 인턴으로 근무하면서 소프트웨어팀 운영에 대해 많은 것을 배웠습니다. 대학을 졸업한 후에는 구글에서 소프트웨어 엔지니어로 일하면서 지오서치 프로젝트Geosearch Project를 이끌었는데, 이 프로젝트는 나중에 구글 지도Google Maps의 중요한 부분이 됐지요.

아텀은 구글에서 일하는 것을 좋아했지만, 뭔가 한 가지를 놓치고 있다는 생각이 들었습니다. 바로 심리학 연구와 탐구였지요. 그는 프린스턴대학교 졸업생들을 위한 파티에서 정세주를 만나기 전까지는 기술에 대한 사랑과 심리학에 대한 관심을 함께 추구할 수 있는 세상이 있으리라고 생각하지 못했습니다.

마침 세주의 사촌이 아텀의 친구였는데, 그 사촌의 소개로 만난 두 사람은 곧바로 친해졌습니다. 아텀은 세주에게 피트니스 관련 상품 등 자신이 구상하고 있던 모든 것을 말했고, 세주는 아텀에게 기존의 의료 시스템에 대한 좌절감과 사람들에게 건강을 통제할 수 있는 권한을 돌려주고 싶다는 생각을 털어놓았지요. 그들은 오래전부터 알고 지냈고 평생을 함께 일한 사람처럼 많은 이야기를 나눴습니다.

세주는 아텀이야말로 자신이 찾고 있던 동료임을 직감했습니다. 아텀이 기업가가 되는 것에는 관심이 없다 하더라도 말이지요. 두 사람은 같은 비전을 품고 있었습니다. 그들의 확고한 목적과 방향은 어떻게 하면 인간의 건강에 긍정적인 영향을 미치느냐 하는 것이었습니다.

마침내 2005년부터 그들은 비공식적으로 함께 일하기 시작했습니다. 아텀이 여전히 구글에 몸을 담고 있었으니까요. 당시 아텀은 구글에서 일하며 세계로봇대회RoboCup World Championship에서 우승하기도 했습니다. 세주가 아텀에게 구글을 퇴사하고 함께 사업을 하자고 설득하는 데 2년이 걸렸습니다. 마침내 그들은 2007년에 워크스마트 연구소WorkSmart Labs, Inc.를 창업했습니다. 그들의 첫 사무실은 컬럼비아대학교의 원룸 기숙사였지요. 다음 사무실은 방 두 개짜리 아파트였습니다. 그곳에서 그들은 최초의 프로토타입 사이버 트레이너Cyber Trainer를 출시했습니다. 사이버 트레이너는 실내 운동용 자전거에 추적 기술을 설치한 장치였지요. 회사의 첫 직원은 아텀이 로봇을 함께 만들었던 친구 마크 사이먼Mark Simon으로, 그 역시 기술적 사고를 지닌 인재였습니다. 지금은 수석 소프트웨어 엔지니어를 거쳐 눔의 최고설계책임자로 일하고 있습니다. 그들은 또 다른 종류의 체육관 장비 시제품을 만들기 위해 자금을 조달하면서 미래는 모바일 기술에 달려 있다는 것을 깨달았습니다.

그들은 2008년 10월에 피트니스 추적 앱 카르디오트레이너Cardio-Trainer를 출시했는데, 2010년에는 앱의 사용자 수가 무려 100만 명에 달했습니다. 카르디오트레이너는 처음에는 격렬한 러너hard-core runners를 위한 것이었지만, 아텀과 마크 등 회사의 개발팀은 사용자 대부분이 실제로는 격렬한 달리기보다는 걷기 같은 덜 격렬한 운동을 하고 있으며, 카르디오트레이너 앱의 체중 감량 모듈에 더 많은 상호작용을 기록하고 있다는 사실을 알아차렸습니다. 그래서 그들은 칼로리를 추적하는 칼로릭Caloric이라는 앱을 출시했지요. 출시된 지 얼마 후 앱의 사용자는 50만 명이 됐습니다.

1년 후, 세주와 아텀은 또 한 번의 전환점을 갖기로 결정했습니다. 그들은 두 앱의 가장 좋은 기능을 하나의 앱으로 결합해, 사람들이 체력 단련과 체중 추적을 통해 체중을 줄이고 이를 유지할 수 있도록 돕기로 한 것입니다. 사람들은 그것이 바다를 끓이려는 시도처럼 무모한 일이라고 말했습니다. 하지만 그들은 수 차례의 연구와 분석을 통해 사람들의 행동 변화를 이끌어내기 위해서는 단순한 체중 추적 이상이 필요하다는 사실을 발견했습니다. 소비자들은 건강 문제를 해결해 줄 무언가 또는 누군가를 원하고 있었습니다. 세주와 아텀은 새로운 시각이 필요하다고 생각했습니다.

2011년, 그들은 회사 이름을 '눔'으로 정합니다. 아텀을 말을 들어봅시다.

"우리는 이름에 대해 많은 아이디어를 교환했습니다. 설계팀 직원들이 좋아했던 이름 중 하나는 문Moon이었습니다. 디자인 관점에서 매우 흥미로운 이름이었기 때문이지요. 처음에는 그 이름이 부자연스럽게 들렸습니다. 건강이 달과 무슨 상관이 있어? 회사를 연상할 수 있는 단어도 아니었고, 왠지 낯설었으니까요. 마치 새로운 건강 습관이 처음에는 낯설거나 익숙하지 않아 이상하고 부자연스럽게 느껴지는 것처럼 말이지요. 하지만 우리는 직감을 따르는 대신, 사람들의 반응을 보기 위해 실험을 해보았습니다. 놀랍게도 사람들은 매우 긍정적이었습니다."

아텀은 설계팀이 달이라는 개념을 더 친숙하게 받아들이면서 그 단어에 익숙해졌고 점점 더 좋아졌다고 말합니다.

"달은 우리가 볼 수 없을 때도 항상 그곳에 있잖아요. 그런 의미에서 우리는 그 단어가 마음에 들었습니다. 또 달이 차고 기우는 것이 마치 기업의 목표나 비전이 강해졌다가 줄어드는 것과 비슷하다는 느낌도 들었고요. 그때 누군가가 달moon의 철자를 거꾸로 뒤집어보자고 제안했습니다. 반응이 좋았고, 결국 달을 거꾸로 뒤집은 단어 눔Noom이 우리의 이름이 됐지요."

그들은 곧 안드로이드에서 작동하는 '눔 체중 감량 코치Noom Weight Loss Coach' 앱을 출시했고, 1년 후에는 iOS에도 데뷔했습니다. 그로부터 1년이 지난 후, 눔은 '눔 그룹 코치Noom Group Coach' 프로그램을 출시하고 이를 전 세계로 확장했습니다.

세주와 아텀은 사람들이 건강해지기 위해 무엇을 해야 하는지 알고 있으면서도 그것을 실천하기 어려워한다는 점을 자주 이야기했습니다. 그러던 중 마운트 시나이 병원Mount Sinai Hospital의 섭식 및 체중조절장애센터Eating and Weight Disorders Center에서 일하는 톰 힐데브란트Tom Hildebrandt를 만나고 나서야 그들이 놓치고 있는 요소가 심리학이라는 것을 깨달았습니다. 눔은 단지 생리적 해결책 외에도 심리적 해결책을 제공해야 한다는 것을 알게 된 것이지요. 그것은 계시와 같았습니다.

2014년, 안드레아스 미카엘리데스Andreas Michaelides 박사가 눔의 심리담당 최고책임자로 합류했습니다. 2015년부터는 전문 코치를 영입했고, 2017년에 '눔 헬스 웨이트 프로그램Noom Healthy Weight Program'을 출시했습니다. 연구를 통해 사람들이 찾고 있던 것을 발견한 것입니다. 이 프로그램은 실제로 코치가 지원하는 시스템이 내장된 효과적인 체중 감량 도구입니다. 이제 눔은 100명이 넘는 코치가 있고, 프로그램에 참여하는 사람의 수는 계속 늘어나고 있습니다.

눔은 계속 성장하면서도 내부적으로 실험, 연구, 개발 및 혁신을 멈추지 않고 있습니다. 2019년에 눔은 천 번째 직원을 채용했고, 뉴욕에서 첫 번째 눔 리더십 서밋Noom Leadership Summit을 개최했습니다. 2020년에는 3,000명이 넘는 코치, 다양한 프로그램 그리고 미래에 대한 비전을 보유하게 됐습니다. 이 비전에는 체중 감량뿐 아니라 불안, 당뇨병, 고혈압 같은 만성질환을 관리하거나 개선하는 데 도움을 주는 서비스까지 확장하겠다는 내용이 포함돼 있습니다.

눔은 행동 변화 플랫폼을 지속적으로 확장해, 사람들이 원하는 방식으로 삶을 변화시킬 수 있도록 지원합니다. 아텀의 말을 들어봅시다.

"당신의 뇌와 몸이 어떻게 작동하는지 안다면 지금의 한계를 뛰어넘을 수 있을 뿐 아니라 이전에는 도달하기 어려웠던 목표에 도달할 수 있습니다. 죄책감을 내려놓으세요. 당신의 행동 뒤에 숨겨진 심리적 원칙을 이해하면 더 쉽게 변화를 만들어낼 수 있습니다. 눔은 당신이 최고의 잠재력을 발휘할 수 있도록 도와줄 것입니다. 우리는 모든 인류의 생명을 구하는 것을 목표로 하고 있습니다. 그것은 너무 큰 목표여서 아직 거기까지 도달하지는 못했지만, 항상 이러한 관점으로 살펴보고 새로운 시도를 하고 있지요. 우리는 당신도 자신을 위해 행동할 수 있도록 영감을 주고 싶습니다."

눔의 바람

회사가 성장하면서 우리는 많이 변했지만 우리의 임무는 변하지 않았습니다. 그것은 행동 변화를 통해 가능한 한 많은 사람이 더 건강한 삶을 살 수 있도록 돕는 것입니다. 우리의 프로그램이 장기적으로 많은 사람의 성취에 도움을 주었다는 데 자부심을 느낍니다. 우리는 눔이 단지 다이어트 프로그램이라고 생각하지 않습니다. 눔은 사람들의 행동을 바꾸고 건강한 습관을 개발하는 방법입니다. 우리의 교육 과정은 세심하게 만들어졌으며, 심리학자와 연구원(모두 건강과 심리학 분야의 전문가들입니다)에 의해 지속적으로 업데이트됩니다. 우리는 당신이 체중 감량이나 건강 문제의 근원을 파악하고 그것을 극복할 수 있도록 돕고 싶습니다. 이는 단지 숫자에 관한 것이 아니라 삶에 관한 것입니다. 우리는 심리학을 도입한 이후, 사용자 수를 늘리는 것 이상의 일을 해왔습니다.

눔에 들어오면 소셜 이팅social eating(건강한 식사 습관에 대한 정보를 공유하는 것_옮긴이), 스트레스 관리, 음식에 대한 인지 능력, 음식과 관련된 감정 관리, 운동과 수면이 미치는 영향 그리고 우리가 인간으로서 어떻게 먹고 행동해야 하는지(이것이 가장 중요합니다)에 대해 배우게 됩니다. 나아가 감정에 의해 통제되기보다는 감정의 주도권을 잡는 방법을 탐구하게 될 것입니다. 때로는 감정이 우리의 안내자 역할을 합니다.

당신이 어떤 형태로든(이 책을 읽거나 온라인 교육에 참여하거나 두 가지를 다 하거나) 눔에 들어온다면 새로운 신경 연결을 형성하게 되고, 시간이 지나면서 습관을 바꿀 수 있을 것입니다. 물론 습관은 강력하고 뿌리 깊지만 뇌를 재훈련시켜서 원하는 건강 습관을 기본으로 설정하는 연습을 꾸준히 한다면, 체중 감량에 성공할 수 있을 뿐 아니라 건강을 개선하고 마음도 더 편안하게 만들 수 있습니다. 우리는 그 방법을 당신에게 보여주고 그 원리까지 이해할 수 있도록 도와줄 것입니다. 사람들이 무엇을 하는 이유를 이해하지 못하거나 그것을 끝까지 따를 동기가 없다면, 사용설명서를 준다 해도 별로 도움이 되지 않을 테니까요. 하지만 변화의 이유를 완전히 이해하면 호기심을 가지고 다양한 도구를 시도하게 될 것입니다. 눔은 그런 도구를 제공해 줄 것입니다. 우리는 사람들이 자신의 건강을 통제할 수 있도록 힘을 불어넣는 모든 심리학, 기술, 코칭 등을 발견하고 이를 적절하게 결합해 구사하고 있으니까요.

눔의 목표는 매우 광범위합니다. 처음에는 체중 감량으로 시작하지만, 우리를 더 많이 알아갈수록 체중과 관련된 목표가 단순히 체중의 문제라기보다는 자신을 더 잘 이해하는 길이라는 사실을 알게 될 것입니다. 우리의 진정한 사명은 심리학을 이용해 건강과 삶 전체를 꿈꾸는 대로 바꿀 수 있도록 행동을 변화시키는 방법을 알려주는 것입니다. 눔은 이제 사람들의 건강뿐만 아니라, 스트레스, 불안, 자신감 그리고 자기 관리self-care를 숙달할 수 있도록 돕는 도구가 됐습니다.

요약하자면, 우리는 변화할 수 있는 강력한 도구를 가지고 자신을 변화시킬 방법을 배우도록 돕기 위해 여기 있는 것입니다. 우리는 어떤 규칙도 강요하지 않습니다. 우리는 '반드시 무엇을 해야 한다'라고 말하지도 않을 것입니다. 물론 죄책감, 수치심, 처벌 또는 과학적으로 입증된 것들이 사람들을 변화시키는 데 아무런 도움이 되지 않는다고 주장하려는 것이 아닙니다. 우리가 바라는 것은 당신이 눔에 들어와 더 행복하고, 더 건강하고, 더 강하고, 더 자신감 있는 삶을 살겠다는 목표를 달성하는 것입니다. 그것이 우리의 바람입니다.

이제 당신도 우리와 함께 눔의 세계를 탐험하고, 변화를 받아들이며, 그 모든 것을 이룰 수 있도록 힘을 불어넣을 준비가 됐나요? 우리는 당신이 위대한 목표를 성취하리라는 것을 알고 있으며, 항상 당신을 지지할 것입니다.

당신의 여정에서 가장 큰 힘이자 자산은 바로 당신 자신입니다. 이 책을 읽고 건강을 되찾았다면 당신은 이미 '사람들이 스스로 건강해지는 방법을 아는 세상을 만드는 거대한 솔루션'의 일부가 된 것입니다. 당신이 여정의 어디에 있든, 우리를 그 여정의 과정으로 선택해 주셔서 감사합니다. 부디 즐겁게 이 책을 읽기를 바랍니다.

01

변화는 우리에게 달려 있다

바꾸지 않으면
아무것도 변하지
않는다

_미상

당신이 이 책을 손에 들었다면, 삶에서 무언가 바꾸고 싶은 게 있기 때문일 것이다. 아마 건강했던 시절의 체중으로 돌아가고 싶을 수도 있고, 멋진 몸매를 갖고 싶거나 나쁜 습관을 고치고 싶거나 좋은 기분을 느끼고 싶거나, 아니면 좀 더 자신다워지기를 원할 수도 있다. 그런데 그렇게 달라지려면 무엇을 해야 할까? 물론 이미 알고 있을 수도 있지만, 그 일에 어려움을 겪고 있을 수도 있고 어디서부터 시작해야 할지 모를 수도 있다. 어쩌면 당신은 이미 긍정적인 변화를 만들었고 그 변화를 계속 유지하고 싶어 하는 상태일 수도 있다.

어떤 이유든 당신이 이 책을 들었다면, 제대로 잘 온 것이다. 눔Noom이 당신이 변화하도록 도울 것이기 때문이다. 다만 우리의 방법은 이전에 시도했던 방법과 다를 수 있다. 우리는 여러 가지 번거로운 규칙을 제시하거나 무엇을 먹으라거나 무슨 운동을 하라거나 무엇을 반드시 지켜야 한다고 말하지 않을 것이다. 대신 심리적 관점에서의 행동 변화에 접근한다. 삶에서 무엇을 바꾸고 싶은가? 그 이유는 무엇인가? 왜 진작 바꾸지 못했는가?

눔은 행동의 이유에 초점을 맞춘다. 우리가 그 이유를 알면 스스로 동기를 부여할 수 있기 때문이다. 자기결정이론(SDT)에 따르면, 사람들은 자신의 목표가 선천적인 심리적 욕구[1], 특히 자율적 동기부여[2]와 관련이 있을 때 가장 잘 달성할 수 있다고 한다. 자율적 동기부여란 스스로 어떤 일을 하기로 결정했고, 그 일이 성격과 가치와 일치하기 때문에 그 일을 행하는 것을 말한다. 자기결정이론에 따르면, 변화하려는 외적 이유와 내적 이유(다른 사람이 변해야 한다고 말해서가 아니라 스스로 내부에서 느끼는 이유)를 연결하면 동기부여가 강해지고 어떤 목표를 결정하든 더 성공적으로 달성할 수 있다. 우리도 그렇게 생각한다. 우리가 눔에서 수행한 연구[3]와 프로그램 참가자들이 바로 그 증거다. 행동의 이유를 이해하는 것은 우리 프로그램에서 필수적이다. 실제로 '왜?'는 우리가 가장 좋아하는 질문이다. 우리는 왜 특정한 결정을 내리고, 특정한 생각을 하며, 특정한 습관을 형성하는가? 우리는 이 질문에 답할 수 있도록 자기 인식을 발전시키고, 이를 스스로 실험하는 방법을 배울 것이다. 곧 알게 되겠지만, 우리는 실험을 아주 좋아한다. 우리의 모든 프로그램은 실험에 근거를 두고 있으며, 우리가 실행하는 모든 것은 엄격하게 사전에 실험된다. 이러한 실험은 회사를 운영하고 교육 과정을 개발하는 방법뿐만 아니라, 어떤 교육이 효과적인 방법인지 빠르고 효율적으로 알아내는 데도 매우 중요하다. 눔의 공동 설립자이자 대표이사인 아텀 페타코프는 다음과 같이 말한다.

"우리는 실험을 통해 학습 속도를 극대화할 수 있도록 눔을 최적화했습니다. 나는 삶에서 무엇이 효과가 있는지 알아내기 위해 실험을 사용하지요. 눔에서 무엇이 효과가 있는지 알아내는 방법도 실험입니다. 우리는 실험을 통해 무엇이 당신에게 효과가 있는지 알아냅니다."

하지만 우리는 실험을 위해 실험을 하는 것이 아니다. 우리의 실험은 연구를 바탕으로 한다. 우리는 프로그램을 진행하는 과정에서 인지 행동 치료(CBT), 변증법적 행동 치료(DBT), 그 외 여러 심리학적 개념들을 소개할 것이다. 우리는 목표나 꿈을 성취하지 못하게 만들거나 원하는 삶을 살지 못하게 하는 파괴적인 사고 패턴을 찾아내 그것을 변화시키는 방법을 알려주되 그 방법은 언제나 증거에 기반할 것이다. 우리가 여기 있는 이유는 우리 방식을 강요하는 것이 아니라 각자의 방식대로 목표를 달성하도록 돕기 위해서다. 사람들은 모두 다르기 때문에 어떤 일을 하는 데 있어 올바른 방법이 오직 한 가지만 있는 것이 아니다. 우리는 사람들이 자신의 몸과 마음에 더 많은 관심을 기울이도록 도울 것이다. 그곳에 모든 답이 있기 때문이다. 그저 자신의 몸과 마음에 접근하기만 하면 된다. 눔은 새로운 프로그램을 제공하지 않는다. 다만 뇌에서 이미 실행되고 있는 성공적인 '프로그램'에 접근할 수 있는 도구를 제공할 뿐이다.

그것이 바로 삶을 사랑하는 방법이다. 우리는 어떻게 하면 칼로리 부족 상태를 고통 없는 체중 감소로 전환할 수 있는지, 어떻게 하면 우리 몸을 더 재미있게 움직일 수 있는지, 어떻게 하면 더 차분해지면서도 힘이 날 수 있는지를 보여줄 것이다. 당신의 목표가 무엇이든 우리는 항상 '왜?'라고 질문하도록 격려하고, 모든 일을 주도하도록 도울 것이다. 당신이 이를 위한 도구를 필요로 할 때 그것을 건네주는 것이 우리가 하는 일이다. 이를 통해 당신은 자신에게 맞는 목표를 설정하고, 스스로 동기를 부여하고, 영감을 얻을 수 있으며, 과학이 당신의 편에 있음을 확신할 수 있다. 당신은 누구보다도 자신을 잘 알고 있다. 당신의 삶, 계획, 목표가 있는 한 우리는 언제나 당신 옆에 있을 것이다. 우리가 당신을 믿는 것처럼, 자신을 믿기 바란다. 스스로 결정한 무엇이든 잘 해낼 수 있다는 것을 우리는 잘 알고 있다.

모든 것은 자신에게 달려 있다. 건강과 인생에서 가장 큰 힘이자 유일한 힘은 당신 자신이다. 당신은 자신에게 가장 큰 영향력을 미칠 뿐 아니라, 무엇을 하고 무엇을 하지 않을 것인지를 가장 강력하게 통제하는 존재다. 당신이 해야 할 일은 이미 가지고 있는 초능력을 깨닫고 그것을 끄집어내 사용하는 것이다. 우리의 목표는 단지 그 일을 어떻게 하는지 알아내도록 돕는 것뿐이다.

예전에 몸에 나쁜 음식을 먹고, 비효율적으로 운동하고, 원하지 않는 살을 빼지 못하고, 음식이나 몸과 더 편안한 관계를 맺는 데 어려움을 겪었다 해도 이제는 두려워할 필요 없다. 눔이 새로운 도구를 가지고 있기 때문이다. 우리는 음식, 운동, 체중, 심지어 자신을 보는 방법까지 완전히 다시 구성하도록 도울 것이다. 이제 당신은 음식, 체중계, 거울 그리고 자아와의 싸움을 멈추고, 좀 더 자신감을 가지고 본연의 모습을 사랑하는 삶을 살 수 있다. 우리는 목표를 달성하기 위해 싸우는 투사가 아니라 사랑하는 사람이라고 말하고 싶다. 우리는 당신도 싸움을 그만두고 아름다운 자신과 아름다운 삶을 진정으로 즐길 수 있도록 돕고 싶다.

우리의 전략을 몇 가지 소개하겠다.

- **우리는 심리학을 이용해 습관과 행동을 바꾸도록 도울 것이다**. 단순히 먹어야 할 음식 목록이나 식사 계획을 알려주고 이래라저래라 하는 게 아니라, 이 방법을 통해 더 건강해지고 목표에 도달할 수 있도록 도울 것이다(때로는 설득을 할 때도 있지만).
- **우리는 무엇을 먹어야 한다거나 먹지 말아야 한다는 말을 절대 하지 않을 것이다**. 우리는 탄수화물이나 지방, 전구단백질pro-protein(비활성 단백질_옮긴이) 섭취를 굳이 마다하지 않는다. 설탕 섭취를 중단하라거나 매일 케일 900g을 먹어야 한다고 강요하지도 않을 것이다. 채식이 건강에 좋지만, 스무디를 좋아하지 않는다면 아침에 꼭 밀싹즙이나 스무디를 먹을 필요는 없다. 우리는 먹고 싶은 것을 먹기를 원한다. 좋아하는 음식을 마음껏 즐기되 죄책감을 느끼지 말기 바란다. 다만 음식이 육체적으로나 심리적으로나 기분을 좋게 하는 데 도움이 되도록, 충분한 지식과 사려 깊은 생각으로 신중하게 선택하기를 바란다. 당신의 목표가 무엇이든 기분이 좋으면 그 목표를 달성하기가 더 쉬워지기 때문이다.
- 눔은 **어떤 식습관에도 효과가 있다**. 당신이 윤리적 목적을 추구하는 채식주의자거나 락토오보 채식주의자lacto-ovo-vegetarian(육류와 생선은 먹지 않지만 유제품과 달걀은 먹는 사람_옮긴이)거나 또는 팔레오paleo(원시인의 식생활을 따르는 식이요법_옮긴이)나 케토keto(고지방 식이요법_옮긴이), 고탄수화물 섭취를 하든 상관없다. 일반적인 잡식성 유형이나 다른 어떤 유형이라도, 눔을 실행할 수 있다. 우리는 무엇을 먹느냐보다 왜 먹느냐에 더 관심을 둔다.
- **우리는 운동을 강요하지 않는다**. 물론 우리는 건강한 운동이 신체와

정신 건강에 이롭다는 것을 알기 때문에 매일 건강한 운동을 권장한다.[4] 그러나 공식적으로 운동을 할 것인지 그리고 어떤 운동을 할 것인지는 전적으로 자신이 결정할 일이다. 원한다면, 운동을 습관화하거나 더 직관적으로 움직이도록 영감을 주기 위해 눔을 사용할 수 있지만, 꼭 체육관에 가야 한다고 강요하지는 않을 것이다(물론 체육관에 가는 것을 좋아한다면 가도 좋다. 체육관 운동이 재미있을 수도 있으니까 말이다. 우리는 당신의 상사가 아니다).

- **우리는 음식을 먹는 이유**가 단지 먹기 위해서가 아니라는 것을 알고 있다. 그것은 스트레스, 수면, 인간관계 그 외 삶에서 일어나는 많은 것과 관련이 있다. 우리는 그런 것을 무시하지 않는다. 그런 것도 중요하다는 걸 잘 알고 있다.
- **우리는 실패를 믿지 않는다**. 눔은 어떤 처벌도 없는 구역이다. 우리는 건강과 기분을 개선하는 변화를 만들면서 우리에게 일어나는 좋은 일에 초점을 맞춘다. 우리는 어떤 실수나 실패도 없을 것이라고 장담한다. 의도했던 것을 하지 못했다고 그것이 실패를 의미하는 것은 아니다. 도전과 장애물은 피할 수 없으며, 오히려 배울 수 있는 기회다. 모든 변화에는 동기부여가 높았다가 떨어지는 패턴이 있기 마련이다. 모든 것이 순조롭게 진행되는 날이 있는가 하면 모든 계획이 실패하는 날도 있다. 그것이 변화(그리고 우리의 삶)가 작동하는 방식이다. 변화는 일직선으로 나가는 것이 아니라 능동적이고 역동적인 과정이다. 완벽주의적 사고방식은 오히려 실패하게 만들 수 있다. 완벽한 사람은 아무도 없기 때문이다. 그리고 우리는 완벽이 아니라 발전을 믿는다. 실수는 당연하고 정상적인 신호다.

- **우리는 경쟁이 아니라 협력을 중요하게 생각한다.** 우리는 눔에서 점수를 매기지 않으며 경쟁적 사고방식을 부추기지 않는다. 경쟁보다는 긍정적 코칭 강화와 맞춤형 지원을 해주는 것이 더 생산적일 뿐 아니라 긍정적인 상태를 유지하고 목표에 집중하는 데 더 도움이 된다고 믿기 때문이다. 승자가 있으면 패자가 있기 마련이지만 눔은 승패와는 관계가 없다. 목표를 향해 한 걸음 한 걸음 나아가는 것이 이 책에서 말하는 승리다!
- **눔의 방식을 사용해 모든 행동을 바꿀 수 있다.** 어쩌면 당신은 체중 감량에는 전혀 관심이 없을지도 모른다. 물론 그런 당신은 멋진 사람이다. 그렇다면 이 책의 행동 변화 도구를 체중 감량이 아닌 바꾸고 싶은 다른 것에도 적용할 수 있다. 목표가 무엇이든, 우리는 당신을 돕기 위해 여기 있다. 체중 감량이 아니라 자신감을 높이거나 숙면을 취하거나 요가나 명상을 습관으로 만들거나 혈당, 혈압, 콜레스테롤을 정상 수치로 되돌리는 것이 목표일 수 있다. 결론은 당신이 어떤 종류의 변화를 원하든, 눔이 그 변화를 만드는 데 도움을 줄 수 있다는 것이다.

인생을 바꾸고 싶을 때 취할 수 있는 가장 중요한 첫 단계는 바로 자신을 믿는 것이다.

규칙보다 심리적 접근 방식이 더 중요하다

눕은 행동 변화를 위해 어떤 규칙을 준수하거나 접근을 제한하기보다는 심리적으로 접근하는 방식을 취해왔다. 사람들이 무언가를 바꾸고자 시도할 때의 과정은 행동 자체보다 행동에 대한 생각과 관련이 깊기 때문이다. 실제로 우리의 경험에 따르면, 행동을 바꾸기 위해 규칙을 만드는 것은 그다지 효과적이지 않았다. 규칙은 행동만 다룰 뿐 행동의 이유를 다루지 못하고, 인간은 본성에 반하는 규칙을 잘 따르지 못하기 때문이다.

예를 들어, 인간 본성은 미래에 일어날 일보다는 순간적인 감정에 근거해 행동하는 경향이 있다. 거기에는 그럴 만한 이유가 있다. 인간은 개체 수도 적고 사는 게 위험했던 옛날, 즉 위험이 상존하고 식량이 부족했던 시기에는 순간적인 결정(지금 당장 달려라!)이나 즉각적인 보상(음식이 있다면 주저 말고 먹어라!)이 생존을 좌우했을 것이다. 그 시절에는 '다음 주' 같은 미래에 대해 생각하고 행동하는 것은 당장 오늘 일어날 일에 대비하는 것만큼 중요하지 않았다.

인간의 의사결정에 대한 진화적 뿌리를 연구하는 심리학 연구자들에 따르면[5], 인간의 본성은 다음과 같은 사고방식을 지향하는 경향이 있다.

- 자신과 관련 없는 정보에도 관심을 기울인다. "저기 다람쥐가 있다!"
- 자신의 이익에 부합하지 않는 상황에서도 주변에서 일어나는 일에 쉽게 영향을 받는다. "다른 사람들도 그렇게 하니까."

• 잘못된 결정을 교묘하게 합리화한다. "이번 한 번만."

사람들은 그 순간에 가장 기분 좋은 것, 가장 쉬운 것, 가장 즐거운 것 그리고 다른 사람들도 하는 것을 하고 싶어 한다. 이는 전적으로 정상이며 우리의 뇌가 본질적으로 그렇게 하라고 명령하기 때문이다. 예를 들어 어떤 규칙을 만들어놓고 "다람쥐를 보면 안 돼요" "단것을 먹지 마세요" "다른 사람들을 따라 하지 마세요"라고 말한다면, 대부분의 사람은 어떻게 할까? 하지 말라는 것을 더 하고 싶어 한다.

다행히 우리는 매우 진화된 두뇌를 가지고 있다. 이는 우리의 지성이 꼭 우리가 원하는 대로 행동해서는 안 된다는 것을 인지하고 있음을 의미한다. 즉, 지금 원하는 것과 다르게 행동하면 나중에 더 나은 것을 얻을 수 있다고 판단할 수 있다. 이처럼 욕망을 지연시키는 것이 즉각적으로 욕망을 채우는 것보다 더 바람직하다는 것을 인지하면, 행동을 바꿀 수 있는 능력을 발휘할 수 있다.

그러나 본능에 따라 행동하는 것이 습관이 되면, 지금 당장 욕망을 채우려는 본능을 무시하기가 어렵다. 당신이 매일 오후에 간식으로 초콜릿 쿠키나 캔디를 먹는 습관이 있다고 가정해 보자. 당신은 습관적으로 그렇게 할 것이다. 어쨌든 그 순간에는 그 음식이 정말 달콤하게 보이기 때문이다. 실제로도 달콤했으니까.

그런 행동은 습관일 뿐임을 깨닫고 더 이상 초콜릿 쿠키나 캔디를 생각하지 않을 수 있다면 그것은 큰 문제가 아니다. 그런데 그 생각을 떨쳐버리지 못하고 여전히 '나쁜 습관'이라고 생각한다면 그것은 큰 문제다. 예를 들어 설탕이나 쿠키가 나쁘다고 생각하고 체중을 줄이기 위해 칼로리 부족 상태를 감수하려고 노력 중이라고 가정해 보자. 그동안 오후에 먹던 간식은 칼로리가 높은 식품이기 때문에, 간식만 바꾸면 목표를 달성하는 데 도움이 된다고 생각한다. 그래서 스스로 규칙을 만들어 '오후 간식으로 쿠키나 캔디를 먹지 말 것'이라고 정한다. 다음 날 오후에 간식 먹을 시간이 되면, 쿠키가 오히려 더 먹고 싶어진다. 하지만 규칙을 만들지 않았는가! 그런데 그 간식을 더 이상 먹을 수 없다고 자신에게 말하는 순간, 갑자기 간절하게 간식이 먹고 싶어진다. 결국 다시 쿠키를 먹게 되고 어쩌면 평소보다 더 많은 쿠키를 먹을지 모른다.

바로 이때 심리학이 필요하다. 여기서 우리가 할 수 있는 한 가지는 변증법적 행동 치료(DBT)의 핵심 개념인 명상에 집중하는 것이다. 간식을 먹을 때가 되면, 몸에 채널을 맞추고 스스로에게 질문해 보라.

"내가 지금 원하는 게 정말 쿠키일까? 내 몸이 뭐라고 말하고 있는가? 내가 쿠키를 원하는 이유는 무엇인가? 습관 때문인가, 스트레스 때문인가? 쿠키 말고 더 좋은 것은 없을까?"

그 순간 육체적으로나 감정적으로 어떻게 느끼느냐가 그 어떤 규칙보다 중요하다. 당신이 원하는 것이 정말 쿠키라면 아무 죄책감 없이 쿠키를 먹어도 된다. 물론 이 명상을 통해 정말 원하는 게 쿠키가 아니라는 것을 깨달을 수도 있다. 정말로 원하는 것이 스트레스를 푸는 것이라면 밖에 나가 15분 동안 햇볕을 쬐며 앉아 있을 수 있다. 또는 실제로 갈망하는 것은 땅콩버터를 조금 바른 신선하고 사각사각하고 즙 많은 사과일 수도 있다. 그것이 쿠키보다 몸에 더 좋다고 생각할 수 있다. 이런 식으로 심리학이 작동하는 것이다.

혹은 정말 쿠키를 원한다고 생각하는 경우에도, 쿠키를 먹기 전에 쿠키의 장단기적 영향을 생각해 볼 수 있다. 먼저, 쿠키를 먹는 것이 늦은 오후 기분을 어떻게 만드는지(오후 3시에 몸을 더 나른하게 하는지), 아니면 쿠키 때문에 지난해 체중이 5kg 불어나 청바지 지퍼를 잠글 때 불편한지, 이러다가 장기적인 목표를 달성할 수 없는 건 아닌지 등에 대해 생각해 보는 것이다. 이 모든 것을 염두에 두고도 정말 원하는 것이 쿠키라 할지라도 목표에 도달하는 데 도움을 줄 수 있는 다른 간식을 선택할 수도 있다. 당신의 단기 목표는 주위 사람들이 모두 졸고 있는 나른한 오후 3시에 기분이 좋아지는 것일 수도 있고, 지퍼를 올릴 때 불편한 느낌 없이 옷을 입는 것일 수도 있다.

우리가 어떻게 생각하느냐에 따라 장기적인 이익에 반하는 결정을 할 수도 있고, 장기적인 이익에 부합하는 결정을 내릴 수도 있다. 이것이 인지 행동 치료(CBT)의 기본 원칙이다. 도움이 되지 않는 사고방식과 행동방식을 조사하고 의문을 제기한 다음, 사고 패턴과 행동 습관을 이익이 되는 방식으로 바꾸는 것이다. 즉각적인 만족은 저항하기 힘든 강한 힘을 갖는다. 습관도 그렇다. 그러나 당신의 총명한 두뇌만큼 강력하지는 않다. 무언가를 배울 수 있으면 그것을 잊어버릴 수도 있는 것처럼, 과거에 어떤 행동을 하기로 선택했다면 그 행동 대신 다른 행동을 선택할 수도 있다.

치러야 할 대가와 이익을 따져보면, 쿠키를 즐기는 당장의 이익보다 쿠키를 참고 나중에 더 좋은 기분을 느끼는 것이 더 큰 이익이라고 판단할 수 있다. 자신에게 솔직하다면, 쿠키를 먹는 것은 습관에 불과하므로 쿠키의 맛 자체는 그다지 중요하지 않을 수 있다.

작은 실험을 해보자. 정말로 쿠키가 오후 3시에 나른함을 줄여주는 것일까? 일주일 동안 오후 간식을 땅콩버터를 바른 사과로 바꾸고, 오후 3시의 기분을 매일 적어보자. 기분이 더 좋아졌다면, 몸이 쿠키보다 새로운 간식에 잘 반응한다는 증거일 수도 있고, 그것을 알면 이제 쿠키에서 사과로 간식을 바꾸도록 동기를 부여할 수 있다. 간식을 바꿔도 별다른 변화가 없다면 오후를 나른하게 하는 범인은 쿠키가 아니라 습관적으로 마시는 커피일 수도 있으므로 커피를 녹차나 다른 음료로 바꾸는 실험을 할 수 있다.

이것은 눈이 행동 변화에 접근하는 멋진 방법 중 일부일 뿐이다.

자신에 대한 믿음,
자기효능감

자기효능감Self-Efficacy은 자신의 능력을 믿는 것을 의미하는 심리학 용어다. "할 수 있다고 생각하든 할 수 없다고 생각하든, 결국 당신 생각대로 된다"라는 말과 거의 같은 의미다. 삶에서 무언가를 바꾸는 첫 단계는 할 수 있다고 믿는 것이다. 물론 그것이 전부는 아니다. 아이스크림 1파인트를 즐겨 먹으면서 철인 3종 경기를 할 정도의 체력을 키울 수 없고, 노력 없이 마법처럼 위대한 소설을 쓸 수는 없다. 노력은 방정식의 일부지만, 자기효능감은 방정식의 기본이다. 무언가가 효과가 있을 거라고 믿지 않는다면, 왜 그것을 시도하려 하겠는가? 반면 그것이 효과가 있을 거라고 믿는다면 자신감, 에너지 그리고 목표에 도달하는 데 필요한 일을 기꺼이 하겠다는 의지를 다지고 앞으로 나아갈 것이다.

자기효능감은 고정불변의 특성이 아니다. 눈동자 색깔처럼 유전적인 것도 아니고, 고수는 비누 냄새가 난다고 생각하는 것 같은 고정관념도 아니다. 자기효능감은 지금까지 살면서 어떤 일을 겪었느냐와 관련이 있다. 성공한 경험이 많다면, 자기효능감도 클 것이다. 목표를 달성하지 못하는 일이 많았다면 자기효능감이 낮을 수 있고[6] 그로 인해 성공을 시각화하는 것이 어려울 수 있다. 예를 들어, 그동안 시도한 체중 감량 시도가 대부분 효과가 없었다면, 자기효능감을 높이기가 어렵다. 이미 과거의 경험으로 살을 빼는 것이 어렵다는 것을 알게 됐고, 이것이 믿음이 됐기 때문이다.

하지만 자기효능감은 키울 수 있다. 당신이 무엇을 하기로 결정했든, 비록 예전에는 할 수 없다고 믿었다 하더라도 이제 자기효능감을 키울 수 있다. 이전에는 성공하지 못했더라도 말이다. 무언가가 효과가 없었으면 그 경험을 통해 무엇 때문에 효과가 없는지 배운다. 여기서 배울 수 있는 교훈은 그것이 '불가능한 것이 아니라는 것'이다. 당신은 이 책을 읽을 만큼 충분히 똑똑하고, 손으로 발가락을 만질 수 없더라도 충분히 유연하다. 어떤 일을 하는 한 가지 방법을 안다고 해서 그 일을 다른 방법으로도 할 수 없다는 의미는 아니다. 당신 또한 다른 사람과는 다른 사람이다. 새로운 교훈, 새로운 경험을 통해 더 똑똑하고 경험이 풍부한 사람이 될 것이다.

뇌실습

자기효능감 평가하기

심리학에서는 사람들이 자기효능감을 측정하는 데 도움을 주는 다양한 방법을 소개한다. 이제 자기효능감을 측정해 보자.[7] 다음 질문에 대답해 보라. '확실히 그렇다'면 1점, 그냥 보통으로 '그렇다'면 2점, 이런 식으로 '절대 그렇지 않다'에 5점을 부여한다. 설혹 질문이 비슷해 보여도 신경 쓰지 말자. 할 수 있는 한 잘 대답하면 된다. 중요한 것은 테스트 결과 자기효능감이 낮은 것처럼 보일지라도 걱정할 필요 없다는 것이다. 당신의 자기효능감은 언제든 개선될 수 있다.

확실히 그렇다 - 1점 | 그렇다 - 2점 | 어느 쪽인지 확실하지 않다 - 3점 | 그렇지 않다 - 4점 | 절대 그렇지 않다 - 5점

1. 나는 목표를 정하면 그것을 이룰 수 있는 능력이 있다는 것을 안다. ____ 점
2. 어려움을 만나더라도 여전히 할 수 있을 것이라고 생각한다. ____ 점
3. 나는 하기로 설정한 일은 대개 수행하는 편이다. ____ 점
4. 내가 정말로 원하는 것이 있다면, 어떻게든 그것을 얻을 수 있다고 믿는다. ____ 점
5. 인생은 도전의 연속이지만, 항상 그것들을 극복할 방법을 찾는다. ____ 점
6. 나는 웬만한 일은 꽤 잘 해낼 자신이 있다. ____ 점
7. 상황이 어려워질수록 나는 더 강해진다. ____ 점

모든 점수를 합해보라. **총점** ____ **점**

✦ ✦ ✦

점수가 7점에서 15점 사이라면, 자기효능감이 탁월하다. 당신은 항상 목표를 달성하리라는 자신감이 넘치고, 자신에게 최고의 응원을 주는 사람이다. 이런 사람은 눔과 아주 잘 맞는다. 다음 단계는 도전하고 싶은 목표를 설정하고 그것을 달성하기 위한 계획을 세우는 것이다. 당신은 이미 할 수 있다는 것을 알고 있으니, 우리 파이팅해 보자!

점수가 16점에서 26점 사이라면, 자기효능감이 꽤 좋은 편이지만 자신의 능력에 더 자신감을 가져야 한다. 당신은 이미 매일 목표를 달성하고 있다. 아침 식사도 잘하고, 가끔은 정크푸드를 피하기도 하고, 다른 사람이 예의를 지키지 않아도 그들에게 예의를 지키고 있지 않은가? 이 모든 것이 성공이고 목표를 성취한 것이며, 삶에서 승리한 것이다. 매일 이를 잘 닦는다면 매일 무엇이든 할 수 있다. 눔이 하루에 한 번씩 그것을 증명하도록 도울 것이다.

점수가 27점에서 35점 사이라면, 목표 달성에 자신감이 없는 사람일 가능성이 크다. 아마도 당신은 살을 빼거나 운동을 시작하거나 설탕 섭취를 줄이거나 과거에 추구했던 목표를 매번 달성하지 못했을지 모른다. 하지만 걱정할 필요 없다! 우리는 실패를 바꿀 수 있는 훌륭한 심리 도구를 가지고 있으며, 자신감을 키워주는 훈련 방법을 제공해 줄 것이다.

지금 당장 할 수 있으면서 몸에 좋은 것 한 가지만 생각해 보라. 아주 사소한 것이라도 좋다. 잠깐 쉬면서 과일 먹기? 제자리 뛰기 10회? 잠시 눈을 감고 앉아 1분 동안 깊게 숨쉬기? 그것이 무엇이든 지금 당장 해보라. 시작!

어떠한가? 그리 어렵지 않을 것이다. 그리고 한 가지가 더 있다. 뭐냐고? 당신은 방금 목표를 달성했다. 이 목표를 달성할 수 있다면, 조금 더 어려운 목표도 달성할 수 있다. 거기서부터 앞으로 나아가면 된다.

자기효능감에 관한 좋은 소식은 자기효능감을 높이기 위해 누구나 사용할 수 있는 훌륭한 도구가 있다는 것이다.[8] 그중 하나는 당신이 의미 있는 성취를 해낼 수 있다는 증거를 찾는 것이다. 목표를 성취했을 때의 생각을 지금 그대로 옮겨보라.

"나는 그걸 해냈으니, 이번 일도 할 수 있을 거야."

또 다른 전략적 도구는 목표를 더 작은 목표로 나누는 것이다. 목표가 크면 처음에는 흥미롭지만 곧 그 목표에 압도당할 수 있다.[9] 할 수 없을 것 같거나 불가능해 보이는 장애물에 부딪히면 최종 목표보다는 작은 목표의 성취에 자기효능감을 맞추는 것이 좋다. "마라톤 풀코스를 뛸 거야!"나 "35kg을 감량할 거야"라는 최종 목표보다는 작은 목표에 도전해보라.

스스로에게 어디서부터 시작해야 할지 물어보고 결정하라. "나는 16km를 달릴 수 있다고 믿나? 내가 20kg을 뺄 수 있다고 믿나?" 답이 "아니요"라면 목표 수치를 낮춘다. "10km를 달릴 수 있다고 믿나? 10kg을 뺄 수 있다고 믿나?"라는 질문에도 과거의 경험에 따라 "아니요"라고 대답한다면, 수치를 더 낮춘다. "2.5km를 걷거나 1km를 달리는 건 할 수 있다고 믿나?[10] 2kg 정도는 뺄 수 있다고 믿나?"에 "그래요"라는 답에 도달하면, 비록 마음 한구석에서는 여전히 더 큰 목표(장거리를 뛰거나 더 많은 감량을 하는 것)에 도달하고 싶어도, 지금으로서 완벽한 목표를 발견한 것이다.

이처럼 작은 목표를 달성하고 나면 시간이 얼마나 걸렸든 간에 승리를 마음껏 축하하라! 그다음 다시 자신에게 묻는다. "지금부터 2kg을 더 뺄 수 있을까? 지금부터 1km를 더 달릴 수 있을까?" 이제 한 번 해냈다는 것을 알았으니, 다시 할 수 있다. 그러니 주저 말고 도전해 보라. 작은 목표를 쉽게 달성하면서 계속 자신에게 질문을 반복한다. 그렇게 최종 목표에 도달할 때까지 반복해 보는 것이다.

이것이 작은 목표를 성취하면서 자기효능감을 키우는 방법이다. 이런 작은 목표를 성취하는 과정에서 뇌는 일단 시작한 일을 수행해 내는 능력이 있다는 믿음을 강화시킨다. 작은 성공이 뇌를 활성화시키고 사물을 보는 힘을 키우면서 발전해 나가는 것이다.

성장 마인드인가 고정 마인드인가

당신은 성장 마인드를 지녔는가, 아니면 고정 마인드를 지녔는가? 성장 마인드와 고정 마인드는 자기효능감과 관련된 심리학 용어로 자신이 변화할 수 있다고 생각하는지 그럴 수 없다고 생각하는지와 관련이 있다. 스탠퍼드대학교의 심리학자 캐럴 드웩Carol Dweck이 이끄는 팀[II]의 정의 따르면 성장 마인드는 '노력으로 능력을 증가시킬 수 있다고 믿는 것'을 의미하며, 고정 마인드는 '노력과 상관없이 능력은 고정돼 있다고 믿는 것'을 의미한다. 따라서 성장 마인드를 가진 사람은 "수학은 어려워. 그래서 나는 더 공부해야 해"라고 말하지만, 고정 마인드를 가진 사람은 "나는 수학을 못하는 것 같아"라고 말한다.

'나는 마음만 먹으면 8km쯤 달리는 건 얼마든지 할 수 있어'라고 생각하는 유형인가, 아니면 '나는 항상 이 모양 이 꼴이어서 노력해도 가능성은 별로 없어'라고 생각하는 유형인가? 드웩 박사는 저서 《마인드셋Mindset》(스몰빅라이프, 2017)[12]에서 고정 마인드를 가진 사람들은 지능, 성격, 재능은 이미 결정된 것이라고 믿는다고 말한다. 그들은 자신이 변화할 수 있다고 생각하지 않기 때문에 친숙하고 쉬운 일에만 집중하며 도전적인 일을 피한다. 그들은 실패했다는 생각이 들면 회복력이 크게 떨어지는 경향을 보인다. 그래서 다시 시도하는 것조차 쉽게 포기한다. 반면 성장 마인드를 가진 사람들은 노력으로 지능과 성격을 바꿀 수 있다고 믿기 때문에 실패했을 때 더 탄력적이다. 그들은 계속 노력하면 된다고 생각하기 때문에 결국에는 성공할 가능성이 더 높다.[13]

자기효능감 퀴즈를 통해 자신이 어떤 마음가짐의 소유자인지 어느 정도 짐작했겠지만, 조금 더 깊이 들여다보자. 예를 들어 5km 달리기, 채소 더 먹기, 하루에 10분씩 명상하기 등 무언가를 성취하려고 한다고 하자. 당신이 고정 마인드를 가진 사람이라면 당신과 목표물 사이에 있는 모든 장애물을 보고 그것을 피해 가는 길을 찾으려고 애쓸 것이다. 그러나 당신이 성장 마인드를 가진 사람이라면 몇 가지 장애물을 발견해도 그것들을 극복해 낼 수 있다고 믿을 것이다. 이들은 목표를 달성하는 힘이 다른 누구도 아닌 자기 자신에게서 나온다는 것을 잘 알고 있다.

물론 다른 사람에게 영향을 받을 수도 있다. 그러나 그 누구도 어떤 식으로든 행동을 강요할 수는 없다고 스스로 연습하는 것이 중요하다. 그들이 주의를 산만하게 하거나 밤에 나가 신나게 놀자거나 게임을 하자고 유혹할 수 있지만, 그렇다고 해서 운동이나 명상을 못 하게 막는 것은 아니다. 그런 사교 활동을 하고 싶다면 언제든지 할 수 있다. 언제든지! 하지만 현재와 미래를 생각해 볼 때, 무엇이 자신에게 가장 이익이 되는지, 정말로 하고 싶은 것이 무엇인지 선택할 권한은 자신에게 있다.

결정은 스스로 하는 것이다.

그렇다고 다른 사람에게 도움을 요청할 수 없다는 뜻은 아니다. 혼자 하기 어렵다면 친구에게 도움을 요청하라. 상담사와 상담하라. 성장 마인드를 지녔다고 해서 모든 것을 혼자 할 수 있는 것은 아니다. 우리는 사회적 동물이고 다른 사람과 함께 일할 때 더 잘하는 경향이 있다.[14]

환경을 변화시키는 것도 성장 마인드를 키우기 위한 좋은 방법이다. 비슷한 목표를 가진 사람들과 어울리는 것은 성취에 강한 영향을 미친다. 눔의 심리담당 최고책임자 안드레아스 미카엘리데스 박사는 주위 사람들이 담배를 피우는 곳에서 살 때는 자연스럽게 담배를 피웠다고 한다. 그러나 대학원 진학을 위해 미국에 오게 되었고 흡연이 일반적이지 않은 환경에서 지내면서 담배를 끊는 것이 훨씬 수월했다고 말한다.

"어울리는 사람이나 환경을 바꾸면 바꾸고 싶거나 본받고 싶은 습관을 유지하는 계획을 다시 짤 수 있지요. 우리가 원하는 특정 방식으로 행동하는 사람들과 어울리면, 동기를 부여할 뿐 아니라 원하는 방식으로 행동하는 데 도움이 됩니다."

예를 들어 가족이 나쁜 식습관을 가지고 있다고 가정해 보자. 우리는 원하지 않는 식습관을 유지하고 강화하는 사람들에게 둘러싸여 있는 셈이다. 반대로 우리가 원하는 식습관을 가진 사람들에게 둘러싸여 있다면, 그런 습관을 따라 하는 데 큰 도움이 된다. 우리는 주변 사람들에게 영향을 받기 때문에 환경을 바꾸는 것은 원하는 행동 변화를 이끌어낼 좋은 방법이다.

물론 가족이나 친구들을 진정으로 사랑한다면 나쁜 식습관이 있다고 해서 그들을 저버릴 수는 없다. 그렇다 해도 목표가 일치하는 다른 동료들과 어울릴 수 있는 방법이 없는 것은 아니다.[15] 미카엘리데스 박사는 말한다.

"다른 사람들이 원하는 일을 하는 것을 보면서 스스로 그 일에 대한 아이디어를 얻게 되고, 그 일을 해내면서 주위의 칭찬을 받게 되면 능력이 더욱 강화됩니다.[16] 동시에 과거에 하던 나쁜 버릇은 어떤 식으로든 점점 쇠퇴해져서 결국 소멸되고 말지요."

목표를 도달하기 위한 환경을 설정하면 매우 강력한 방법으로 성장 마인드가 강화된다. 비록 그것이 매일 아침 목표를 떠올리며 명상하는 습관을 들이거나 사탕이나 과자 등 군것질거리를 치워버리는 것 같은 매우 간단한 일이라 하더라도 말이다. 그러나 성공에는 항상 장애물이 있다는 것을 기억하라. 주변의 환경과 장애물을 인식하고, 그런 상황에서도 성공을 위해 최선을 다하는 것이야말로 목표 달성을 위해 성장 마인드를 높일 수 있는 가장 합리적이고 건강한 방법이다.

끊임없이 변화하는 뇌, 신경가소성

인간의 뇌에 관해 가장 놀라운 점 중 하나는 우리 뇌가 플라스틱이라는 사실이다. 물론 합성물질로 만든 플라스틱이라는 말이 아니라 우리의 경험에 따라 변한다는 의미에서 플라스틱이라는 말이다. 과학자들은 우리가 평생 고정된 수의 뇌세포를 가지고 있으며 일단 신경세포가 연결되면 그 상태를 그대로 유지한다고 생각해 왔다. 하지만 이제 그것이 사실이 아니라는 것을 안다. 뇌는 매우 역동적이어서 환경과 몸 안에서 일어나는 자극에 반응하는 것으로 밝혀졌기 때문이다.[17]

우리의 뇌가 경험에 반응한다는 것을 안다면, 경험을 바꿈으로써 뇌를 바꿀 수도 있다는 말이다. 뇌 건강에 이로운 특정 음식을 섭취하면, 예를 들어 지방이 많은 생선이나 해조류에서 나오는 오메가-3 지방산은 신경세포의 막을 강화시켜 뇌의 퇴화를 예방하고[18], 밝은색 과일과 채소에서 나오는 폴리페놀(항산화식물화합물)은 뇌의 능력을 조절해 스트레스에 적응하고 퇴화를 막아준다.[19]

적절한 운동은 뇌유래 신경영양인자(BDNF, 뇌가 더 유연하게 적응할 수 있도록 돕고 학습과 기억력을 향상시키는 분자)를 뇌로 방출함으로써 뇌를 변화시킨다.[20] 또 학습과 기억을 주로 담당하는 뇌 측두엽 부분에서는 신경 생성이나 새로운 뇌세포의 생성을 촉발하기도 한다.[21]

우리가 얼마나 숙면을 취하느냐가 밤새 우리의 뇌를 청소하는 데 영향을 미치기도 하는데, 이는 깊은 잠을 자는 동안 뇌의 글림프 시스템을 통해(우리 몸의 림프계처럼)[22] 뇌의 죽은 세포와 노폐물이 제거되기 때문이다. 우리가 화가 나거나 부정적이거나 슬픈 감정을 느끼면 뇌가 변화한다. 반대로 낙천적이거나 즐겁거나 다정한 감정을 가질 때도 마찬가지다. 우리의 감정은 사물을 얼마나 잘 인지하고, 주의를 기울이고, 배우고, 추론하고, 문제를 해결할 수 있는지 등 우리의 뇌가 얼마나 잘 작동하는지에 영향을 미친다.[23] 신경가소성neuroplasticity은 뇌가 부상을 입는 경우 부상당한 부위에서 건강한 부위로 신경 기능을 재배치하는 능력을 말한다.[24] 우리의 뇌가 그런 일을 할 수 있다면, 그 외에 무엇을 더 할 수 있는지 상상해 보라! 마음을 바꾸는 것은 비교적 간단한 일이다.

환경과 뇌는 쌍방향 대화를 통해 서로에게 영향을 미친다. 이것을 피드백 고리feedback loop라고 하는데, 이는 과거 또는 현재에 어느 시스템(당신의 뇌와 같은)의 출력이 현재 또는 미래에 그 시스템에 입력된다는 환상적인 심리학 용어다.

그래서 우리 뇌는 사물의 밝은 면을 보라고 계속 말한다. 그럼으로써 뇌가 밝은 면을 더 자주 보도록 가르치고, 미래를 낙관적으로 생각할 가능성이 더 높아지기 때문이다. 또 다른 예는 갈망을 이겨내는 것이다. 당신의 뇌가 초콜릿이나 감자칩을 갈망할 때, 그런 것을 먹는 것이 계획이 아니었다 해도 그 갈망에 굴복하면 다음번에도 뇌는 굴복할 가능성이 커진다.[25] 갈망은 복잡한 문제다.

하지만 갈망에 굴복하지 않고 인내하며 기다리면, 다음번에는 더 오래 참을 가능성이 더 높아진다. 마침내 갈망을 이겨내면(본래 갈망의 유혹은 파도처럼 높아졌다 낮아졌다 한다) 다음번에 그런 갈망의 유혹이 다가올 때, 뇌는 그 유혹을 이겨냈다는 사실을 기억할 것이다. 바로 자기효능감이 작동하는 것이다. 이런 식으로 우리는 정신적 근육을 강화시키고, 그것을 반복할 때마다 점점 더 쉬워진다.

뇌를 변화시키는 시각화의 힘

자기효능감을 강화하는 또 다른 방법은 시각화로, 늪이 아주 좋아하는 기술이다. 뇌가 할 수 있는 많은 놀라운 것 중 하나는 아직 일어나지 않은 일을 시각화할 수 있다는 것이다. 미카엘리데스 박사는 다음과 같이 말한다.

"어떤 상황을 시각화하는 능력은 우리가 어떻게 연결돼 있는지를 잘 보여줍니다. 흥미로운 것은 어떤 일을 상상할 때 켜지는 뇌의 부분이 실제로 그 일을 할 때 켜지는 뇌의 부분과 동일하다는 것입니다."

이 얼마나 멋진 일인가? 미카엘리데스 박사는 시각화만으로도 무슨 일이든 잘할 수 있다고 말한다. 운동선수는 훈련을 시작하기 전에 운동한다는 상상을 하면서 시각화 훈련을 한다. 실제로 이런 시각화가 경기력을 향상시킨다는 증거가 있다.[26] 시각화가 운동선수와 외과의사에게 어떤 효과를 내는지 비교한 문헌에 따르면, 이런 정신 훈련(심상요법이라고도 함)이 외과의사에게도 기술을 향상시키고 더 나은 성과를 내도록 돕는 것으로 나타났다.[27] 운동선수와 외과의사에게도 효과가 있다면, 왜 우리에게 효과가 없겠는가?[28]

지금 당장 시도해 보자.

실습

시각화

편안하게 앉아서 눈을 감고 목표를 달성한 모습을 가능한 한 자세하게 시각화해 보라. 마음속에서 어떤 느낌이 드는가? 상상 속에서 어떻게 행동하는가? 그 모습은 어떤가? 당신의 삶은 어떻게 보이는가? 목표를 달성한 기분을 정확히 상상해 보라. 처음부터 끝까지 그 일을 해낼 수 있다는 걸 어떻게 알았는지 생각해 보라. 자신을 자랑스럽게 생각하라. 이 상상 속에서 원하는 만큼 머물다가 천천히 이미지를 희미하게 만들면서 눈을 떠보라. 지금 당신은 자기효능감과 성공을 상상했다. 이제 뇌가 새로운 연결을 만들어낼 것이다.[29]

인내심을 가져라!

모든 행동은 뇌에서 시작된다. 이미 설명한 바처럼, 우리의 뇌는 변화할 수 있으므로 당연히 우리의 행동도 바꿀 수 있다. 이 사실을 아는 것만으로도 우리에게 변화할 수 있는 능력이 있다는 자신감을 키울 수 있다. 그렇다고 해서 이틀 안에 5kg을 감량하겠다는 시나리오가 가능하다는 의미는 아니다(실제로 그것은 가능하지도 않으며 우리는 결코 그런 식으로 조언하지 않는다). 모든 좋은 일은 시간이 걸리고 우리는 느린 변화를 인내할 수 있어야 한다. 우리는 당장 모든 목표를 달성할 수 없다. 행동 변화는 100% 가능하지만 바로 효과가 나타나는 것은 아니다. 정말로 의미 있는 평생의 변화는 어느 정도 시간이 걸리므로 인내가 필요하다.

하지만 이 장을 읽는 데 걸린 시간만큼이나 짧은 시간에 할 수 있는 게 있다. 바로 원하는 것을 성취할 수 있는 능력에 대한 생각을 바꿈으로써 변화를 위한 기반을 마련하는 것이다. 우리와 우리의 뇌는 놀라운 능력을 지녔다. 정말로 무언가를 바꾸고 싶다면, 얼마든지 그렇게 할 수 있다.

행동 변화가 얼마나 오래 걸리는지에 대해서는 많은 연구가 있다. 전문가들은 새로운 습관을 시작하거나 과거의 습관을 중단하는 것처럼, 우리의 행동을 바꾸는 데는 적어도 18일에서 거의 1년이 걸린다고 추정한다. 〈유럽 사회심리학 저널European Journal of Social Psychology〉의 2009년 연구에 따르면,[30] 행동을 바꾸는 데 걸리는 시간은 평균 66일이다. 물론 그전에 긍정적이고 흥미로운 변화가 일어나고 있음을 거의 틀림없이 알아차리겠지만, 66일은 그 변화가 확실하게 굳어져서 생활 방식의 영구적인 부분이 되기까지 걸리는 시간을 말하는 것으로 보인다. 실제로 얼마나 오랫동안 변화를 만들고 싶어했는지를 생각해 본다면 66일은 그렇게 긴 시간도 아니니다.

삶에서 무언가를 바꾸고 싶다면, 그러니까 더 건강해지고, 더 많은 에너지를 얻고 싶고, 더 좋은 몸매를 갖고 싶고, 체스 고수가 되고 싶다면, 주저 말고 우리와 함께하라. 물론 바로 기적이 일어날 것이라고 장담하지는 않겠지만, 우리는 변화를 이룰 수 있도록 도와주는 많은 도구를 가지고 있다. 비록 1년이 걸린다 해도, '1년 동안 열심히 살았네' 하며 절대 후회하지 않을 것이다. 어쩌면 완전히 변하는 데 66일보다 더 오래 걸릴 수도 있다. 건강하고 행복한 삶을 오랫동안 유지하겠다는 계획에 비추어본다면, 차이는 있을지 몰라도 3개월이라는 시간이 길지는 않다.

자신을 실험해 보라

자기효능감을 향상시키는 것은 많은 전략 중 하나일 뿐이다. 항상 기억해야 할 것은, 우리가 하는 모든 일의 중심에는 실험이 있고 이 실험이야말로 행동 변화에 매우 중요하다는 사실이다. 눔에서 우리는 사람들에게 가장 적합한 것이 무엇이고 우리 플랫폼을 발전시키는 방법을 파악하기 위해 항상 연구를 수행하지만, 모든 실험이 언제나 성공하는 것은 아니다. 먹는 방법, 운동 방법, 수면 방법, 사는 방법 등 어느 것도 모든 사람에게 적합한 단 하나의 방법은 없다. 따라서 여기에서 제시하는 모든 도구를 다 사용할 필요도 없으며, 여기에서 사용하는 도구가 모든 사용자에게 유익하거나 유용하지도 않을 것이다. 따라서 가장 좋은 방법은 직접 실험해 보는 자가 실험self-experimentation이다. 직접 실험해 봄으로써 즐겁고 지속 가능한 방법을 찾을 수 있기 때문이다.

우리는 실험을 위해 실험을 하는 것이 아니다. 무엇을 할 것인가를 알아내기 위해 실험을 하고, 무엇을 실험할 것인가를 찾기 위해 연구를 수행하고, 다음에 무엇이 효과가 있는지를 알아내기 위해 또 실험한다. 마찬가지로 당신도 그저 편하게 앉아서 연구 보고서를 읽을 수도 있지만, 연구 보고서가 무엇을 해야 하는지를 정확하게 알려주지는 못한다. 당신에게는 맞지 않을 수도 있기 때문이다. 따라서 그것이 맞는지 알아보기 위해서는 직접 실험을 해야 한다. 아텀의 말을 들어보자.

"예를 들어 명상이 에너지에 도움이 된다는 연구 보고서를 읽었다고 가정해 봅시다. 어떤 사람들은 '좋아, 명상이 에너지에 도움이 된다는 연구 결과가 있다니 나도 한번 시작해 보자'라고 생각할지도 모릅니다. 하지만 우리는 그것이 최선의 방법이라고 생각하지 않습니다. 눔의 접근 방식은 우선 실험을 해보는 것입니다. 일단 명상을 시작해 보고, 명상이 정말 더 많은 에너지를 주는지 알아보기 위해 에너지 수치를 기록해 보는 것이지요. 연구를 바탕으로 가설을 세울 수는 있지만, 그 가설이 효과가 있는지 확인하기 위해서는 반드시 실험이 필요합니다. 이것이 눔에서 하는 실험이 연구를 위한 것이 아니라 정보를 얻기 위한 것이라고 말하는 이유입니다. 그것은 미묘한 차이지만, 그 차이는 아주 큽니다."

더 건강해지고 싶은 마음에 어떻게 하면 건강을 증진시킬 수 있는지에 대한 기사나 연구 논문을 많이 읽었다고 가정해 보자. 사실 사람이 건강해지는 방법은 백만 가지가 넘고, 그 백만 가지는 다 다르다. 과연 어떤 방법이 마음에 들고, 효과가 있고, 원하는 결과를 낼 수 있는지 어떻게 알 수 있을까? 사실 무엇이든 선택해 일단 시도해 보면서 어떤 방법이 효과가 있고(어떻게 효과가 있는지) 어떤 방법이 효과가 없는지(그 이유는 무엇인지) 추적해 보기 전에는 알기 어렵다.

시도하고 싶거나 효과가 있다고 들은 모든 방법을 생각해 보라. 조깅? 매일 점심에 샐러드 먹기? 수면 추적 장치? 직장에서 체중 감량 도전? 5km 달리기나 요가? 물구나무서기나 플랭크? 이 중 어떤 것을 언제 시도했는지, 얼마나 효과가 있었는지, 앞으로 계속할 것인지(점심 샐러드는 정말 좋다!), 또는 강도를 줄일 것인지를 모두 기록할 수 있다.

우리가 실험을 좋아하는 또 다른 이유는 부담 없이 할 수 있기 때문이다. 아텀의 말을 다시 들어보자.

"실험은 누구에게 약속하는 것이 아니기 때문에 실패할 걱정 없이 과감하게 실행할 수 있지요. 실험은 단지 실험일 뿐이니까요. 실험은 가벼운 마음으로 시도할 수 있기 때문에 특정 시점까지 기다려야 할 필요도 없고, 일단 시작하면 더 적극적으로 행동할 수 있습니다. 실험 결과를 얻기 위해 의도적으로 더 큰 행동을 취할 수도 있지요. 그래야 더 빠르고 더 명확한 결과를 가져올 수 있으니까요. 실험할 때는 여러 대상 중에서 정말로 눈에 띄는 것을 택해서 그것이 효과가 있는지 알기 위해 많은 노력을 기울입니다. 그런 식으로 실험을 강화해야만 결과를 낼 가능성이 높지요. 어떤 결과도 낼 수 없다면 실험 대상이 적합하지 않을 수도 있다는 증거입니다. 또 어떤 일을 정기적으로 하기로 결정했다면 그 행동에 적응하기 위해 노력해야 하지만, 단지 실험을 하는 것이라면 그 행동을 지속적으로 해야 한다는 걱정은 할 필요가 없지요. 실험은 그냥 실험이기 때문에 그저 한 번만 열심히 수행하면 되니까요."

예를 들어 간헐적 단식을 실험하려고 한다고 해보자. 아마도 8시간 동안 한 끼만 먹고 다음 16시간 동안은 단식(예를 들어 저녁 8시에 저녁 식사를 마치고 다음 날 정오까지 먹지 않는 것)을 해야 한다고 생각하면 너무 어렵고 극단적이어서 영원히 할 수는 없다는 생각이 들 것이다. 그래도 괜찮다. 일단 실험으로 시도해 보라. 시도해 보고 그것을 좋아하지 않는다면 당연히 계속할 필요가 없다. 실험이니까. 하지만 시도해 보니 효과가 있어서 즐겁게 실행할 수 있었다면 그 실험은 성공한 것이다.

사람들은 성장하면서 변화하기 때문에 자신을 실험하는 방법을 아는 것은 매우 중요하다. 자신에게 실험해 보는 것은, 현재의 필요에 따라 목표를 새롭게 할 수 있고, 판에 박힌 단조로운 생활에서 벗어날 수 있으며, 발전을 시각화하고 동기부여를 유지하는 데도 도움이 된다. 이 책을 통해 우리는 실험 기회를 많이 제공할 것이며, 우리가 배운 것이 많은 사람에게 효과가 있었다는 사실과 함께, 건강과 행동 변화를 위한 과학적이며 강력한 도구에 대한 정보도 함께 제공할 것이다. 이 정보를 이용해 당신이 하는 일이 앞으로의 여정의 일부가 될 것이다.

무엇을 실험해 보겠는가? 그것은 전적으로 당신에게 달려 있다. 하지만 잘못된 선택을 할지도 모른다고 걱정할 필요는 없다. 다시 아텀의 말을 들어보자.

"당신은 무엇이든 개선할 수 있습니다. 삶의 어떤 작은 영역이든, 우리 프로그램의 어떤 부분이든, 바꾸고 싶은 어떤 것이든 더 잘할 수 있을 겁니다. 그것이 우리가 배우고 성장하는 방법이지요. 그리고 그게 바로 인생입니다. 삶의 모든 분야에서 개선하고 싶은 부분을 실험해 보세요. 예를 들어 복근을 만들기 위해 운동을 한다고 해봅시다. 하지만 운동만으로는 원하는 결과를 얻지 못할 수도 있다고 판단하고 '복근을 만들려면 식이요법도 필요해. 그러니 식단을 바꿔야지'라고 생각할 수 있습니다. 아주 좋은 생각입니다. 비록 실험한 후에 원하는 대로 효과가 나지 않았다고 해도 말입니다. 어쨌든 이 실험을 통해 당신은 복근을 강화했습니다. 이 실험을 통해 당신은 최고의 솔루션을 얻기 위해서는 두 가지 또는 세 가지를 해야 한다는 것도 알게 됐습니다. 우리는 대개 다섯 번 실험하면 그중 하나가, 혹은 열 번 실험하면 그중 하나만이 성공할 것으로 예상하지만, 사실은 모든 실험은 다 시도해 볼 가치가 있습니다. 실험을 심각하게 생각하지 말고 그저 가벼운 시도로 생각하세요. 그러니 실패할까 봐 두려워하지 마세요! 가볍게 접근하면 자신에 대한 실험이 얼마나 재미있는지 알게 될 것입니다."

변화를 향한 여정에는 도전의 순간이 있다. 그것이 쉽다고 말하지는 않겠지만, 지금 바꾸려는 어떤 습관이나 변화에 대한 어떤 저항보다 당신이 더 강하다는 것을 말해주고 싶다(그것이 사실이다). 모험심과 온전한 자기효능감(매일 강해지는!)으로 도전에 응전한다면, 결과 못지않게 그 과정까지 즐길 수 있다. 우리는 당신이 변화하고 싶어 한다는 것을 알고 있고, 그 변화를 경험하기 바란다. 목표에 도달한다는 기쁨에 사로잡혀 전적으로 몰입한다면 결승선까지 가는 거리가 멀다는 것조차 느끼지 못할 것이다. 그러다 보면 어느새 원하는 몸무게에 도달해 있거나, 5km를 완주했거나, 체스의 고수가 돼 있거나, 벽에서 떨어져 물구나무서기를 하고 있을 것이다. 그러니 지금 당장 시작하라!

목표를 달성한 것, 이미 그곳에 가 있는 것이 어떤 느낌인지 계속 시각화하라. 그것에 대해 생각하고, 쓰고 그리고 꿈꿔라. 그것을 마음속 깊이 간직할수록, 동기부여를 더 많이 받게 될 것이고, 자신을 믿는 만큼 우리의 뇌도 그것을 할 수 있다고 더 굳게 믿게 될 것이다.

이제, 변화를 향한 다음 단계는 목표가 무엇인지 정확히 아는 것이다. 우리는 어디로 가고 있으며, 왜 그곳으로 가고 있는가? 지도를 보고 길을 찾는 것처럼 앞으로 가야 할 길을 찾아 그려보자.

02

슈퍼 목표가 꼭 필요한 이유

당신이 목표를
달성함으로써 무엇을
얻는 것보다, 목표를
달성함으로써 어떤 사람이
되는지가 더 중요하다.

_ 미국의 작가 지그 지글러Zig Ziglar

이제, 자기효능감이 삶의 큰 변화든 작은 습관의 변화든, 변화를 만들어 낼 수 있는 에너지와 동기를 생성하는 데 도움이 된다는 것을 알았다. 하지만 무엇을 바꿔야 하는 것일까? 지금 당장 인생에서 바꾸고 싶은 것이 정확히 무엇인지에 대해 좀 더 구체적으로 생각해 보자. 당신은 적어도 하나 또는 두세 가지 목표를 가지고 있을 것이다. 아마도 '체중 5kg 감량'이나 '달리기 시작하기' 같은 구체적인 목표일 수도 있고, '건강해지기'나 '스트레스 줄이기' 같은 포괄적인 목표일 수도 있다. 하지만 여기서 알아야 할 것은, 다양한 종류의 목표가 있는 것처럼 목표의 수준도 여러 가지가 있다는 것이다.

목표에도 더 높은 수준의 목표, 즉 슈퍼 목표가 있고, 더 낮은 수준의 목표, 즉 하위 목표가 있다. 이 목표들은 함께 움직인다. 모든 슈퍼 목표 아래에는 하위 목표가 있고, 모든 하위 목표 위에는 슈퍼 목표가 있다. 어쩌면 아직 그 개념에 대해 생각하거나 정의하지 않았을지 모른다. 그리고 가장 높은 수준의 목표조차 넘어서는 것을 큰 그림(YBP;Your Big Picture)이라고 부른다. 이처럼 여러 수준의 목표를 생각해 보는 것은 유익하고 생산적이다. 목표를 분류하는 이면에는 목표를 더 효과적으로 달성하기 위한 과학적 근거가 있다. 이 여러 수준의 목표가 무엇을 의미하는지 생각해 보자.

YBP가 목표 달성의 강력한 동기부여가 된다는 결론에 이르기까지 우리는 많은 연구를 했다. 미카엘리데스 박사는 "YBP는 목표 설정 자체보다는 어떤 맥락에서 그 목표를 설정했는지를 더 중요하게 생각한다"라고 말한다. 심리학적 관점에서는 단지 목표를 갖는 것만으로는 장기간 동기부여를 유지하기에 충분하지 않으며, YBP가 있어야만 목표에 대한 동기부여를 오랫동안 강화시킬 수 있다는 것이다. YBP가 사람들로 하여금 목표 뒤에 있는 원동력을 발견하는 데 도움을 주기 때문이다. 우리는 YBP를 갖고 있는 사람들은 실패한 후에도 다시 돌아올 가능성이 높고, 정체기를 겪으면서도 포기하지 않고 계속할 가능성이 더 높으며, 궁극적으로 목표에 도달할 가능성이 더 높다는 것을 발견했다.

YBP를 생성하는 것이야말로 강력한 전략이므로, 이제 YBP를 직접 생성하는 방법에 대해 알아보도록 하자. 이 방법은 눔 앱에서 쌍방향으로 수행할 수 있는 프로세스다(눔 코치는 사람들이 YBP를 강화하고 동기를 유지하도록 격려해 준다). 하지만 여기서는 기본적인 사항만 설명할 것이다. 이것은 여러 단계를 거치는 과정이기 때문에, 우선 YBP로 가기 위해서는 하위 목표부터 시작하는 것이 좋다.

하위 목표

우리는 눔에 처음 참여한 사람이 스스로는 의식하지 못하더라도 특정 목표의 하위 목표를 가지고 있다는 것을 발견했다. 당신이 5kg(10kg이든 20kg이든 상관없다)을 감량하겠다는 목표를 가지고 있다고 해보자. 이 목표에는 어떤 하위 목표가 있을까?

하위 목표란 체중계 수치, 옷 사이즈, 또는 결혼식, 휴가, 5km 달리기 같은 이벤트에 참여할 준비를 갖추는 것 등 당장 할 수 있는 가시적인 것을 기반으로 하는 목표를 말한다. 이런 종류의 하위 목표는 합리적이고 현실적이다. 하지만 이런 하위 목표는 면밀히 조사해 보면 대개 더 큰 목표의 기초가 되는 목표들이다. 예를 들어 체중 5kg을 줄이고 싶은 것은, 더 편안한 몸을 느끼고 싶다거나 자신감을 키우고 싶다거나 더 오래 살고 싶다는 더 큰 목표의 기초가 될 수 있다. 그러나 심리학적 차원에서 좀 더 깊이 들여다보면, 이런 큰 목표를 이루기 위해 굳이 5kg을 뺄 필요가 없을 수도 있다. 미카엘리데스 박사의 말을 들어보자.

"하위 목표는 YBP의 구성 요소로서 매우 유용합니다. 사람들은 체중 감량뿐만 아니라 모든 목표를 달성하는 데 A에서 Z로 직행하고 싶어 하는 경향이 있지요. 그러나 그사이에는 항상 B, C, D, E 등의 단계가 있습니다. 큰 목표를 여러 개의 작은 목표로 쪼개면, 그 목표를 이루는 내내 성공감을 느낄 수 있지요. 실패라는 것도 결국은 목표를 달성하는 방법, 또는 목표를 놓쳤을 때 회복하는 방법을 배우는 것이므로 성공 못지않게 중요합니다."

더 큰 슈퍼 목표를 달성하기 위해 반드시 하위 목표가 있어야 하는 것은 아니지만, 적어도 큰 목표에 도달하는 데 도움이 되는 것만은 분명하다. 또 하위 목표는 큰 목표를 재평가할 수 있게 해준다. 몸이 더 편안해지는 것을 느끼고 싶은 목표(큰 목표)를 달성하기 위해 굳이 5kg을 감량(하위 목표)할 필요가 없다는 것을 깨닫는다면, 하위 목표를 체중 감량 대신 체력 단련이나 스트레스 관리로 바꿀 수도 있다. 물론 (남에게 보이기 위해서가 아니라) 개인적으로 5kg을 빼면 몸이 더 편안해지리라는 것을 알기 때문에 체중 감량을 하위 목표로 유지할 수도 있다. 체중 감량을 더 편안한 몸을 갖기 위한 좋은 방법으로 볼 수 있기 때문이다. 목표에 대한 면밀한 조사는 목표 뒤에 숨겨진 진짜 이유를 잘 이해하도록 도울 뿐만 아니라 동기부여를 제공한다.

하지만 처음에는 슈퍼 목표가 무엇인지 정확히 알지 못할 수도 있다. 하위 목표를 조사하는 것은 바로 이 사고 과정을 시작하는 좋은 방법이다. 눔의 공동 설립자 아텀 페타코프는 이 방법이 눔에 어떻게 작동했는지를 다음과 같이 설명한다.

"눔의 첫 번째 상품 중 하나가 '카르디오트레이너'였지요. 우리는 우리 회사를 운동 회사로 생각하지도 않았고 그보다 더 큰 비전을 가지고 있었지만, 어쨌든 우리는 사업의 첫 단계로 운동에 초점을 맞추었고 그러면서 더 큰 그림이 무엇인지 생각했습니다. 어느 순간 우리는 운동이 우리 사업에 중요한 단계라는 것을 깨달았습니다. 운동을 우리의 더 큰 비전에 도달하는 중요한 과정의 일부로 생각하고 운동 부문에서 우리 자신의 역량을 꾸준히 향상시켰습니다."

우리는 특정 부문을 개선하는 데 많은 시간을 투자할 수 있다. 그리고 그 부문에서 원하는 곳에 도달하면 한 발짝 물러서서 시야를 넓힐 수 있다. 그다음에는 새롭게 초점을 맞추고 개선해야 할 다른 영역을 찾고 다시 범위를 축소할 수 있다. 아텀은 이에 대해 말한다.

"아마존이 모든 것을 파는 회사가 된 과정도 이와 비슷하지요. 하지만 그들도 처음에는 책을 파는 일에만 집중했습니다. 스티브 잡스도 애플 제품의 포장에 엄청난 노력을 기울였지요. 그 모든 과정이 올바로 방향으로 가기 위한 중요한 하위 목표들이었습니다. 이런 하위 목표에 모든 에너지를 쏟아붓는다고 해서 그 회사가 현재 진행하고 있는 사업보다 더 큰 비전을 가지고 있지 않다는 것을 의미하지는 않습니다."

마찬가지로 중요한 하위 목표가 있다고 그 뒤에 적극적이고 중요한 큰 그림이 없다는 것을 의미하는 것은 아니다. 하위 목표와 큰 그림 둘 다 중요하지만, 일단 슈퍼 목표와 큰 그림을 파악해야 하위 목표를 더 다루기 쉽다는 것을 알 수 있다.

삶에서 무언가를 바꾸고 싶다면, 왜 바꾸고 싶은지 분명하게 말할 수 있어야 한다. 하위 목표는 그 무엇에 대한 초기 단서를 가지고 올바른 탐색 방향을 제공해 준다. 당신의 하위 목표가 체중 감량이라면, 이미 체중 감량을 하는 중에도 왜 그것을 원하는지 구체적으로 생각할 수 있다. 하위 목표는 최종 목적지가 아니더라도 중간 목적지를 제공한다. 미카엘 리데스 박사는 "목적지에 대한 생각 없이 운전하는 사람은 아무도 없습니다. 사람들은 그곳에 어떻게 갈 것인지 정확히 확신하지 못하더라도 대략적으로는 가고 싶은 곳을 알고 있지요"라고 말한다.

우리는 코치들과의 실험을 통해 다음과 같은 사실을 발견했다. 목표가 너무 복잡하거나 어려우면 효과가 크지 않다는 것이다. 작은 목표일수록 더 효과적이고, 쉬운 목표일수록 더 높은 동기를 부여한다. 이는 작은 목표를 달성하는 것이 더 많은 목표를 설정하게 하고 그 목표를 향해 노력하게 하는 긍정적 강화 역할을 하기 때문이다. 이것이 바로 하위 목표의 목적이다. 각각의 작은 하위 목표는 또 다른 승리이고 더 큰 목표를 향해 한발씩 나아가는 것이다.

하위 목표는 길을 알려주는 첫 단계다. 하지만 정말 유용하고 의미 있는 하위 목표를 만들기 위해서는 슈퍼 목표를 명확하게 이해해야 한다.

슈퍼 목표

많은 목표 설정 이론은 단기적인 작은 목표나 하위 목표에 관한 연구를 토대로 하고 있다. 그 이유는 실질적으로 작은 목표들이 연구하기 더 쉽기 때문이다. 실제로 단기 목표 실험을 설정하고 실행하는 것은 변수도 적고 간단하다. 또 작은 하위 목표들은 슈퍼 목표에 도달하는 데 도움이 되는 방식으로 행동을 구성하는 데도 유용하다. 예를 들어 슈퍼 목표가 건강한 체중에 도달하는 것이라면, 하위 목표는 더 많은 채소를 먹거나 매일 산책을 하거나 질 좋은 수면을 취하는 것이 될 수 있다. 당신의 식습관이나 건강 습관을 바꾸려 할 때, 한 번에 여러 가지 행동을 할 수도 있고, 한 번에 한 가지 행동만 할 수도 있다.

슈퍼 목표와 하위 목표는 모두 중요하며, 이 둘은 함께 작동한다. 구체적인 계획이 없는 슈퍼 목표는 압박감을 느낄 수 있고, 슈퍼 목표가 없는 하위 목표는 무의미하게 느껴질 수 있다. 하위 목표는 슈퍼 목표가 달성 가능하다고 느끼게 해주는 반면, 슈퍼 목표는 궁극적으로 삶의 변화로 이끌어주는 작은 목표를 이루며 나아가도록 안내하는 별이다.

슈퍼 목표가 무엇인지 항상 알지 못할 수도 있지만, 하위 목표를 사용해 끊임없이 '왜'라고 물으며 자신의 길을 찾을 수 있다. 학교를 졸업했을 때, 또는 결혼했을 때, 아니면 정말로 기분 좋고 건강했던 과거의 체중으로 되돌아가고 싶다는 하위 목표를 가지고 있다고 가정해 보자. 분명 좋은 하위 목표이긴 하지만, 왜 그것이 목표인지 자문해 보라. "나는 왜 그때의 몸무게로 돌아가고 싶은가?" 이에 대해 진지하게 생각해 보고 답이 무엇인지 알아보라. 어쩌면 "그때처럼 멋지게 보이고 싶으니까요"라고 대답할 수 있다. 다음 단계는 그 이유를 또다시 물어보는 것이다. "왜 몇 년 전의 모습으로 보이고 싶은가?" 이 질문에 대해 다시 한 번 진지하게 생각해 보라. 아마도 "지금은 그때만큼 젊게 느껴지지 않으니까요"라고 대답할 것이다. "왜 그때처럼 젊게 느껴지지 않는가?" "실제로 그때만큼 젊지 않으니까요." 물론 우리는 그 시절로 돌아갈 수는 없다. 그렇다면 어떻게 되고 싶단 말인가? 아마도 우리가 정말로 바라는 것은 외모가 아니라 자신에 대해 가지는 마음가짐일 것이다. 결국 진정한 목표는 그 시절에 느꼈던 감정이라는 사실을 깨닫게 될 것이다. 기분이 좋으면 더 행복해지고 더 젊어지기 때문이다. 바로 여기서 당신의 슈퍼 목표가 무엇인지 알 수 있다.

"나는 건강하고, 즐겁고, 강하고, 활기찬 느낌을 느끼고 싶다."

슈퍼 목표를 알고 나면, 이 목표를 역설계해서 목표 달성에 도움이 되는 하위 목표를 파악할 수 있다. 이제 당신의 목표는 더 이상 체중에 관한 것이 아니라 삶을 어떻게 사는지에 관한 것이 됐다. 더 건강하고, 즐겁고, 강하고, 활기찬 느낌을 느끼기 위한 하위 목표는 더 건강한 음식을 먹는 것, 더 많은 운동을 하는 것, 더 잘 자는 것 그리고 스트레스를 잘 관리하는 것 등이 될 수 있다. 다시 강조한다. 결국 최종 목표는 체중에 관한 것이 아니라 삶에 관한 것이다. 이제 당신의 큰 그림에 가까워졌다. 하지만 아직은 도달하지 못했다.

목표 설정은 삶, 습관, 행동을 바꾸는 데 매우 중요하다. 그것은 당신이 추적할 수 있는 구체적인 벤치마크를 제공해 줌으로써, 얼마만큼 진도가 나갔는지 알 수 있게 해준다. 슈퍼 목표와 하위 목표 모두 이런 목적에 유용하다. 국제전문학술지 〈프런티어즈 인 사이콜로지Frontiers in Psychology〉에 게재된 2018년의 스위스 연구는 큰 그림 없이 구체적인 목표만 있거나 구체적인 목표 없이 큰 그림만 있는 것보다는 슈퍼 목표와 이와 관련된 작은 목표를 결합하는 것이 더 효과적이라는 생각을 뒷받침한다.[1]

목표 만들기

목표를 만들 때는 먼저 목적지가 어디인지부터 생각해야 한다. 당신이 가고 싶은 곳은 어디인가? 이를 좀 다르게 표현하자면, 삶에서 달라지기를 원하는 것은 무엇인가? 이미 염두에 두고 있던 목표가 있다면 한쪽으로 치워놓고 삶이 어떻게 보이기를 원하는지 생각해 보라. 진지하게 생각해야 한다. 자신을 제한하지 마라. 당신이 꿈꾸는 삶은 무엇인가? 구체적으로 생각하되 큰 꿈을 품어라.

먼저 떠오르는 것은 쉽게 달성할 수 없는 목표일 것이다. 많은 돈, 진정한 사랑, 세계 여행, 멋진 몸, 완벽한 건강, 꿈꾸던 집, 운동 능력, 명성은 생각하는 것만으로도 즐거우니까 말이다. 하지만 중요한 건 그다음 질문이다. "거기에 도달하려면 무엇이 필요할까?"

아직 정확한 답을 모를 수도 있지만, 꿈꾸는 것을 얻기 위해 실제로 무엇을 바꿔야 할지를 진지하게 생각해 보면 지금까지 살아온 것과는 다른 방향을 생각할 것이다. 마음속의 욕망에 대한 현실적인 버전(어쩌면 그것이 당신의 진짜 모습일지 모른다)에 도달하도록 도와주는 방식으로 말이다.

원하는 것을 얻기 위해 기꺼이 무슨 일이라도 할 준비가 돼 있는지 생각해 보는 것도 좋다. 예를 들어 10억 달러를 원한다고 해보자. 과연 10억 달러를 벌기 위해 필요한 모든 어려움을 기꺼이 감수하며 사는 사람이 되고 싶은가? 마라톤을 완주하고 싶다고 하자. 과연 마라톤을 완주할 수 있는 노력과 훈련을 기꺼이 하는 사람이 되고 싶은가? 고등학교 시절의 몸무게로 돌아가고 싶다고 하자. 과연 수십 년 동안 불어난 몸무게를 빼기 위해 고통스러운 노력을 감수하는 사람의 삶을 살고 싶은가? 이런 질문에 대한 대답은 "물론, 그렇고 말고요"일 수도 있지만, 어쩌면 "잠깐만, 안 되겠는데요"일 수도 있다. 어느 쪽이든, 이런 식으로 질문을 해보면 목표가 무엇인지를 깨달을 수 있게 된다.

과학자들은 이 문제를 오랫동안 연구한 끝에 다음과 같은 결론을 내렸다. 미래 자아에 대한 비전이 현재 자아와 일치하고 유사점을 공유할 때, 즉 꿈꾸는 삶이 흥미진진하고 생생하지만 동시에 현실적이고 성취할 수 있다고 느낄 때 그리고 정말로 긍정적인 시각으로 바라보며 동기를 부여받을 때, 비로소 미래의 자아가 확실한 현실이 되는 선택을 하게

되리라는 것이다.[2]

앞에서 언급한 자기결정이론(SDT)은 자율적인 동기부여가 행동 변화를 이끈다는 생각에 기초하고 있다. 다시 말하자면, 변화에 대한 동기가 외부적인 것보다는 내부적인 것에서 올 때 성공할 가능성이 더 높다는 것이다. 눔에서는 이러한 내재적 동기를 '당신의 동기가 당신에게 개인적으로 관련이 있고 의미 있는 것인 경우'라고 부른다.

연구에 따르면, 건강과 관련된 행동 변화의 성공에는 '더 건강하게 오래 살기'나 '자녀에게 본보기가 되기' 같은 내재적 동기가 '멋진 수영복 차림으로 남들에게 잘 보이고 인정받기' 같은 외부 요인에 따른 동기보다 더 강력하게 작용하는 것으로 나타났다.[3]

우리의 목표는 본질적으로 내재적 동기부여가 뒷받침돼 있는가? 이 질문은 반드시 짚고 넘어가야 할 질문이다. 이 질문이 목표가 정말 의미 있는 것인지를 깨닫게 해주기 때문이다. 그렇다고 해서 목표가 달성하기 쉽거나 현재의 삶과 완벽하게 일치해야 한다는 의미는 아니다. 목표는 삶의 변화를 이루는 일부다. 또한 외부적인 동기부여가 있어서는 안 된다는 의미도 아니다. 때로는 외부적인 동기를 갖는 것이 본질적인 동기를 강화시킬 수 있다. 우리는 목표를 만들 때 상상력이나 삶을 위한 꿈에 어떠한 제한도 두지 않기를 바란다! 하지만 동기부여가 어디에서 오는지는 꼭 생각해 보라. 그것이 성공 가능성에 영향을 주기 때문이다.

아마 이 질문이 이해가 안 되는 사람이 있을 것이다. 이 질문을 바라보는 또 다른 방법은, 자신에게 무엇을 갖고 싶은지 묻는 것이 아니라 어떤 사람이 되고 싶은지 묻는 것이다. 무엇을 갖고 싶은지 물으면 완벽한 건강, 10억 달러의 부, 화려한 자동차, 호화로운 삶 등을 원한다고 대답할 수 있지만, 어떤 사람이 되고 싶은지 물어보면 더 의미 있는 것, 즉 본질적으로 동기부여된 대답을 할 수 있다. 예를 들어, 더 많은 일을 할 수 있는 활기찬 사람이 되고 싶은가? 돈에 스트레스를 덜 받는 사람이 되고 싶은가? 많은 노력을 들이지 않고 운동을 즐길 수 있는 더 건강한 사람이 되고 싶은가? 더 차분한 사람, 더 친절한 사람, 더 나은 배우자, 부모님, 친구가 되고 싶은가? 세상을 긍정적으로 바꾸는 사람이 되고 싶은가? 무엇이 우리를 그 종착점으로 이끌 수 있는가?

자신에게 질문해 보라. “내가 정말로 원하고, 성취하고 싶고, 성취할 의지가 있고, 진짜 나처럼 느껴지고, 행복감과 성취감을 가져다줄 것이라고 생각되는 가장 놀라운 삶의 모습은 무엇인가?” 이 질문은 “내가 원하는 것은 무엇인가?”보다 훨씬 더 깊은 질문이다. 이 질문을 마음에 새기면, 정말로 원하는 목표가 무엇인지 진지하게 생각하게 되고, 그럼으로써 그 목표를 뒷받침할 훨씬 더 많은 심리적 기반을 갖게 될 것이다.

지금까지 예를 든 모든 질문에 대해 생각해 보았다면, 마음속에 슈퍼 목표가 형성되고 있을지도 모른다. 당신의 슈퍼 목표가 “나는 건강하게 오래 살아서 아이들, 손주들, 증손주들이 자라는 것까지 보고 싶다”나 “건강을 유지해서 늙어서도 자유롭게 거동하고 싶다” 같은 것일 수도 있다. 하지만 슈퍼 목표를 꼭 그렇게 멀리 잡을 필요는 없다. 단지 “건강한 체중을 회복해서 에너지와 자신감을 가질 수 있기를 원한다”나 “우리 가족 모두 행복한 미래를 얻을 수 있도록 가족의 역할 모델이 되고 싶다”나 “더 차분하고, 더 평화롭고, 중심을 잃지 않는 사람이 되고 싶다. 그것을 성취하려면 건강해야 할 것이다” 같은 가까운 목표일 수도 있다.

다음은 하위 목표가 뒷받침된 슈퍼 목표의 예다. 이 목록 중 하나가 당신의 목표와 일치할 수도 있지만, 그렇지 않아도 이로부터 영감을 받을 수 있을 것이다. 당장 설정할 수 있는 슈퍼 목표의 예를 보자.

- **매일 달리기** 가능한 하위 목표는 걷기 프로그램 시작, 달리기 프로그램 착수, 첫 5km 달리기 등록.
- **몸매 가꾸기** 가능한 하위 목표는 피트니스 수업 시작, 체육관 등록, 규칙적으로 체육관 가기, 개인 트레이너로부터 레슨받기.
- **규칙적으로 요가하기** 가능한 하위 목표는 체육관에서 요가 수업 받기, 온라인에서 요가 비디오를 찾기, 함께할 요가 친구 찾기, 요가 스튜디오에 함께 등록하기.
- **자신감을 느낄 만큼 편안한 몸 만들기** 가능한 하위 목표는 칼로리가 낮은 음식 먹기, 걷기 프로그램 시작, 일주일에 몇 번씩 역기 운동하기, 다가오는 결혼식, 동창회, 휴가 때까지 신체적 자신감을 키우기 위한 목표 기한 설정하기.
- **건강한 식습관 갖기** 가능한 하위 목표는 채소를 더 섭취하기, 설탕과 튀긴 음식 줄이기, 식사 선택에 더 많은 관심 기울이기, 다양한 음식을 먹은 후 몸의 느낌 살피기.
- **만성질환에서 벗어나기** 가능한 하위 목표는 의사에게 현재의 몸 상태 검사 받기, 의사와 상의해 검사 결과가 정상 범위에 들어오게 만들기, 의사로부터 정상 건강진단서 받기, 자신에게 효과 있는 치료법 배우기, 이를 계속해서 실천하기.
- **스트레스 관리 전문가 되기** 가능한 하위 목표는 명상 연습이나 구체적인 스트레스 관리 훈련 개발하기.

당신이 무엇을 슈퍼 목표로 선택하든 삶이 변화하면 슈퍼 목표도 함께 변할 가능성이 높다는 것을 알아두라. 그것은 당연하다. 영원히 같은 목표를 가져야 한다고 말하는 사람은 없다. 현재 목표가 무엇이든, 그것은 삶의 우선순위에 따른 결과이기 때문이다. 이제, 우리에게 동기를 부여하고 목표를 달성할 수 있게 만들어주는 방법에 대해 심리학적인 관점을 확인해 보면서 목표를 더 다듬어보도록 하자.

훌륭한 목표를 만들려면

많은 연구에서는 성공 가능성이 커지도록 잘 구성된 목표가 동기부여와 성취 가능성을 높인다는 데 의견이 일치한다.[4] 〈컨설팅 심리학 저널Consulting Psychology Journal〉에 발표된 목표와 행동 변화의 신경과학에 관한 기사에 따르면,[5] 좋은 목표는 그것에 대해 생각할 때 우리를 흥분시키는 목표다. 그런 목표를 갖고 싶을 것이다. 물론 그런 목표를 가질 수 있지만 그런 목표는 완전히 다른 사람이 될 것을 요구하지는 않는다고 해도, 그것을 실행할 영감이 필요할 만큼 충분히 도전적이다. 눔에서도 많은 연구를 하고 있다. 우리의 연구에 따르면 체중과 관련된 슈퍼 목표에 긍정적 감정을 더 많이 연결시키면 체중 감량에 성공할 가능성이 커진다는 걸 보여준다.

우리가 정말 좋아하는 효과적인 목표의 기준은 그 목표를 현명하게, 그러니까 SMART하게 세워야 한다는 것이다.[6] SMART는 많은 목표 설정 시나리오에서 연구한 끝에 가장 효과적이라고 알려진 일련의 목표 설정 기준의 약자다.[7] 바로 구체적이고Specific, 측정 가능하며Measurable, 달성 가능하고Attainable, 관련성이 높으며Relavant, 시간 기한이 있는Time-based 목표를 의미한다.

- **구체적이어야 한다**. 목표 설정 이론에 대한 연구에 따르면 구체적이고 명확한 목표가 모호한 목표보다 훨씬 더 효과적임을 보여준다. 목표 연구 전문가 에드윈 로크Edwin Locke와 개리 라단Gary Lathan은 2002년에 발표한 35년간의 목표 설정 연구 요약[8]에서 '나는 살을 뺄 것이다' 같은 모호한 목표보다 '나는 10kg을 뺄 것이다' 같은 구체적 목표가 달성할 가능성이 더 높다고 강조했다.

  눔의 연구[9]에서도 구체적인 목표가 추상적인 목표보다 긍정적인 감정과 더 많이 연결된다는 것을 발견했다. 물론 추상적인 목표가 나쁘다는 것은 아니지만, 눔의 자체 연구에 따르면 구체적인 목표(적어도 건강 변화와 체중 감량 노력에 관한 한)는 추적이 가능하기 때문에 더 동기부여가 되며, 실제로도 분명한 증거들이 있다.

  물론 슈퍼 목표는 목표에 이르게 하는 하위 목표만큼 구체적이지 않을 수 있지만, 좀 더 구체적으로 만들 수 있다. 예를 들어 건강해지고 싶다는 슈퍼 목표를 가지고 있다고 하자. 두말할 것 없이 그것은 훌륭한 슈퍼 목표다. 하지만 '건강해지고 싶다'는 그다지 구체적이지 않다. 어떤 방식으로 건강해지고 싶은가? 키에 비해 정상적인 체중 범위에 들어가고 싶을 것이다. 또 육체적으로도 건강하기를 원할 것이다. 또 매일 건강한 식단을 먹고 싶을 것이다. 이 모든 것이 막연히 '건강해지고 싶다'보다 더 구체적인 목표들이다.

하위 목표를 보다 구체적으로 설정해 보자. 당신의 슈퍼 목표가 '식단을 개선하는 것'이라면, 하위 목표를 더 구체적으로 설정할 수 있다. 예를 들어 '아침 식사를 개선한다'라는 하위 목표는 다소 모호하다. '그동안 아침 식사로 차가운 시리얼 먹었지만 과일과 오트밀처럼 더 영양이 풍부한 식단으로 바꾼다'처럼 구체적으로 설정하는 것이 좋다. '채소를 더 먹는다'는 하위 목표도 다소 모호하다. '매일 두 끼는 채소를 먹는다'가 더 구체적이다.

사람들이 구체적인 목표를 세우는 것을 주저하는 이유는 그것이 규칙처럼 들리기 때문이다. 우리는 결코 규칙을 강조하지 않는다. 우리는 유연성과 자의에 의한 선택을 좋아한다. 규칙은 어떤 사람들에게는 효과가 있지만, 때로는 규칙을 정해놓으면 어기고 싶은 생각만 든다. 목표를 구체적으로 만들 때 반드시 고려해야 할 점은 목표는 규칙이 아니라는 것이다. 목표는 삶에 좋은 것을 부여하는 것이다. 목표는 자신에게 "이건 반드시 해야 하는 거야"라고 말하는 것이 아니다. 목표는 의무가 아니라 스스로 확립하기로 선택한 새로운 습관이다.

- **측정 가능해야 한다**. 목표는 수량화돼야 달성 여부를 명확하게 확인할 수 있다. '운동을 더 많이 하겠다' '명상을 시작하겠다'는 수치화할 수 없지만, '매주 50분씩 운동을 하겠다' '10분간 명상으로 아침을 시작하겠다'라는 식으로 수치화할 수 있다.

물론 이렇게 수치화한 목표도 얼마든지 변경 가능하다. 언제든 원하는 방식으로 명상을 할 수 있고, 원하는 방식으로 운동 시간을 조절할 수 있다. 어떤 운동을 선택하든, 매일 아침에 10분, 혹은 주말에 150분 등의 방법으로 집계하거나 정량화할 수도 있다. 다시 강조하지만, 이것들이 규칙일 필요는 없다. 이 목표는 삶을 개선하기 위해 자발적으로 성취하겠다고 설정한 목표이기 때문이다. 따라서 목표를 정량화하면 달성한 후에 보람을 느끼게 된다.

- **달성 가능해야 한다**. 목표는 실현이 불가능하거나 물리학의 법칙에 어긋나는 것이면 안 되고, 실제로 열심히 노력하면 성취할 수 있는 것이어야 한다. 예를 들어 달성 가능한 목표는 한 달에 2.5kg을 빼는 것이다. 5주밖에 남지 않은 결혼식 날까지 25kg을 감량한다는 목표는 현실적이지도 않고 가능하다 해도 건강을 해치거나 유지할 수도 없을 것이다.

하루에 30분, 일주일에 5일 운동한다는 목표는 달성 가능하다. 하지만 하루 2시간씩 일주일 내내 운동한다는 목표는 달성하기 어렵다. 그리고 회복 시간도 고려하지 않은 무모한 계획이다. 여행 계획을 짠다면 그랜드 캐니언 하이킹은 달성 가능한 목표다. 하지만 리처드 브랜슨Richard Branson(버진그룹 창업자. 우주 항공사 버진갤럭틱을 설립해 직접 우주여행을 하고 대중화를 발표했음_옮긴이)을 설득해 다음 우주 비행에 참여해 달의 산을 오른다는 계획을 세운다면? 아마도 달성 가능성이 없는 계획일 것이다.

목표는 어느 정도는 도전적이어야 하며, 그렇지 않으면 사람들이 흥미를 잃을 수 있다고 주장하는 연구도 있다. 따라서 목표를 설정할 때는 달성 가능해야 하지만, 너무 쉬워서 흥미를 잃거나 달성한 후에 자부심을 느낄 수 없을 정도가 되면 안 된다. 목표가 너무 쉬우면 성취감도 얻을 수 없기 때문이다.

예를 들어 거의 매일 아침을 먹고 있으면서 "나는 매일 아침을 먹을 것이다"라는 목표를 세운다면 목표를 달성하고도 "마침내 내가 해냈다!"는 스릴을 느끼지 못할 것이다. 슈퍼 목표와 하위 목표를 동시에 생각하면서, 일주일에 4번 체육관에 간다든지 몇 달 후에 건강한 체중에 도달한다든지 등 그 목표를 성취했을 때 충분히 흥분할 정도로 도전적인 목표를 만들어야 한다.

- **관련성이 있어야 한다**. 목표는 전체적으로 우리의 삶과 일치해야 한다. 더 잘 먹고 더 많이 운동해서 건강한 체중에 도달한다는 목표를 정해놓은 상태에서, 피아노 연주를 마스터한다거나 박사 학위를 따는 목표를 추가하는 것은 우선순위 측면에서 혼란스러울 수 있다. 지금 피아노를 열심히 훈련하고 있거나 평생의 짝을 찾고 있거나 박사 학위를 따기 위해 노력하는 중이라면, 우선순위와 관련된 목표를 먼저 세우고 '마라톤 달리기'나 '채식주의자 되기' 같은 목표는 적어도 첫 번째 피아노 연주회나 대학원 졸업 후까지 유보하는 것이 성공할 가능성이 높을 것이다.

다른 목표를 가지고 있더라도 건강을 위해 노력하는 것은 항상 할 수 있는 일 아니냐고 반문할 수도 있다. 예를 들어 박사 학위를 받기 위해 공부하고 있다고 하자. 학업 스트레스에 대한 대처 메커니즘이 맥주와 도넛이라면, 그것은 당연히 목표 달성을 더 어렵게 만들 수 있다. 그러므로 슈퍼 목표의 달성에 방해되는 목표보다는 슈퍼 목표 달성에 도움이 되고 그 달성을 촉진하는 건강 관련 목표를 세워야 한다. 당신이 건강하기 위해 내디딘 모든 단계는 다른 목표의 성취를 더 쉽게 만들 수 있다. 그리고 삶에서 중요한 일이 건강을 위협할 때는, 언제든 눔을 이용해 더 이상 건강을 위태롭게 하지 못하도록 경계선을 만들 수 있음을 명심하라.

- **기한을 정해야 한다**. 모든 목표는 시간 프레임과 연결돼 있다. 그래야만 목표가 더 명확하고 더 달성 가능한 것처럼 보이기 때문이다. 슈퍼 목표가 1년 안에 10kg를 빼는 것이라면 하위 목표는 매주 150분 운동을 하는 것이 될 수 있다. 행동 변화가 '10일간의 다이어트' 같은 일시적인 변화가 아니라 영구적인 생활 방식의 변화라면, 시간 프레임은 목표를 달성하기 위한 계획을 짜는 데 도움이 된다. 예를 들어 '6월 19일에 5km를 뛰겠다' '다가오는 생일까지 5kg을 빼겠다' '올해 말까지 공복혈당을 정상 범위로 낮추겠다'처럼 기한을 정한 목표를 세울 수 있다. 이런 구체적 기한을 정한 하위 목표가 '은퇴 후에 건강하고, 좋은 몸 상태를 유지해 노후를 즐기기를 원한다' 또는 '당뇨에 걸리지 않겠다'는 슈퍼 목표를 지원할 수 있다.

심실습

건강은 슈퍼 목표의 기본

건강은 사람들이 가진 다른 목표를 달성하는 데 기본이 될 만큼 중요하다. 우선 건강해야 다른 목표를 향해 나아갈 에너지, 자신감, 올바른 정신을 가질 수 있기 때문이다. 그렇다면 건강이 어떻게 YBP에 영향을 미칠까? 슈퍼 목표를 달성하는 것을 상상하기만 해도 무한한 에너지가 생기고 건강을 느끼며, 가족력마저도 성공적으로 극복할 수 있다. 어쩌면 건강은 다른 목적을 위한 수단일 수도 있다. 승진에 필요한 점수를 따거나 좋아하는 바리스타에게 데이트를 신청하기 위해 체중을 줄이려는 것처럼 말이다. 어느 쪽이든 건강이 좋아지면 다른 모든 것이 함께 좋아지기 때문에 슈퍼 목표를 세울 때 이 점을 고려해도 좋을 것이다.

이제 SMART 목표를 세워보자. 당신의 슈퍼 목표가 '건강한 식습관을 갖는 것'이고, 하위 목표가 '더 많은 채소를 먹는 것'이라고 가정해 보자. 앞에서 설명한 대로 '건강한 식습관을 갖는 것'보다 '자연식품을 더 많이 먹고 가공식품은 더 적게 먹는 방향으로 식단을 개선한다'가 더 구체적이다. 하위 목표도 '채소를 더 먹는 것'보다는 '출근하는 날에는 도시락으로 큰 샐러드를 싸간다'가 더 구체적이다. 이런 구체적 목표는 더 많은 지침을 제공한다. 목표를 '매일 점심으로 잎이 무성한 채소 4컵, 잘게 썬 다른 채소 2컵, 단백질 110~170g, 레몬주스를 섞은 올리브오일 1스푼이 담긴 샐러드 먹기'라고 설정했다면 그것이 더 **구체적**specific이다.

이 목표는 **측정 가능**measurable한가? 그렇다. 하루가 끝나고 샐러드를 얼마나 먹었는지 알 수 있고, 며칠을 먹었는지도 기록할 수 있다.

달성 가능attainable한가? 아마도 대부분은 매일 같은 일을 하는 것을 지루해하는 경향이 있기 때문에, 매일 그렇게 먹지 않을 수도 있다. 따라서 더 달성 가능한 목표로 만들려면 2일에 1번, 또는 일주일에 4번 점심에 샐러드를 먹는 것으로 수정할 수 있다. 그리고 샐러드를 만들 때 다양한 채소와 추가 재료를 섞어도 좋을 것이다. 연어, 치킨, 두부, 아몬드 등 재료를 다양하게 하면 샐러드는 매우 흥미로운 음식이 될 수 있다.

당신의 목표가 식단의 질을 향상시키거나 식단에 더 많은 영양소와 섬유질을 넣어 기분을 좋게 만드는 것이라면 그 목표는 **관련성이 있는** relavant 것이다. 하지만 건강을 좋아지게 만드는 것의 멋진 점은 그것이 어떤 목표와도 관련이 있다는 것이다. 당신의 목표가 전혀 다른 것이라 해도 샐러드는 여전히 식생활과 건강을 개선하는 좋은 방법이다.

기한이 있는time-based 목표를 만들기 위해서는 목표를 테스트로 간주하고 6주 후에 목표를 다시 평가한다. 당신의 목표가 샐러드를 먹는 것이라 하자. 그러니까 구체적으로 잎이 무성한 채소 4컵, 잘게 썬 다른 채소 2컵, 단백질 110~170g, 레몬주스를 섞은 올리브오일 1스푼이 담긴 샐러드를 일주일에 4번, 6주 동안 점심으로 먹어보는 것이다. 그리고 채소를 먹고 나서 기분이 좋아졌는지, 또는 칼로리가 낮은 음식을 먹는 데 도움이 됐는지 확인한다. 이것은 6주간의 생활 방식 테스트로, 그 결과를 토대로 6주 후에 이 테스트를 계속할 것인지 바꿀 것인지를 선택할 수 있다. 그것은 단지 하나의 새로운 습관이기 때문에, 집중해서 시도해 보다가 효과가 없으면 다른 것으로 바꿀 수 있다. 정말 스마트하지 않은가?

눔 실습

목표를 기록하고 다른 사람과 공유하라

목표를 기록하고 다른 사람과 공유하면, 혼자 간직하거나 기록하지 않는 것보다 목표 달성에 성공할 가능성이 더 높다. 슈퍼 목표나 하위 목표를 설정할 때, 기록하는 습관을 들여라. 목표와 목표를 달성하기 위한 계획을 자세히 쓸수록 목표를 달성할 가능성이 더 높다. 2020년의 한 연구에 따르면, 개인적인 목표든, 직업상 목표든, 구체적 목표든, 추상적 목표든, 목표에 대해 쓰면 성과를 높이고 달성 가능성도 높아지는 것으로 나타났다. 목표에 대해 더 많이 쓰고 목표를 달성하기 위한 전략이 더 구체적인 사람들이 목표를 더 잘 달성한 것이다.[10]

또 목표를 수행할 때 책임감 있는 파트너accountability partner와 함께하거나 그룹으로 수행하는 것을 적극 권장한다. 눔에서는 비슷한 목표를 가진 사람들을 한데 모아 그룹을 형성해 목표 달성을 향해 나아가는데, 이는 단지 일반적인 소셜 포럼 그룹(목표와 상관없이 모인 사람들)보다 강력한 힘을 발휘한다는 것을 발견했다. 우리의 방식은 사람들의 참여를 극적으로 증가시켰고 참가자들의 목표에 대한 집중도도 크게 높아졌다. 또 사람들이 건강과 관련된 목표를 지키도록 돕기 위해 지식이 풍부하고 적극적인 지원 코치를 두는 것이 효과가 있음을 보여주었다. 〈메디컬 인터넷 연구 저널Journal of Medical Internet Research〉에 발표된 2020년 연구[11]에 따르면 기술을 사용해 체중을 줄이려는 사람들을 대상으로 책임후원이론supportive accountability theory을 테스트했다. 다른 사람이나 기술의 도움 없이 혼자 살을 빼려고 하는 사람들보다 책임감을 가지고 지원하는 코치가 있는 사람들이 체중 감량이 어려워졌을 때 새로운 건강한 습관을 끝까지 지킬 가능성이 높았고 긍정적인 심리적 대처를 더 많이 하는 것으로 나타났다. 다른 사람 또는 그룹이 우리 옆에서 슈퍼 목표를 모니터링하면서 이해하고 함께 걱정해 준다면, 목표에 더 몰입할 수 있고, 결심이 흔들릴 때도 포기할 가능성이 크게 줄어들 것이다.[12]

궁극적인 이유

당신은 슈퍼 목표를 가지고 있다. 왜 그 목표를 갖게 됐는가? 누구나 원하는 목표를 가질 수 있지만, 그 목표를 뒷받침할 '왜?'라는 질문에 대한 의식적이고 구체적인 답이 없다면 시간이 지날수록 목표에 흥미를 잃거나 위기를 맞으면 '안 하면 어때?' 같은 변명을 더 쉽게 하게 된다.

슈퍼 목표에 대한 궁극적인 이유야말로 매일 그 목표를 향해 열심히 노력하게 만드는 원동력이다. 눔의 설립자 정세주가 아버지로부터 배운 훈련을 한번 해보자. 우리는 그것을 '와이 테스트Why Test'라고 부른다.

슈퍼 목표를 설정했다면 다음과 같이 자문해 보라.

1. 당신의 슈퍼 목표는 무엇인가? 말로 표현해 보라. SMART 목표를 만들어야 한다는 것을 잊어서는 안 된다!
2. 왜 이 목표를 달성하고 싶은가? 이에 대해 진지하게 생각해 보고 답을 적는다.
3. 이제 더 깊이 생각하라. 왜 그것이 당신의 이유가 됐는지 질문해 보라. 그리고 왜 그런 이유를 생각하게 됐는지 고민해 보라.
4. 잘했다. 좀 더 깊이 들어가 보자. 그 이유의 이유는 무엇인가?
5. 이렇게 계속 파고 들어가면서 또 다른 이유가 있는지 생각해 본다.

한 번의 질문에 대답한 뒤에 더 이상 대답할 수 없을 때까지 계속 '왜'라는 질문을 던진다. 이 과정을 통해 그 목표를 달성하기를 원하는 깊은 핵심에 도달할 수 있다. 마지막 대답이 궁극적인 이유다. 그것을 종이에 적어라! 그리고 항상 기억하자. 매일 아침 스마트폰 알람으로 상기시키는 것도 좋은 방법이다.

이제 이 테스트가 어떻게 작동하는지 살펴보자. 다음은 궁극적인 이유를 찾기 위한 질문이 어떻게 작동하는지를 보여주는 예다.

❶ 당신의 슈퍼 목표는 무엇인가? "나는 건강한 체중을 갖고 싶다."
❷ 왜 건강한 체중을 갖고 싶은가? "그래야만 몸이 편안해지기 때문이다."
❸ 왜 몸이 편안해지기를 원하는가? "그래야만 더 자신감을 가질 수 있기 때문이다."
❹ 왜 더 자신감을 느끼고 싶은가? "내가 무엇이든 할 수 있다는 것을 알면서도 막상 실행을 주저하지 않기 위해서다."
❺ 왜 실행을 주저하지 않고 싶은가? "인간으로서 내 잠재력을 최대한 발휘하고 싶으니까."
❻ 왜 인간으로서 잠재력을 최대한 발휘하고 싶은가? "그래야만 모험과 경험으로 가득 찬 건강한 삶을 오랫동안 후회 없이 살 수 있다고 생각하니까."

이제 궁극적인 이유를 발견했다. '삶에서 자신의 잠재력을 최대한 활용하고 싶은데 자신감이 없거나 건강 문제로 발목 잡히고 싶지 않다'라는 이유는 변화의 큰 동기가 될 수 있다. 흥미롭지 않은가? 결국 살을 빼고 싶어 하는 진짜 이유가 체중과는 별로 관련이 없다는 것을 알겠는가? 슈퍼 목표는 궁극적인 이유를 달성하기 위한 촉매제다. 궁극적 이유는 체중계의 숫자보다 훨씬 더 의미 있는 것이다.

궁극적 이유를 더 쉽게 이해할 수 있는 또 다른 예를 보자.

1. 당신의 슈퍼 목표는 무엇인가? "양질의 식단을 가지고 싶다."
2. 왜 질 좋은 식단을 원하는가? "그래야만 살을 뺄 수 있고 더 많은 에너지를 가질 수 있기 때문이다."
3. 왜 살을 빼고 많은 에너지를 얻고 싶은가? "그래야만 병에 걸리지 않을 수 있기 때문이다."
4. 왜 병에 걸리지 않기를 원하는가? "어머니가 당뇨병이 있었는데 그것이 삶의 질을 크게 떨어뜨렸다. 나는 병이 어머니에게 어떤 영향을 미치는지 지켜봤고 그런 일이 내게 일어나지 않기를 바란다."

이것이 또 다른 궁극적인 이유다. 만약 만성질환의 가족력이 있다면, 당뇨병이든 심장병이든 치매든, 다른 어떤 질환이든, 건강한 생활 방식을 사는 것이야말로 그 운명을 피할 수 있는 방법임을 기억하는 것이 강력한 동기부여가 될 수 있다.

각자의 세부 사정은 다를 수 있지만, 이런 식의 '왜?'라는 질문과 답변의 과정을 시도해 보면서 답이 어디까지 나올 수 있는지 알아보라. 어쩌면 깜짝 놀랄 이유를 찾을 수도 있다.

연습

자신을 제한하지 말라

어떤 사람들은 목표를 세우거나 궁극적인 이유에 대해 생각하거나 자신의 삶이 어떻게 달라질지 상상할 때마다 "네, 하지만…"이라는 제한적인 생각이 떠오른다고 한다. 예를 들어 "당신은 건강한 체중을 가지고 싶은가?"라는 질문에 "네, 하지만 치즈를 절대 끊을 수 없을 거예요"라든가, "멋진 몸매를 가꾸고 싶은가?"라는 질문에 "네, 하지만 유산소 운동이 정말 싫어요"라든가, "좀 더 차분해지고 싶은가?"라는 질문에 "네, 하지만 직업상 스트레스를 받을 수밖에 없어요"라고 말하는 식이다.

보이는 것과는 달리, 이런 생각은 현실을 제대로 보는 것이 아니다. 이는 생각의 왜곡일 뿐이다. 다른 장에서 생각의 왜곡에 대해 집중적으로 살펴보겠지만, 지금은 모든 위대한 목표에는 항상 장애물이 있다는 것을 말해주고 싶다. 장애물은 모든 변화 과정의 일부일 뿐, 결코 실패의 증거가 아니다.

예전에 어떤 행동이 효과가 없었다고 해서 지금도 효과가 없으리라고 생각해서는 안 된다. 자신, 환경, 경험 등 모든 것은 항상 바뀌기 때문에 똑같은 일을 똑같은 방식으로 두 번 되풀이할 수는 없다. 설령 목표를 달성하지 못했다 해도 그것은 배움의 과정이지 실패가 아니다. 이 경험으로 무엇을 배웠는가? 지난번에는 왜 안 됐을까? 이번에는 무엇을 다르게 할까? 어렵게 얻은 지식은 목표를 달성할 가능성을 훨씬 더 높여줄 것이다.

따라서 우리에게 실패란 없다. 정보와 교훈만 있을 뿐이다. 장애물은 언제나 존재하는 것이라는 사실을 아는 한, 그리고 장애물을 피하는 방법도 언제나 존재한다는 것을 아는 한, 장애물이 결코 우리를 탈선시킬 수는 없다. 우리의 슈퍼 목표와 궁극적인 이유는 어떤 장애물이나 염려보다 더 강력하다.

당신의 삶은 어떻게 달라질 것인가?

YBP 여정의 마지막 단계는 자신에게 질문을 하는 것이다. "목표를 달성했을 때 삶이 어떻게 달라질 것인가?" '달성한다면'이 아니라 '달성했을 때'라고 말하는 것을 주목하라. 물론 미래를 알 수는 없지만 우리는 미래를 상상할 수 있다. 이를 위해 '창의적 시각화creative visualization'라는 강력한 기술을 사용할 것이다.

창의적 시각화는 목표를 위해 상상력을 사용하는 방법이다. 〈심리학 저널Journal of Psychology〉의 2010년 연구[13]에 따르면, 자신의 삶에 생생한 비전을 형성한 학생들이 더 야심 찬 목표를 세웠고 그 목표에 더 전념하는 것으로 나타났다. 우리도 실험을 통해 창의적 시각화가 목표를 달성했을 때 삶이 어떻게 달라질 수 있는지를 진정으로 이해할 수 있게 해주는 효과적인 기술이라는 것을 발견했다. 지금 시도해 보자.

❶ 긴장을 풀고, 몸을 편안히 하고, 천천히 숨을 몇 번 내쉰다.

❷ 눈을 감고 슈퍼 목표와 궁극적인 이유에 대해 생각한다.

❸ 슈퍼 목표와 궁극적 이유를 마음에 새겼으면, 슈퍼 목표에 도달하는 것을 상상해 본다. 당신은 지금 목표 체중에 도달해 있거나 건강을 유지하고 있거나 삶에서 하고 싶은 모든 것을 하고 있다.

❹ 목표를 달성한 기분이 어떤지 생각해 보라. 행동이 달라졌는가? 모습이 달라졌는가? 다른 사람들은 당신에게 어떻게 반응하는가? 목표를 달성한 상태의 삶에 대해 모든 것을 상상해 보라. 가능한 한

자세히 보고 그것을 설명해 보라. 집에서 무슨 일이 일어나는가? 직장에서는? 가족이나 친구와의 관계에서는? 시간이 날 때 무슨 일을 하는가? 이 시나리오에서 기분은 어떠한가?

5. 오랫동안 멋진 장소에서 그런 자신을 즐겨보라. 목표에 도달했을 때의 감정에 흠뻑 빠져보라. 달라진 삶에 경탄하라. 충분히 즐겼으면(혹은 이제 그만하고 출근해야 하거나 저녁을 준비해야 할 수 있으므로) 다시 몇 번 심호흡을 하고 나서 눈을 떠보라.

이 연습을 통해 행복하고 자유롭고 우아하고 편안하게 움직이는 자신을 보았을 것이다. 이 상상 속에서는 건강에 좋은 음식을 먹는 것에 대해 걱정하거나 그다지 많은 생각을 하지 않는 자신을 발견하게 될 것이다. 그리고 좋은 직장도 갖게 됐을 것이다. 어쨌든 기분이 좋아졌을 것이다. 슈퍼 목표를 직접 눈으로 보면서 그것이 얼마나 가치 있는지 알게 됐을 것이다. 이제 정리해 보자. 당신의 목표가 무엇인지, 왜 그 목표를 달성하기를 원하는지 그리고 그 목표를 달성했을 때 삶이 어떻게 달라질 것인지에 대한 명확한 그림을 그려보았다. 이것이 바로 큰 그림(YBP)이며, 이것이 변화를 추구하는 강력한 자산이다.

슈퍼 목표 + 궁극적인 이유 +
삶이 어떻게 달라질 것인가 = YBP

YBP는 목표보다 더 큰 개념이다. 당신의 목표가 '건강해지기' 또는 '5kg 감량하기' 같은 것이라면, YBP는 '나는 몸매가 좋지 않다는 느낌이 싫고, 앞으로 몇십 년 동안 건강하고 활동적으로 움직이며 살고 싶으니 튼튼한 몸을 유지할 것이다'라거나 '최근에 잘 먹지 못했지만 나 자신에게 좀 더 신경을 써서 자신감을 높이고 편안함을 느끼고 싶으니 5kg을 감량할 것이다'가 될 수 있다. YBP는 가장 크고 의미 있는 목표의 총합이며, 그 목표를 달성하기 위한 궁극적인 이유와 그 목표를 달성하면 삶이 어떻게 달라질지에 대한 진지한 생각과 결부돼 있다. 우리는 이를 다음과 같은 방정식으로 표현하고자 한다.

당신의 슈퍼 목표
+ 당신의 궁극적인 이유
+ 당신의 삶이 어떻게 달라질 것인가

= YBP

설득력 있는 YBP를 만들려면 약간의 사전 생각과 계획이 필요하다. 거기에는 슈퍼 목표를 선택하고 그 목표의 궁극적인 이유를 파악한 다음, 목표가 달성된 삶을 진지하게 상상하는 것까지 포함한다. 그리고 이를 이루어내도록 돕는 것이 바로 우리의 일이다. 우리의 슈퍼 목표는 당신의 YBP가 분명하고 흥미롭고 동기부여가 되며 달성 가능하다고 느끼게 만드는 것이다.

우선 YBP를 만들어보자. 지금까지 말한 것들을 종합하면 당신의 YBP를 다음과 같이 표현할 수 있다.

나는 나의 슈퍼 목표를 달성할 것이다.

왜냐하면 그 목표의 궁극적인 이유 때문이다.

그래서 내 삶은 이런 방향으로 달라질 것이다.

당신의 YBP는 무엇인가? 다음은 영감을 주는 YBP의 예를 보자.

- 나는 최고의 삶을 살 수 있는 자신감과 자유를 갖고 싶기에 건강한 체중 목표를 달성할 것이다. 앞으로 몇 년 동안 많은 경험과 모험을 하면서 마지막까지 후회하지 않도록 건강하게 지낼 것이다.
- 나는 고품질의 식단을 먹고 내 몸을 충분히 지탱함으로써 우리 가족을 괴롭히는 만성질환을 최대한 피할 것이다. 나는 건강 문제를 운명으로 받아들이지 않을 것이다.
- 나는 활기차고 건강한 사람이 돼서, 사랑과 성공으로 가득 찬 창의적이고 충만한 삶을 살 것이다.
- 나는 아이들과 놀고 그들이 자라는 것을 볼 뿐만 아니라, 손자들과도 놀며 그들이 자라는 것을 볼 수 있을 만큼 에너지, 힘 그리고 기동성을 유지하는 건강하고 튼튼한 사람이 될 것이다.

YBP를 의식적으로 기억하고 있으면 상황이 어려워질 때도 끝까지 버틸 수 있다. 가장 좋고, 가장 의미 있고, 가장 큰 목표는 대개 까다롭고 도전적이기 마련이다. 거기에는 반드시 특별한 노력이 수반되는데, 인간의 본성은 어떤 일이 어려우면 대개 시작조차 하지 않는다.

현재의 결과보다 미래의 결과에 덜 신경 쓰는 인간 성향을 설명하기 위해 심리학자들이 사용하는 용어로 '시점 할인temporal discounting(미래에 받을 보상은 현재의 보상보다 그 가치를 낮게 여기는 것_옮긴이)'이라는 개념이 있다. '손안의 새 한 마리가 미래에 갖게 될 새 두 마리보다 가치가 있는가?'라는 제목의 연구에서는 '시점 할인'을 다음과 같이 표현했다. "인간과 동물은 장기적으로 가능한 보상보다 단기적으로 가능한 보상을 선호한다."[14] 바로 이런 성향 때문에 행동 변화가 도전적으로 느껴지고 목표를 달성하는 것이 어렵게 느껴지는 것이다. 어떤 순간이든 미래에 필요한 것이 당장 필요한 것보다는 그 절실함이 훨씬 덜 느껴질 수밖에 없다. 우리가 목표에 집중하는 것이 어려운 것도 바로 이 때문이다.

하지만 우리의 뇌에는 어떻게 하면 미래를 내다볼 수 있는지를 통찰하는 더 발전된 부분이 있다. 이 부분이 바로 우리 뇌에서 집행 기능executive function을 담당한다. 집행 기능은 보다 의식적이고 정교하기 때문에 순간적인 충동(샐러드를 먹기보다는 초콜릿을 먹고 싶거나 체육관에 가기보다는 TV를 보고 싶은 느낌)을 억제시킨다. 이런 집행 기능에는 어떤 일에 관심을 기울이고, 한 작업에서 다른 작업으로 전환하고, 관련이 없거나 산만한 정보를 억제하고, 무언가를 기억하고, 배운 것을 바탕으로 관점을 업데이트하고, 미래를 계획하는 등의 능력들이 포함된다.

하지만 집행 기능에는 노력이 필요하다. 그것은 숨 쉬는 것처럼 자동으로 이루어지는 것이 아니며, 배고픔이나 두려움같이 본능적인 것도 아니다. 또 제한적이다.[15] 집행 기능을 수행하기 위해 계속 집중할 수 있는 에너지는 휴식과 이완으로 보충돼야 한다. 365일 24시간 내내 가동할 수는 없다. 따라서 집행 기능이 시점 할인이나 순간의 욕망에 치우치는 뇌의 기본 성향을 능가할 수 있지만, 스트레스를 받거나 피곤해지면 그렇게 하기가 어려워진다. 에너지가 고갈되면, 기본적인 본능과 고착된 습관이 더 강하게 작용하고 그에 저항하기가 더 어려워지기 때문이다.

우리가 밤에 숙면을 취해야 하는 이유도 바로 이 때문이다. 우리가 스트레스를 받거나 피곤하면 의사 결정 피로decision fatigue 같은 것을 경험하게 된다. 의사 결정 피로란 하루 종일 수많은 결정을 내리다 보면 스트레스를 받아 결정을 내리는 것이 더 어려워진다는 것을 의미하는 용어다.

이럴 때는 집행 기능을 높이고 미래를 내다보는 힘이 크게 떨어진다. 예를 들면 아이스크림을 보고 "잠깐만요, 오늘은 과식을 좀 해서 아이스크림은 먹지 않겠어요. 아이스크림은 내가 경계해야 할 식품입니다. 아이스크림을 먹으면 잠도 오지 않고, 적정량 이상의 설탕을 먹는 것이고, 아침에 운동하기 싫은 기분이 들 수도 있거든요. 건강에 나쁠 수 있고 내 인생의 장기적인 목표를 방해할 수도 있습니다"처럼 자신에게 경고할 능력이 크게 훼손되는 것이다. 그러나 길고 힘든 하루의 일과 중에 갈등이나 스트레스를 겪고 나면 "목표는 차치하고 지금 당장 아이스크림을 먹고 싶다"라고 생각할 수 있다. 그럴 때는 YBP를 상기하라. 마음속에 큰 그림을 명확하게 가지고 있느냐 여부에 따라, 단기적인 욕망에 직면할 때 장기적인 관점을 얼마나 성공적으로 유지할 수 있느냐에 큰 차이를 만들 수 있다. YBP가 현재의 결정을 방정식에서 제외시키기 때문이다. 미카엘리데스 박사는 다음과 같이 말한다.

"YBP를 분명히 알면 현재의 결정을 내리면서 유혹을 물리칠 수 있지요. '그것을 해야 하느냐, 마느냐'라고 물을 게 아니라 '그것이 내 YBP에 맞느냐?'라고 물어야 합니다."

이 말은 선택의 순간에, 하루 종일 일에 시달린 끝에 정신적 에너지가 거의 남아 있지 않을 때 정말 유용할 수 있다. YBP는 의사 결정을 내려야 할 때 취해야 할 전략을 이미 가지고 있으므로 의사 결정 피로를 겪지 않도록 도움을 준다. 아이스크림이 여전히 생각날 수도 있겠지만 의사 결정 피로에 대해 걱정할 필요가 없다. 당신에게는 마음속에서 빛나는 별과 같은 YBP가 있으니까 말이다.

심리학에 해석 수준 이론construal level theory(CLT)이라는 게 있다. 사람들이 그들의 행동 이면에 있는 큰 그림에 대해 생각하면, 세부 사항만 생각할 때보다 과거의 습관을 더 잘 바꿀 수 있다는 이론이다. 이 이론이 시점 할인이라는 개념과 반대로 들릴 수 있지만, 큰 그림과 현재의 선택에 가중치를 부여하는 방식에 차이가 있다. CLT와 자기 통제에 대한 연구는 사람들이 세계적이고, 감독적이고, 큰 그림의 측면을 생각할 때, 종속적이고, 보조적이고, 지엽적인 것만 생각할 때보다 원치 않는 행동을 더 잘 바꾼다는 것을 보여주었다.[16]

이를 알기 쉽게 말하면, 사람들은 큰 그림에 대해 생각하면 현재의 유혹을 더 잘 피한다는 것이다. 따라서 우리가 자신감과 강인함을 느끼면서 건강하고 에너지 넘치고 활기찬 모습으로 삶에서 하고 싶은 모든 것을 하는 것에 대해 생각하고 시각화하면, 그 미래가 지금 당장 앞에 있는 음식이나 편안한 소파보다 더 설득력 있게 다가온다는 것이다. '나는 이것을 먹어서는 안 되는 이유를 분명히 알고 있다'라는 YBP가 '지금 이것을 먹고 싶다'는 생각을 물리치는 것이다.

여전히 아이스크림이 생각나겠지만(사실 우리 모두는 간식을 원한다), 적어도 본능의 변덕보다는 목표의 맥락에서 의사 결정을 하게 될 것이다. 바로 다음과 같은 방식으로 말이다. "저녁에 채소가 풍부한 수프를 먹은 후에, 작은 아이스크림 하나만 먹을 거야"라든가 "아이스크림은 다음에 먹을 수 있도록 남겨둘 거야. 목표를 달성했을 때 얼마나 기분이 좋을까 생각하면 지금도 충분히 보람을 느끼니까"라고 말이다.

YBP는 장애물을 만났을 때도 도움이 될 수 있다. 미카엘리데스 박사는 "당신이 차를 운전하다가 장애물을 만나거나 펑크가 난다면, '에라, 모르겠다' 하며 포기하고 집으로 돌아갈지도 모르지요. 하지만 최종 목표(YBP)가 있고 당신이 계속 그 목표에 집중하고 있으면, 첫 번째 출구로 나가버리거나 상황이 어렵다고 해서 포기하는 일은 없을 것입니다. 당신은 펑크 난 타이어를 수리한 다음, 첫 번째 출구의 유혹을 그냥 지나쳐 통과하고 장애물 주변을 탐색하면서 계속 가던 길을 갈 것입니다. 우회로가 나타나더라도 YBP가 있으면 당신이 가는 곳으로 계속 집중할 수 있습니다"라고 말했다.

일상적인 예로 식당에 가는 경우를 생각해 보자. YBP를 가지고 있다면, 그 YBP에 적합하다고 생각하는 메뉴를 주문할 것이다. 다시 미카엘리데스 박사는 말했다.

"당신이 의사 결정 피로를 느끼고 있거나, 와인 한잔을 마셔서 자제력이 낮아졌거나, 다른 사람이 주문하는 것을 듣고 그저 따라서 그 메뉴를 주문하려 할 때, 바로 YBP를 생각하십시오. '왜 3단 초콜릿 치즈케이크를 주문하지 않는가?'라는 질문에 '내 큰 그림에 맞지 않기 때문입니다'라거나 '케이크는 한 조각이면 충분해요. 그게 내 큰 그림과 일치하니까요. 디저트 나눠 먹을 사람 있나요?'라고 대답할 수 있어야 합니다."

당신은 YBP를 주문처럼 외워두고 아침, 식사 전, 운동 전, 휴식 전, 잠들기 전 등 필요할 때 언제든지 불러올 수 있다. 우리는 슈퍼 목표에 대한 궁극적인 이유를 알고 있고 그 목표를 달성했을 때 삶이 어떻게 달라질 것인지 아주 자세히 상상했기 때문에, 슈퍼 목표를 달성할 수 있다고 자신에게 계속 말한다면, YBP는 그리 멀지 않은 곳에 있을 것이다.

무엇보다도 YBP의 Y를 기억하라. 그것은 다른 누구도 아닌 바로 '당신의your' 큰 그림이다. 그것은 당신의 목표이지, 다른 사람이 당신에게 해야 한다고 말한 것이 아니다. 또한 '당신의' 궁극적인 이유다. 다른 사람이 그것이 이유가 돼야 한다고 말한 것이 아니다. 당신이 무엇을 원하는지 안다고 생각하는 다른 이의 비전이 아니라, 당신의 삶이 당신의 꿈과 얼마나 일치해야 하는지에 대한 '당신의' 비전이다. 바로 그것을 원했고, 자신을 믿었기 때문에 그것을 성취하기로 선택한 것이다.

그러므로 목표, 이유, 비전은 언제든 바꿀 수 있다. 당신이 YBP라는 차를 운전하고, 조종하고, 주인으로서 삶을 운영할 때, YBP는 함께 진화할 수 있다. 당신은 삶을 어떻게 살 것인지 결정할 수 있는 유일한 사람이다. 무엇을 먹을 것인지 아니면 먹지 않을 것인지, 운동을 할 것인지 아니면 쉴 것인지, 길을 가로막는 장애물을 어떻게 처리할 것인지 이 모든 결정은 전적으로 당신의 몫이다. 올바른 정보와 올바른 심리 도구만 있다면(우리가 계속 제공할 것이다), 당신은 얼마든지 할 수 있다.

03

습관을 만드는 법

습관은 개인과
그의 환경 간의
타협의 소산이다.

_사무엘 베케트Samuel Beckett

습관이란 사람들이 잠자기 전에 이를 닦거나 TV 앞에서 저녁을 먹는 것 같이, 특별한 생각 없이 반복하는 행동을 말한다. 하지만 그런 습관은 더 보람 있는 일을 시작하면 얼마든지 끊을 수 있다(여전히 돈만 내고 나가지 않는 체육관 등록권을 생각해 보라). 습관은 아무런 생각 없이 생긴 것처럼 보이지만, 사실은 무의식적인 다단계 과정에서 형성된 것이고, 거기에는 다 이유가 있다.

그 이유는 바로 환경이다. 미카엘리데스 박사는 "습관은 좋은 것도 아니고 나쁜 것도 아닙니다. 그러나 습관은 적응력이 있지요. 습관이 당신에게 좋게 작용했거나 무언가를 극복하도록 도와주었기 때문에 당신이 그 습관을 발전시킨 것입니다"라고 말했다. 습관은 만들어지기 전에는 처음 한 번 행해본 것이지만, 어떤 식으로든 환경에 적응하도록 도와주었기 때문에 그 행동을 반복하는 것이다. 그 행동이 계속 도움이 됐다면, 뇌는 그 행동을 계속할 수 있는 한 자동 조종으로 간주하기로 결정해 버린다(긴장할 때 손톱을 물어뜯거나 책을 읽을 때 사탕을 먹는다거나 자기 전에 샤워를 하는 것 등). 습관을 바꾸는 것이 매우 어려운 것도 바로 이 때문이다. 우리 뇌는 의식적이고 의도적인 과정보다 더 적은 에너지를 소모하는 자동 과정을 좋아한다.

예를 들어 스트레스를 해소하기 위해 아이스크림을 먹는다고 가정해 보자. 아이스크림은 맛있고 스트레스도 잠시 잊을 수도 있다. 뇌는 그 순간에 이 효과적인 스트레스 해소법을 알아차리고, 다음번에 스트레스를 받을 때 이렇게 상기시킨다. "이봐, 아이스크림을 먹으면 도움이 될 거야!" 당신은 뇌가 시키는 대로 다시 아이스크림을 먹었는데 스트레스에 좋은 영향을 미쳤고 그래서 그 행동을 계속한다면, 뇌가 그것을 습관으로 만드는 것이다. "스트레스를 받을 때마다, 아이스크림을 먹어라." 그 다음부터 당신의 뇌는 더 이상 아이스크림을 먹을 것인지에 대해 생각조차 하지 않는다. 그리고 다음과 같은 프로그램을 만든다. 1. 스트레스를 받는다. 2. 손을 뻗어 아이스크림을 잡는다. 이 자동 과정에서 뇌는 할 일이 없다.

또 다른 예를 보자. 당신이 발목을 삐어서 매일 아침에 하던 달리기를 중단해야 한다고 가정해 보자. 의사가 발목이 나을 때까지 뛰지 말라고 해서 평소보다 늦잠을 자게 됐다. 전에는 달리기가 습관이었지만 지금은 잠으로 대체한 것이다. 발목이 나으면 다시 달리기를 시작할 수 있으리라고 생각하겠지만, 이제 당신의 뇌는 운동이 얼마나 유익한지에 대해 생각하지 않는다. 대신 한 시간 더 늦게 일어나는 새로운 과정을 자동화하는 것이 훨씬 더 쉽다고 생각한다. 그러니까 당신은 운동 습관에서 벗어나 수면 습관으로 들어간 것이다. 발목이 다시 좋아지더라도 운동을 다시 시작하는 것이 매우 어렵게 느껴질 것이다.

일반적으로 많은 습관은 그 순간에 즐거움을 느끼거나 고통을 피할 수 있기 때문에 발전한다. 힘든 하루를 보내고 긴장을 풀기 위해 저녁 식사가 준비되는 동안 와인 한잔을 마신다든가, 긴장한 상황에서 담배를 피운다든가, 오후 3시가 되면 자판기에서 늘 같은 캔디바를 사 먹는다든가 등이다. 이런 행동이 긴장을 풀고, 진정시키고, 기운을 차리고, 기분이 나아지도록 도움을 주는데, 이런 심리적 강화가 그 습관이 미래의 건강에 부정적인 영향을 미칠 수 있다는 것을 인지하는 지식보다 더 강하게 작용하는 것이다.

이런 습관은 당장 힘든 느낌을 완화시켜주지만 나중에 부정적인 결과를 낳을 수 있다. 그래서 바꿔야 할 필요가 있다고 생각하면서도, 우리는 불편을 싫어하기 때문에 이런 습관을 바꾸기가 매우 어렵다. 알고 보면 인간은 매우 단순한 동물이다. 고통을 피하고 즐거움을 추구한다. 그러므로 고통을 피하고 즐거움을 추구하는 습관이 발전하는 것은 놀라운 일이 아니다. 하지만 우리의 뇌는 미래의 결과를 지각할 수 있는 능력이 있다. 바로 거기에서 습관에 대한 내적 갈등이 발생한다. 미카엘리데스 박사는 말했다.

"습관을 바꾸려고 할 때, 당신의 뇌에는 엄청난 변화가 요구됩니다. 하지만 당신의 뇌는 변화를 원하지 않지요. 뇌는 현재 상태를 유지하기를 원합니다. 우리의 뇌는 효율 목적상 현 상태를 유지하도록 설계됐으니까요. 뇌는 항상 최소한의 에너지 소비와 최소한의 저항이 있는 길을 추구하기 때문에 습관을 바꾸려고 하면 본질적으로 뇌의 생리를 거스르는 것이므로 부자연스럽게 느껴집니다."

그러니 습관을 고치는 데 애를 먹고 있다 해도, 당신이 실패자가 아니라는 사실을 아는 것이 중요하다. 지금 우리는 뇌가 뿌리내린 습관에 맞서고 있을 뿐이다. 다시 미카엘리데스 박사의 말을 들어보자.

"당신의 뇌는 더 이상 그 습관을 좋아하지 않으므로 바꿔야겠다는 결정을 무시하려 하지요. 우리의 뇌는 변화에 최적화돼 있지 않으니까요. 습관을 바꾸는 것은 본질적으로 '나는 내 뇌가 현재의 방식으로 작동하는 것을 원하지 않아. 나는 비효율성을 택할 거야'라고 말하는 것과 같습니다. 그것은 당신의 뇌가 받아들이기 어렵지요. 여러 면에서 뇌의 생리에 반하는 것이니까요. 하지만 그렇다고 해서 습관을 바꿀 수 없다는 의미는 아니며, 그렇게 해서는 안 된다는 의미는 더더욱 아닙니다."

그렇다면 똑똑하고 강력한 두뇌를 상대로 어떻게 해야 할까? 아이러니하게도, 똑똑하고 강력한 두뇌를 사용해야 한다. 바로 집행 기능을 가동시키는 것이다. 집행 기능을 담당하는 고등 두뇌가 도움이 되지 않거나 목표와 맞지 않는 습관을 바꿀 수 있다.

습관이 형성되는 과정을 자세히 살펴보면서 집행 기능을 실행해 보자. 습관은 심리학자들이 '행동 각본script'이라고 부르는 것에 내재돼 있는데, 행동 각본은 우리가 행동 연쇄behavior chain라고 부르는 과정을 통해 형성된다. 행동 각본과 행동 연쇄의 작동 방식을 이해하면, 행동 각본을 편집하고 행동 연쇄를 역설계해 바꾸고 싶은 습관을 원상태로 돌릴 수 있고 이 작동 원리를 이용해 새로운 습관을 만들 수도 있다.

행동 각본 이해하기

예를 들어, 당신이 커뮤니티 연극community theater(시민이나 자치 단체에 의해서 자주적으로 상연되는 연극_옮긴이)에 관심이 있다면 문자 그대로 각본이 무슨 역할을 하는지 경험했을 것이다. 각본은 공연 중에 배우가 무엇을 말하고 무슨 행동을 해야 하는지를 알려주며, 배우들은 각본 없이도 모든 대사와 행동을 기억할 수 있을 때까지 반복해서 각본을 외운다. 심리학에서 행동 각본은 당신이 해야 할 말과 행동을 알려주지만, 동시에 당신은 각본을 쓰는 극작가이기도 하다. 특정 상황에서 수행해야 할 행동을 알려주는 각본을 변경할 수도 있는 것이다.

우리는 모두 이유 있는 습관을 가지고 있으므로 결국 이유 있는 각본을 가지고 있는 것과 같다. 우리 뇌는 습관을 좋아하는 것처럼 각본을 좋아한다. 우리 뇌는 에너지를 절약하기를 좋아하므로, 많은 에너지가 소요되는 의식적인 생각과 행동보다는 자동적인 생각과 행동을 더 좋아하기 때문이다. 사람들은 아침 일과에 대한 각본, 점심 일과에 대한 각본, 일에 대한 각본, 여가 시간에 대한 각본, 가족과 지내는 것에 대한 각본, 저녁 일과에 대한 각본 등 우리 삶의 모든 부분에 각본을 가지고 있다. 사람들이 가지고 있는 많은 각본은 각자의 삶에서 유용하게 작동하지만, 바꾸고 싶은 습관이 있다면 그 각본을 다시 쓸 수 있다.

자신만의 각본을 찾는 한 가지 방법은 '~이면 ~한다'라는 습관적 행동을 어디에서 설정했는지(의식적으로든 아니든)를 파악하는 것이다. 각본은 대개 "잠잘 시간이 되면 세수하고 양치질하고 잠자리에 든다"라거나 "점심 시간이 되면 샌드위치, 쿠키를 주문해서 책상에서 먹는다" 같은 형식을 따른다. 따라서 바꾸고 싶은 각본을 찾으면 다른 행동을 각본 포맷에 집어넣으면 된다.

예를 들어 더 건강한 점심을 먹기로 했다고 가정해 보자. 당신의 점심 각본을 보고 샌드위치, 쿠키를 큰 샐러드, 바나나로 바꿀 수 있는지 확인해 보라. 이런 식으로 각본은 그대로 놔두고 습관만 바꿀 수 있다. 당신의 뇌는 거의 자동화된 각본을 유지하려고 하기 때문에 새로운 습관을 은밀하게 밀어 넣어야 한다.

물론 습관을 바꾸는 것이 쉬운 일은 아니다. 때로는 좀 더 철저한 검토가 필요하다. 그럴 때는 처음 그 각본을 어떻게 만들었는지 자세히 살펴보아야 한다. 각본은 일반적으로 행동 연쇄에서 발생하며, 행동 연쇄는 습관이 들어 있는 각본을 생성하는 일련의 사건을 말한다. 행동 연쇄를 분석해 보면 각본이 어디에서 시작됐는지를 알 수 있다. 행동 연쇄 분석을 통해 자동 조종에서 각본을 제거했다가 다시 인식할 수 있으므로 편집이 더 쉬워진다.

행동 연쇄 분석하기

행동 연쇄는 각본이나 습관이 형성되는 과정이며, 모든 행동 연쇄는 그 행동을 촉발하는 요인이 있다. 이 촉발 요인이 생각과 감정을 유발하고, 이 생각과 감정이 행동을 유발하며, 이 행동이 결과로 이어지고, 시간이 지나면서 이 결과가 일관되게 긍정적이면 각본을 형성하는 것이다. 이런 일련의 행동 연쇄의 순서는 다음과 같다.

촉발 요인 → 생각 → 행동 → 결과 → 습관

촉발 요인

모든 행동 연쇄는 촉발 요인으로 시작된다. 앞서 습관은 적응력이 있다고 말했는데, 바로 이 촉발 요인에 적응한다는 말이다. 촉발 요인이 이로운 일, 중립적인 일, 또는 해로운 일을 하게 만드는 것이다. 행동 연쇄를 유발하는 촉발 요인에는 여러 가지 유형이 있다.

- **환경적 요인** 누군가가 주방 카운터 위에 올려놓은 도넛 상자나 직장에서 쉽게 볼 수 있는 자동판매기 같은 것.
- **사회적 요인** 직장 동료가 체육관에서 함께 운동하자고 하는 것.
- **시간적 요인** 오후 3시면 자동으로 스낵에 손이 가거나 저녁 식사 후에 쿠키를 먹는 것.
- **생물학적 요인** 아침을 거르거나 점심으로 샐러드만 먹었을 때 단것이 먹고 싶은 것.
- **정신적인 요인** 어려운 일을 마친 후에 단것을 먹고 싶은 충동이 생기는 것.
- **감정적인 요인** 힘든 이별 후 아이스크림을 먹거나 마감 기한을 지키지 못해 건강한 음식을 조리해 먹는 대신 부랴부랴 피자를 시키고 좌절감을 느끼는 것.

또 다른 일반적인 촉발 요인은 다른 사람들의 행동에 영향을 받는 것이다. 사람들은 식사할 때 같이 먹는 사람들과 거의 같은 속도로 거의 같은 양을 먹고[1], 다른 사람들과 단체복을 맞춰 입고[2], 심지어 서로의 보디랭귀지를 모방하기도 한다[3]. 사람들은 함께 있으면 행동이 동기화되는데, 이는 스스로 선택하지 않은 행동을 할 수도 있다는 것을 의미한다. 이런 행동을 '규범 조화norm matching'라고 하며, 이는 인간이 서로 결속하고 집단으로 잘 지낼 수 있도록 도와주는 행동 중 하나다.

예를 들어 우리 주변의 사람들이 건전하지 못한 행동을 한다면, 우리도 건전하지 못한 행동을 할 가능성이 높다. 다행스러운 것은 그 반대의 경우도 그렇다는 것이다. 우리 주변의 사람들이 건전한 행동을 한다면 우리도 건전한 행동을 할 가능성이 높다. 다른 사람들이 하는 행동을 따라 하는 것은 우리를 편안하게 해주지만, 우리가 이런 행동을 반복하다 보면 그것은 우리의 선호와 아무 관련이 없는 습관이 될 수 있다. 우리가 하고 싶은 것이 아니라 다른 사람이 어떤 행동을 하느냐에 따라 형성된 습관이다.

우리는 적어도 어느 정도는, 다른 사람이 하는 행동을 따라 하지 않을 수 없다. 이것은 생존의 필요를 위해 집단을 이루고 그 안에서 우리를 안전하게 지키기 위한 자연스러운 행동이다. 규범 조화는 정상적인 행동이며 일반적으로 처음에는 그렇게 나빠 보이지는 않는다. 적어도 나쁘게 변하지 않을 때까지는. 이처럼 처음에는 나빠 보이지 않지만 궁극적으로는 건강을 해칠 수 있는 규범 조화를 최근에 관찰했거나 그런 집단에 참여한 적이 있었는지 생각해 보라.

- 당신은 건강한 도시락을 준비해 왔는데, 상사가 피자를 주문해 직원들에게 돌리는 바람에 건강한 도시락 대신 피자를 먹었다.

- 당신과 함께 운동하는 동료들이 체육관에서 만날 약속을 취소한 바람에 체육관에 가지 않았다.
- 룸메이트가 밤 늦게까지 영화를 보고 싶어 하는 바람에 아침 일찍 일어나야 하는데도 늦게까지 영화를 보았다.
- 식당에서 모임을 가졌는데, 모든 사람이 마가리타margarita(과일주스와 테킬라를 섞은 칵테일_옮긴이) 큰 잔을 주문하는 바람에 라임을 넣은 클럽 소다를 먹으려던 계획을 취소하고 마가리타 큰 잔을 주문했다.
- 친구들이 뉴스에서 본 어떤 사건에 대해 열정적으로 화를 내며 집단적인 의견을 형성하기 시작했는데 그 견해에 동의하지 않고 오히려 스트레스를 받지만 어느새 그 견해를 따라가고 있다.

이 모든 예가 무언가를 규칙적으로 반복 수행하면 각본이 될 수 있으며, 자신이 원하지 않는 습관을 갖게 된다는 것을 보여준다. 행여 자신의 판단이라면 하지 않았을 행동을 할 때 그것을 알아차릴 수 있는지 살펴보라. 나는 정말로 그 일을 하고 싶었는가?

생각과 느낌

당신이 촉발 요인에 직면하면, 그다음에 일어나는 일은 당신이 생각과 감정을 갖게 된다는 것이다. 이것이 행동 연쇄의 다음 연결 고리다. 이런 생각과 감정은 촉발 요인의 영향에 대한 반응이다. 단순한 관찰일 수도 있고 감정에 북받칠 수도 있지만, 어쨌든 어떤 생각과 느낌이 들게 한다.

마감 기한을 지키기 위해 정말 열심히 노력했지만 제시간에 끝내지 못했다고 가정해 보자. 당신은 지금 지쳐 있고, 조금은 불안하며, 더 이상 남은 시간도 없다. 당신은 건강한 저녁 식사를 먹을 계획이었는데, 집에 도착하니 너무 피곤하다. 마감 기한을 지키지 못한 것이 촉발 요인이 됐지만, 이로 인해 패배감을 느꼈고, 결국 "건강한 저녁 식사를 만들 힘이 없어. 빠르고 편한 음식이나 먹자"라는 생각을 하게 됐다.

행동

행동은 촉발 요인에 의해 야기되는 생각과 감정에 반응해 실제로 행동하는 것을 말한다. 위의 예에서 행동은 저녁 식사를 직접 조리하는 대신 음식을 배달하는 것이다. 때로는 생각하기도 전에 행동이 먼저 일어나는 것처럼 보인다. 파티에서 직원이 화려한 전채 요리를 담은 쟁반을 들고 지나가면, 점심을 걸러서 배가 고픈 당신은 30분 후면 저녁을 먹는다는 것을 뇌가 알아차리기도 전에 본능적으로 치즈볼을 집어 먹는다. 식당에서 메뉴를 보기도 전에 테이블 위에 있는 바구니에서 감자칩이나 빵 한 덩어리를 집어 먹는다. 간식으로 후무스hummus(병아리 콩을 으깬 중동 음식_옮긴이)와 크래커를 가지고 왔다는 것을 기억하기도 전에 자판기에 동전을 넣고 있는 자신을 발견한다. 이런 생각이 촉발 요인에 초음속으로 반응하기 때문에, 그 촉발 요인에 미처 준비되지 않은 채로 행동이 먼저 나타나는 것처럼 보이는 것이다.

결과

행동 연쇄의 다음 연결 고리는 결과다. 결과는 행동의 결과이고, 행동은 생각과 감정의 결과이고, 생각과 감정은 촉발 요인의 결과다. 이러한 결과는 긍정적일 수도 있고 부정적일 수도 있지만, 행동이 습관이 될 것인지에 중대한 영향을 미친다. 결과에는 다음과 같은 유형이 있다.

- **생리적 결과** 음, 아이스크림이 너무 맛있고, 먹고 나니 기분도 더 차분해진 것 같아!
- **물리적 결과** 그 세 번째 피자를 먹었더니 복통을 일어났지 뭐야.
- **심리적 결과** 오늘 정말 열심히 일했으니 하루쯤 체육관을 쉬어도 괜찮겠지.
- **감정적 결과** 오늘 기분도 울적한데 아이스크림을 먹으니 기분이 한결 나아졌어.

행동의 결과가 기분을 좋아지게 하거나 칭찬을 받게 하는 등 긍정적인 결과를 가져다주었다면, 다음번에 그 촉발 요인을 만날 때도 같은 행동을 할 가능성이 높다. 반대로 행동의 결과가 기분을 나쁘게 하거나 비난받는 등 부정적인 결과를 가져다주었다면, 다음번에 그 촉발 요인을 만날 때는 같은 행동을 할 가능성이 낮다.

행동 연쇄가 형성되면, 결과에 따라 연쇄를 약화하거나 강화하기 위해 '생각과 느낌' 부분이 바뀔 수 있다. 다음번에 그 촉발 요인을 만나면 이렇게 생각할 것이다. "지난번에 스트레스를 받았을 때, 아이스크림을 먹었더니 기분이 훨씬 나아졌지. 이번에도 기분이 나아지고 싶어!" 반대로 부정적 결과를 겪었다면 이렇게 생각할 것이다. "그 피자 때문에 속이 쓰려서 밤새 잠을 못 잤어. 이번에는 피자 대신 계획한 대로 건강한 식사를 만들어 먹을 거야."

물론 생각과 감정은 의식적이지 않을 수도 있다. 지난번에 아이스크림을 먹고 좋은 결과가 있었다면 이유를 제대로 생각할 필요도 없이 아이스크림을 다시 먹고 싶은 충동이나 갈망을 느낄 수 있다. 그것은 뇌가 이미 행동을 자동화했기 때문이다. 마찬가지로 피자가 별로 좋지 않았다면, 다음번에 피자를 생각할 때는 "어서 주세요"보다는 "음, 피자는 별로인데" 하며 주저하게 될 것이다.

하지만 이제 결과에는 긍정적인 것과 부정적인 것이 모두 섞여 있다는 것을 이미 알아차렸을 것이다. 피자와 치즈, 페퍼로니 등 테이크아웃 음식을 주문하는 편안함이 나중에 겪을 속쓰림보다 더 좋다면, 다음에도 피자를 주문할 것이다. 반대로 아이스크림이 그 순간에는 정말로 맛있고 기분 좋게 느껴졌지만 다음 날 아침에 속이 거북한 느낌이 더 싫었다면, 다음에는 아이스크림을 먹지 않을 것이다. 습관이 형성될 것인지 아닌지는 부정적인 결과와 긍정적인 결과 중 어느 것이 이기느냐를 보는 일종의 싸움이다.

하지만 대부분의 사람의 경우, 먹기 편안하고 달콤한 간식의 유혹이 부정적인 결과에 대한 경계심을 이긴다. 그것은 의지력이나 내부의 도덕적 결함과는 아무런 관련이 없다. 단지 우리 뇌가 순간적으로 기분이 좋아지거나 스트레스가 해소되는 일을 하도록 우리를 설득하는 데 매우 능숙하기 때문이다.[4]

우리의 뇌는 당장 더 좋은 결과를 얻기 위해 부정적인 미래의 결과들을 선택적으로 잊어버린다. 단것을 더 많이 먹고 싶은 욕구 충족이나 저녁 식사를 직접 조리하지 않아도 되는 편안함이 계획을 지키지 않은 것에 대한 후회나 소화불량으로 인한 신체적 불편 정도는 그냥 무시해 버리는 것이다.

습관의 형성

당신의 뇌가 어떤 행동을 취할 가치가 있다고 판단하고 그 행동을 반복하면 각본이 만들어진다. 금요일 밤이면 피자를 원하든 원하지 않든 자동적으로 피자를 주문한다. 일이 끝나면 먹고 싶지 않더라도 항상 동료들과 마가리타를 즐긴다. 저녁 식사를 하고 나면 배가 부르더라도 디저트를 먹는다. 각본과 그 안에 들어 있는 습관(피자 주문, 마가리타 마시기, 디저트 먹기 등)은 오래 반복할수록 점점 더 뿌리를 내린다.

이 시점에서 분명히 짚고 넘어갈 것은, 이 습관들이 그 자체로 나쁜 것은 아니라는 것이다. 피자, 아이스크림, 마가리타, 디저트에는 본질적으로 아무 문제가 없다. 체육관에 가지 않거나, 밤 늦게까지 자지 않고 영화를 보거나, 커피를 많이 마시는 것 등은 본질적으로 아무 문제가 없다. 실제로 대부분의 각본은 유용하다. 토요일마다 가족과 함께 하이킹을 간다, 아침 식사 전에 15분 동안 숨을 깊게 들이마시거나 명상을 한다, 밤 11시에는 규칙적으로 잠자리에 든다 등등.

하지만 습관이 통제를 벗어나 자동적으로 생기는 일이라고 생각하는 것에는 문제가 있다. 자동화는 뇌의 에너지를 절약하는 데는 좋을지 몰라도, 실제로 하고 싶지 않은 일을 하지 않도록 조종하는 데는 적합하지 않다. 우리는 삶에서 바꾸고 싶은 것은 무엇이든 바꿀 수 있다. 무의식적 행동을 다시 의식하도록 만들기만 하면 된다. 이것이 습관을 고치는 비결이다. 그러면 새로운 습관을 만드는 비결은 무엇일까? 새롭게 의식하게 된 행동을 다시 무의식적으로 만들거나 자동화하면 된다.

행동 연쇄 끊기

각본이나 습관에서 촉발 요인까지 거꾸로 거슬러 올라가면서 행동 연쇄를 바꿀 수 있다. 어느 과정에서나 요소를 변경할 수 있지만, 촉발 요인 또는 그와 관련된 생각과 느낌을 변경하면 전체 행동 연쇄가 허물어지기 때문에 각본과 습관을 무의식에서 끌어내 의식하면서 다시 책임 영역으로 돌아오게 된다. 예를 들어, 눔 앱에서 이를 수행하는 한 가지 방법은 새로 채택하려는 습관의 촉발 요인 역할을 하는 '푸시 알림 push notifications'을 사용하는 것이다. 적절한 방법으로 환경을 설정하는 것만으로도 '푸시 알림'을 생성할 수 있다. 푸시 알림이 어떻게 작동하는지 연습해 보도록 하자. 행동 연쇄의 끝에서 시작해서 고치고 싶은 습관을 선택한 다음 그 주변의 각본(~이면 ~한다)을 찾아낸다. 거기에 이름을 부여하고 행동 연쇄를 따라 뒤로 거슬러 올라간다.

당신의 습관이 저녁 식사 후에 항상 아이스크림을 먹는 것이라고 가정해 보자. 다시 말하지만, 저녁 식사 후에 아이스크림을 먹는 것 자체는 아무 문제가 없지만, 문제는 그것이 습관이기 때문에 배가 불러도 아이스크림을 먹고 정말로 원하지 않을 때도 먹는다는 것이다. 아이스크림을 먹는 것은 어떤 이유 때문이 아니라 항상 그 행동을 하기 때문이거나,

다른 모든 사람이 그 행동을 하기 때문이거나, 매일 같은 방법으로 무언가를 하는 것이 위안이 되기 때문이다. 이제 각본을 찾아보자. 저녁을 먹은 후에는 항상 아이스크림을 먹는다. 이 습관이 어떻게 시작됐는지 행동 연쇄를 거슬러 올라가며 알아보자.

결과

거꾸로 생각해 보자. 아이스크림을 먹는 것을 습관화하도록 격려한 결과가 무엇인가? 좋은 것과 나쁜 것이 섞여 있을 것이다. 아이스크림을 먹으면 평온함이나 행복한 기분을 느꼈을 것이다(물론 지금도 종종 그럴 것이다). 그래도 상관없다! 하지만 다시 생각해 보면, 아이스크림을 먹고 나서 너무 배불러 불편함을 느꼈거나 잠잘 때가 다 된 시간에 먹었기 때문에 잠을 제대로 자지 못했던 경험을 알아차릴 것이다. 어쩌면 아이스크림을 먹는 것이 일상화됐기 때문에 더 이상 간식처럼 느껴지지 않을 수도 있다. 그리고 처음 몇 입 먹은 후에는 아무 맛도 느끼지 못할 수도 있다(물론 여전히 맛있을 수도 있다). 하지만 당신은 건강한 체중으로 돌아가려는 목표를 가지고 있다. 매일 밤 아이스크림을 먹는 것은 목표를 방해할 것이라는 생각이 든다.

분석

지금 당신의 결과에는 긍정적인 것보다 부정적인 것이 더 많은가? 그럴 수도 있고 아닐 수도 있지만, 시간이 지남에 따라 결과가 어떻게 변했는지를 판단하는 것이 좋다. 대부분의 상황은 시간이 지나면서 변화하기 때문이다. 그리고 그 습관을 바꾸기 위해서는 부정적인 결과 중 일부를 마음의 전면에 내세우는 것이 좋다.

행동

행동 연쇄를 거슬러 올라가면 행동에 도달한다. 그 결과를 초래한 행동은 무엇이었는가? 이는 단지 '아이스크림을 먹는 행동'만을 의미하는 것이 아니라, 실제로 일어나 냉장고에 가서 아이스크림을 꺼내 스푼으로 그릇에 담는 등 일체의 행동을 말한다. 이처럼 저녁 식사 후에 아이스크림을 먹는 것은 적어도 일어나지 않는 것보다 더 많은 노력이 필요하다. 그리고 그 습관을 유지하기 위해 일부러 이런 노력을 마다하지 않았다. 이런 생각은 매우 흥미롭다. 당신이 그런 행동을 하지 않았으면 그런 습관을 갖지 않았을 것이기 때문이다. 그런 노력은 그렇게 쉬운 것은 아니었지만, 촉발 요인이 아이스크림을 먹기 위해 노력할 만한 가치가 있다고 여기도록 만드는 생각과 감정을 야기시켰다. 그러니 이제 그 촉발 요인을 살펴보자.

생각과 느낌

아이스크림을 먹는 것을 그렇게 가치 있게 만든 영리하고 약삭빠른 생각들은 무엇일까? 처음에 이런 습관을 갖게 만든 생각들이 무엇이었는지 기억하는가? 기억하지 못한다면, 패턴을 보고 그 패턴이 무엇에 반응했을지 생각해 보라. 지금 아이스크림을 먹는 행동에 대해 생각할 때, 어떤 종류의 생각이 떠오르는가? 아마 대개 다음과 같은 생각들이 떠오를 것이다.

- 나는 아이스크림을 먹을 자격이 충분해.
- 나는 달콤한 것이 먹고 싶어.
- 기분이 울적해! 아이스크림을 먹으면 기분이 나아질 거야.
- 긴장돼! 아이스크림을 먹으면 마음이 안정될 거야.
- 저녁 식사 후에 단것을 먹지 않으면 식사가 끝난 것 같지 않아.
- 나는 아이스크림을 좋아해(이런 생각이 아이스크림을 즐기는 좋은 이유다).
- 여전히 배고파.
- 동료들이 아이스크림을 원하니까, 같이 먹으면 더 친해질 거야.
- 아이스크림 따위는 언제든 먹고 싶으면 먹는 거지, 그게 별일인가?

행동은 생각과 감정을 의식적인 마음으로 가져오는 중요한 역할을 한다. 행동을 통해 현재의 타당성, 진실, 관련성에 대한 생각과 느낌을 분석할 수 있기 때문이다. 습관을 깨고 싶다면, 그런 생각은 극복하거나 적어도 이해하고 싶은 것들일 것이다. 하지만 시작하기 전에 명심해야 할 게 있다. 자신에게 친절하게 대하라. 습관을 바꾸는 것은 결코 비난받거나 부끄러워할 일이 아니다. 그것은 중요한 변화를 만들기 위해 정말로 무슨 일이 일어나고 있는지 이해하려는 노력이다. 행동 연쇄의 생각과 느낌에 대처할 수 있는 몇 가지 방법을 알아보자.

- 물론 당신은 좋은 것을 가질 자격이 있다! 하지만 정말로 원하는 것이 아이스크림이라고 확신하는가?
- 당신이 단 음식을 갈망하는 모든 이유를 생각해 보라. 하루 동안 충분한 식사를 했는가? 정말 갈망하는 것이 음식인가.

- 얼마든지 우울해질 수 있다! 하지만 아이스크림 한 그릇을 먹는 것보다 다른 사람으로부터 정서적인 응원을 받는 등 당신을 더 행복하게 만들 수 있는 다른 일이 있지 않은가?
- 얼마든지 걱정할 수 있다! 우리 모두 걱정거리를 안고 사니까. 아이스크림이 당신을 평온하게 만들 수도 있지만, 자신을 위한 목표와 일치하는 다른 것도 평온을 주지 않을까? 이를테면 좋은 차 한 잔을 마시거나, 따뜻한 담요로 몸을 감싸거나, 애완동물과 포옹하거나, 재미있는 비디오를 보거나, 편안한 음악을 듣는 것은 어떨까? 이런 행동이 아이스크림만큼 마음을 진정시키는 데 도움이 되는지 한번 시도해 보라. 물론 아이스크림을 좋아하는 것이 나쁘다는 것은 아니다. 그것은 멋진 일이고 맛도 좋다! 하지만 아이스크림을 좀 덜 먹는 것이 더 보람이 있는 행동이 아닌지 생각해 보라.
- 왜 저녁을 먹고도 여전히 출출한가? 저녁 식사를 충분히 먹고 있는가? 저녁 식사 양을 늘려서 포만감을 느끼면 어떨까? 그래도 여전히 아이스크림을 원할까?
- 영양가는 많고 칼로리나 설탕은 적은 식품으로 아이스크림을 대체할 수 없을까? 잘게 썬 딸기를 곁들인 그릭요거트는 어떨까? 아이스티나 박하차나 계피차는?
- 일상을 조금 바꾸면 더 재미있지 않을까?
- 동료들이 아이스크림을 먹기 때문에 덩달아 먹고 당신이 먹으니 그들도 따라 먹는 상황에서, 어느 한쪽이든 아이스크림을 계속 먹는 것을 원치 않는다면 어떻게 될까? 그들에게 물어보라.
- 아이스크림은 언제든 먹고 싶으면 먹을 수 있는 것이므로 별 대수

로운 일도 아니라고 생각한다면, 정말로 원할 때만 아이스크림을 먹을 수 있겠는가?

물론 우리는 정확한 답을 갖고 있지 않으며, 이런 질문이 실제로 효과가 있을 것이라고 장담할 수도 없다. 이 질문들은 어디까지나 당신의 대답이 요구되는 것이므로 당신의 자기 실험이며, 이 질문들은 단지 제안일 뿐이다. 하지만 이 연습의 요점은 하고 싶지 않은 행동을 초래하는 생각에 질문을 던져보는 것이다. 관심과 호기심을 가지고 사고 과정에 의문을 제기하는 것은, 그 생각이 여전히 유효한지 아니면 더 이상 관련이 없는지를 확인하는 좋은 방법이다.

촉발 요인

마침내 우리는 촉발 요인으로 되돌아왔다. 여기가 바로 모든 것이 시작된 곳이다. 아마 맨 처음의 촉발 요인을 기억하지 못할 수도 있고, 맨 처음 촉발 요인은 멈추고 새로운 촉발 요인이 생겼을 수도 있다. 그것들이 무엇인지 생각해 보자.

- 지루함
- 피로감
- 불안감
- 슬픔/부정적인 감정
- 부상이나 이별 같은 위기 상황
- 업무 스트레스
- 가족/관계 스트레스

- 시간: 하루 중 그 시간이 되면 항상 아이스크림을 먹는다
- 사람: 당신과 함께 식사하는 사람이 저녁 식사 후에 항상 아이스크림을 원한다
- 배고픔
- 규범 조화

당신의 촉발 요인이 무엇이든, 그것을 비판적 시각으로 보면서 조금씩 분석해 보라. 촉발 요인 이후에 발생하는 생각의 방향을 조절할 수 있다면 행동의 방향도 바꿀 수 있다. 즉, 다른 결과가 나타나게 할 수 있다는 말이다. 예를 들어 피로감이 촉발 요인인 경우, 아이스크림을 먹는 대신 수면을 취하는 방법을 생각해 낼 수는 없는가? 그것이 불안감이나 슬픔에서 벗어나는 데도 도움이 되지 않겠는가? 그리고 위기 상황이 끝나도 그 각본이 여전히 도움이 되지 않겠는가? 스트레스를 줄일 수 있는 다른 방법은 없는가? 그 촉발 요인이 발생하는 시간이나 촉발 요인을 유발하는 사람을 다른 것으로 대체할 수는 없는가? 밤늦은 시간에 너무 배가 고프다면, 밤이 되기 전에 미리 음식을 먹을 수는 없는가?

촉발 요인을 변경하는 것이 그렇게 쉽지 않을 수도 있지만, 그것을 의식할 수만 있다면 행동 연쇄를 무너뜨리고 원하는 방식으로 행동 연쇄를 재결합시킬 수 있다. 그리고 마침내 습관이 깨지는 것이다!

노출 요법, 감정을 있는 그대로 느끼기

습관을 깨뜨리는 데 가장 어려운 부분은 강한 감정이 계속되고 당신이 그 감정에 대처하거나 심지어 그 감정을 감추기 위해 습관을 길러왔음을 깨닫는 것이다. 그 습관(또는 감정)을 깨뜨릴 수만 있다면! 어떤 습관을 다른 습관으로 바꾸기 전에(예를 들어 TV 앞에서 버터 팝콘 한 봉지를 먹는 습관을 버리고 대신 포도를 먹는 것), 어떤 음식이 됐든 큰 그릇으로 음식을 먹고 싶은 욕구를 유발하는 근본적인 강한 감정이 무엇인지 생각해보라. 그런 감정을 직접 마주하면 그 감정을 다루거나 그 감정에 익숙해지는 데 도움이 될 수 있다. 그러면 굳이 배고프지도 않은데 음식을 많이 섭취하는 습관은 물론, 3시간 넘게 TV를 보면서 하루를 마감하지 않을 것이다.

미카엘리데스 박사는 "습관 변화는 불편함을 극복하는 능력"이라고 말한다. 그는 또 사람들이 감정의 불편함을 차단하기 위해 습관적으로 먹는다고 지적한다. 즉, 배고픔 때문이 아니라 감정 때문에 먹는 것emotional eating이다.

"우리는 평생 식습관에 대해 배웁니다. 먹는 것이 정서적 고통에 대한 위로의 반응이라고 배웠기 때문에 그 습관이 고착화된 것입니다. 그러므로 그 습관을 깨뜨리는 것은 극도로 불편할 수 있습니다. 당신이 어린 시절부터 그렇게 배워왔다면 더욱 어렵겠지요. 이것은 우리의 적응성으로 인해 생긴 습관의 좋은 예지만, 성인이 되면서 부정적인 감정에 대처하는 더 정교한 방법이 있다는 것을 배울 수 있습니다. 그러니까 음식을 먹지 않으면서도 그 감정에 적응할 수 있다는 것입니다. 그것도 아주 강렬하게 말이지요."

눔코치 Q&A

스트레스를 받거나 슬픈 감정을 느낄 때는 어떻게 식습관을 조절할 수 있을까?

눔에 참여한 많은 사람이 먹고 싶은 갈망이나 충동에 굴복하던 행동을 산책, 일기 쓰기, 요가, 취미 활동, 그 외 다른 건강하고 긍정적인 활동이나 건설적이고 실행 가능한 작업으로 대체하는 데 성공했다. 식욕이 솟구칠 때 사전에 계획을 세워두면 그런 생각이 떠오르지 않게 할 수 있다

당신이 누군가와 말다툼을 한 후에, 또는 어렸을 때부터 가족들이 싸우는 것을 보고 난 후에는 항상 먹는 것으로 그 상황에 대처해 왔다고 가정해 보자. 가족 간의 다툼이 맨 처음 촉발 요인이었지만 수십 년 동안 그 행동 연쇄를 유지해 왔다. 그래서 지금도 사람들(물론 당신을 포함해서)이 논쟁하는 것을 들으면 필요 이상으로 불편함을 느낄 수 있다. 그 논쟁을 어린 시절에 겪었던 끔찍했던 논쟁과 연관시키기 때문이다. 이는 무언가를 먹고 싶은 강한 욕구를 유발하는데, 먹는 것으로 그 불편한 감정을 무디게 할 수 있다는 것을 알고 있기 때문이다. 당신이 정말 원하는 것은 그 감정을 멈추는 것이고, 이런 상황에서 한 줌의 케틀칩kettle chips(낮은 온도로 튀긴 감자칩_옮긴이)이나 바닐라 푸딩 한 컵으로 그 감정을 진

정시키고 다스릴 수 있다면, 그래서 당신이 평온한 감정을 되찾을 수 있다면 당연히 그 방식을 원할 것이다.

그러므로 이에 대한 대안을 찾는 것이 두렵게 들릴 수 있다. 실제로 감정을 다스리는 것이기 때문이다. 어쩌면 이를 극복하기 위해 친구나 치료사의 도움과 지원이 필요할 수도 있다. 하지만 이 방법은 습관을 없애는 강력한 방법이다. 귀를 자극하는 바삭거리는 소리나 편안하고 부드러운 크림에 의존하지 않고 감정을 다스리는 방법은 본래 음식과 전혀 관련이 없는 당신의 갈망을 분산시킬 수 있다.

그래서 노출 요법exposure therapy이라는 기술을 제안한다. 노출 요법은 심리학자들이 공포심, 불안감, 그 외 다른 불편한 감정을 다루는 것을 돕기 위해 사용하는 방법이다. 그들은 환자를 안전한 환경에서 불쾌한 감정(높은 곳, 밀폐된 공간, 거미 등)에 조금씩 노출시키면서 더 이상 감정이 격해지지 않을 때까지 노출 강도를 증가시킨다. 예를 들어 처음에는 거미 사진을 1분 동안 보여준다. 시간을 점차 늘린다. 그런 후에 1분 동안 진짜 거미를 보여준다. 거미가 점점 더 가까워진다. 두려움의 강도가 증가하기 시작할 때까지 계속하다가 감정이 더 이상 격해지지 않으면 다음 단계로 넘어간다.

이 방법은 끊고 싶은 습관에 빠지게 만드는 강한 감정을 다루는 데도 효과가 있다. 불편한 감정에 조금씩 노출시키다가 그 강도를 높이면서 더 이상 불편하지 않을 때까지 익숙해지도록 돕는 것이다. 이것이 그 감정에 대한 내성emotional tolerance과 회복력을 기르는 방법이다.

노출 요법이 효과를 거둔 감정적 식욕의 예를 들어보자. 미카엘리데스 박사는 "불안감을 느낄 때마다 먹는 사람은, 그 불안감에 먹이를 주는 것과 마찬가지입니다. 그것은 불안감을 더 강화시켜주는 행동이지요. 먹지 않으면 불안감이 더 커지니까요. 하지만 당신이 그 불안감을 이겨내고 실제 배고픔을 느낄 때까지 먹지 않는 것을 배운다면, 불안감으로 인해 먹고 싶은 느낌이 진짜 배고플 때의 느낌과 어떻게 다른지 그 차이를 몸으로 알게 될 것입니다"라고 말했다.

눔에서는 이것을 충동 서핑urge surfing이라고 부른다. 충동 서핑은 그동안 습관적으로 해오던 어떤 것을 하지 않을 때 오는 불안함의 파도를 서퍼처럼 능숙하게 타는ride the wave of discomfort 과정을 말한다. 예를 들어 '나는 영화를 보러 가면 보통 팝콘 한 통을 다 먹고 나온다'라는 각본을 가지고 있는데, 더 이상 그 습관을 계속하고 싶지 않다고 하자. 그래서 영화관에 갔을 때 팝콘을 주문하지 않았다. 당신은 팝콘 없이 좌석에 앉았다. 그런데 갑자기 매우 불편해진다. 당신의 몸이 영화를 볼 때마다 팝콘에 익숙해져 있기 때문이다. 물론 당신은 팝콘을 좋아한다. 무언가를 씹고 싶다. 스크린에 보이는 영화 예고편이 지루해지기 시작한다. 당장 일어나서 팝콘을 사고 싶은 충동을 느낀다. 현재의 불편함이 팝콘을 먹는 습관을 고치려는 목표보다 절실하게 느껴지기 때문이다.

그때가 배운 모든 것을 기억해야 할 때다. 인간은 나중보다 현재를 더 중요시하는 경향이 있다, 인간은 논리적이고 목표 지향적인 행동보다 즐거움이나 고통 회피를 우선시한다, 팝콘을 주문하는 것은 목표의 방향과 일치하지 않는다 등을 생각하는 것이다. 이제 당신은 그 불안함의 파도를 탈 수 있다. 불안함을 가만히 느껴본다. 불안함을 직시하면 그 불안함이 점점 더 커지고 있음을 느끼게 될 것이다. 그리고 계속 기다리면서 불안함이 진정되는 것을 느껴보라. 불안함의 파도가 가라앉으면, 중요한 것을 성취했다는 느낌이 들 것이다. 과거의 습관이 당신을 지배하지 않는다는 메시지를 당신의 뇌에 보냈다. 갑자기 팝콘이 그렇게 중요하게 느껴지지 않고 당신은 팝콘 없이 영화를 즐긴다. 당신은 지금 노출 요법을 이용해 실험을 했다. 당신은 이전의 각본에서 벗어나 새로운 길을 '충동 서핑'한 것이다.

당신의 촉발 요인이 무엇이든, 습관을 만든 강한 감정이 무엇이든, 이 기술을 사용할 수 있다. 고통이 가라앉을 때까지 고통을 충분히 느껴보라. 이 과정을 반복할 때마다, 그 감정들은 점점 힘을 잃기 시작할 것이고, 그것을 억누르려는 충동은 점점 더 약해질 것이다. 이 과정이 끝나기 전에 고통이 상당히 진정됐다면 노출 요법은 최고의 효과를 거둔 것이다. 따라서 감정의 강도가 가라앉을 때까지 기다릴 수 있어야 한다. 감정의 진정을 느끼는 것은 아주 중요하다. 그것이 그동안 당신을 괴롭히던 습관이 끝나기 시작했다는 의미이기 때문이다.

행동 연쇄를 이용해 새로운 습관을 만든다

옛 습관을 중단하는 것이 전부가 아니다. 이제 새로운 습관을 시작해야 한다. 옛 습관을 버리는 것 자체가 그 자리에 새로운 습관이 자리 잡게 할 좋은 기회다. 그동안 유익하다고 생각했던 행동을 끊는다는 건 실천하기가 어렵지만 그것을 보상하는 다른 것으로 대체한다는 건 좀 더 쉬울 수 있다. 사람은 행동 지향적이기 때문에 무언가를 당장 그만두는 것보다는 그것을 다른 무언가로 대체하는 것을 더 좋아한다.

물론 당신의 새 습관이 적어도 처음에는 옛 습관만큼 유익하다고 느껴지지 않을지도 모른다. 박하차가 초콜릿 쿠키를 몰아낼 수는 없겠지만, 적어도 고치려고 하는 옛 습관과 새로 만들고 싶은 습관 사이에 다리를 놓는 데 도움이 될 수 있다.

당신이 습관을 고치겠다고 마음을 먹었다면, 새 습관에 대해서도 생각해 보라. 이제 습관이 어떻게 만들어지는지 알았으니, 의도적으로 새로운 행동 연쇄를 만들 수 있다. 멋진 결과를 가져올 행동으로 이어지도록 촉발 요인을 설계한 다음 새로운 습관을 역설계할 수 있다.

탄산음료를 너무 많이 마시는 습관을 버리고 대신 물을 더 많이 마시는 습관을 만들기로 했다고 가정해 보자. 물을 더 많이 마시기로 한 것이 새로운 습관이다. 탄산음료를 마심으로 인한 결과, 행동, 생각, 느낌, 촉발 요인을 살펴보면서 옛 습관을 해체하고 난 다음에 물을 마시는 습관을 들이기 위한 다른 방법으로 나갈 수 있다.

먼저, 탄산음료를 먹게 된 촉발 요인이 무엇이었는가? 달콤한 맛에 대한 갈망이 촉발 요인이라면, 탄산음료의 자리에 어떤 물을 넣어야 좋을지에 대한 올바른 방향을 생각해 보라. 당신은 탄산음료와 비슷한 결과를 얻을 수 있는 물을 찾고 있다. 그것은 석류차가 될 수도 있고 과일 한 조각을 넣은 물이 될 수도 있다. 이 선택은 단맛에 대한 욕구를 충족시킬 수 있으면서도, 단맛의 강도가 낮기 때문에 단맛에 덜 익숙해지게 된다. 즉, 차를 마시면서도 탄산음료에 대한 충동을 느끼기 때문에 여기에서 노출 실험을 하는 셈이다. 이 과정에서 단맛에 대한 충동이 감소하면서 단맛을 덜 익숙하게 만드는 것이다.

여기서 새로운 '촉발 요인'을 설계하는 방법에 대해 생각해 볼 수 있다. 당신이 직접 만드는 것이라면 그것은 촉발 요인이 아니라 무언가를 시작하라는 신호에 가깝지만 상관없다. 물을 마시는 행동으로 이어질 수 있도록 어떤 신호를 설정할 수 있을까?

아마도 식사 시간이 신호가 될 수 있을 것이다. 아니면 휴대폰에 알람을 설정할 수도 있을 것이다. 어쩌면 아침에 일어나는 것이나 직장에서 쉬는 시간도 신호가 될 수 있을 것이다. 신호를 접할 때마다 물을 마시는 것이 얼마나 기분 좋은 일인지 생각해 보라. 그다음 행동을 취한다. 상쾌한 물을 큰 컵으로 마시는 것이다. 마지막으로 결과를 만끽하라. "물이 내게 더 많은 에너지를 주고, 갈증을 배고픔으로 착각하지 않게 해주며, 잠시 일에서 벗어나 쉴 기회를 주는구나." 물을 많이 마시는 사람들이 더 건강한 식습관을 가지고 더 나은 영양분을 섭취하는 경향이 있음을 보여주는 연구는 많다.[5] 감미로운 물에 찬사를!

새로운 습관을 더 쉽게 만들기 위해, 탄산음료를 마시게 만드는 촉발 요인을 제거하고 물을 마시게 만드는 촉발 요인을 추가하라. 설탕이 든 모든 음료를 집 안에서 없애버리고 냉장고에 차가운 물 한 주전자를 넣어두거나(레몬이나 오이 조각을 넣을 수도 있다), 편하게 휴대하고 다닐 수 있는 멋진 물병을 산다. 시간도 촉발 요인이 될 수 있기 때문에, 낮에 일하는 동안 단 음료에 대해 생각하기 시작하면 이를 상기시키는 기능을 알람으로 설정해 단 음료 대신 물을 마시도록 유도할 수 있다.

이제 성공할 준비가 됐다. 알람이 울리면 '아, 물 마실 시간이 됐군!' 하면서 하던 일을 잠시 멈추고 냉장고에 가서 유리잔에 물을 따라 마시면서 기분이 얼마나 좋아졌고 얼마나 많은 에너지가 채워졌는지를 적극적으로 생각한다. 이를 계속 반복하면 곧 습관이 될 것이고 많은 물을 마시는 것이 일상이 될 것이다. 물론 가끔은 탄산음료를 마실 수도 있지만 이제 물 마시는 습관이 탄산음료를 마시던 습관을 대신한다. 그리고 그것은 건강 목표와도 방향이 같다.

응실습

술을 마셔도 될까?

모든 영양소와 마찬가지로 술에도 칼로리가 있다. 술 1g은 7kcal를 가지고 있다. 탄수화물과 단백질 1g은 4kcal, 지방 1g은 9kcal를 가지고 있다. 그러니까 술은 칼로리가 상당히 높은 셈이다. 게다가 건강에 좋은 지방, 단백질, 탄수화물과는 달리, 알코올은 균형 잡힌 식단의 필수 요소도 아니다. 기본적으로 술을 마시는 것은 식단에 빈 칼로리 empty calories(영양가는 없고 열량만 높은 음식의 칼로리)만 더할 뿐이며, 포만감이 느껴지지 않기 때문에 칼로리 섭취를 증가시킨다. 그렇다면 와인 한 잔도 절대 마시면 안 될까? 물론 그런 것은 아니다. 중요한 것은 일일 칼로리 섭취량에 술로 인한 칼로리를 포함시키는 것이다. 세상에 공짜는 없으니까! 미리 계획해 둔다면 한두 잔의 술이 당신의 목표를 방해하지는 않을 것이다.

습관 묶음

새로운 습관을 개발하기 위해 우리가 가장 좋아하는 또 다른 방법은 '습관 묶음habit bundling'이다. 습관 묶음은 이미 가지고 있는 습관과 새로운 습관을 결합하는 것으로, 새로운 습관을 확립하는 데 매우 효과적이다. 예를 들어 항상 아침을 먹는 습관을 가지고 있다면 '물을 더 많이 마신다'를 아침 식사와 결합해 새로운 목표를 더 쉽게 기억하고 실천할 수 있다. 이미 아침 식사를 하고 있으니 아침을 먹는 동안 물을 마시면 더 좋기 때문이다.

이를 간단히 정리하면 다음과 같다.

현재의 습관
\+ 새로운 습관
= 습관 묶음

습관 묶음은 현재의 습관이 새로운 습관을 후원하는 형태를 띠기 때문에 새로운 습관을 개발하는 데 걸리는 시간을 줄일 수 있다. 그러므로 습관 묶음은 새롭게 친구가 된 습관을 지원하는 시스템인 셈이다.

당신이 만들고 싶은 새 습관이 채소를 더 많이 먹는 것이라고 해보자. 당신은 이미 오후 간식으로 후무스와 크래커를 먹는 습관이 있다. 가장 좋아하는 간식이다. 당신은 현재의 습관과 새로운 습관을 조합해 잘게 썬 채소를 후무스에 찍어 먹을 수 있다. 물론 크래커를 뺄 필요는 없다. 그냥 지금 먹고 있는 간식에 채소를 추가하는 것이다.

습관 묶음은 어떤 습관에나 적용할 수 있다. 당신이 만들고 싶은 새 습관이 '치실 더 많이 쓰기'라고 하자. 당신은 이미 이를 닦는 습관을 가지고 있기 때문에 치실을 추가하는 것이 그저 하루 중 시도 때도 없이 무작위로 치실 쓰기를 기억하는 것보다 훨씬 더 쉽다. 새 습관이 스트레스를 줄이기 위해 심호흡을 하는 것이고, 잠들기 전에 이미 책을 읽는 습관을 가지고 있다면, 심호흡(새 습관)을 책 읽기 전이나 읽은 후에 하는 등 독서(현재 습관)와 함께 묶어보라.

습관을 묶는 방법은 수없이 많다. 상상력을 발휘하라. 무엇을 하든지, 새로운 습관을 친구로 삼아라. 새 습관은 외로운 것을 원하지 않는다! 무언가를 더 많이 할수록, 뇌는 그것이 자동화돼야 한다는 사실을 더 잘 감지한다는 것을 명심하라. 그 프로그래밍이 작동하도록 하라. 새 습관이 건강한 습관이라면 가능한 한 빨리 자동화시켜라!

습관으로 삶의 통제권 되찾기

옛 습관을 지키려는 뇌의 힘도 강하지만, 탁월한 논리 실력을 발휘해 행동 연쇄의 연결 고리를 끊어버림으로써 견인력을 얻을 수 있다. 여전히 뇌는 "하지만 나는 그것을 원해!"라며 불평할 수 있다. 옛 습관을 새로운 습관(그릭요거트, 허브차, 스도쿠, 저녁 산책, 매일 밤 새로운 단어 배우기 등등)으로 바꾸었다고 할지라도, 뇌는 여전히 가끔은(어쩌면 자주) 아이스크림이나 피자나 탄산음료를 원할 것이다. 하지만 다행히도 주인은 바로 당신이기 때문에 정말로 원하는 것을 의식적으로 결정하면 그것을 가질 수 있다. 그런 선택을 할 때마다 뇌에게 이렇게 말할 수 있다. "미안해, 나의 뇌. 하지만 나는 지금 그렇게 하지 않을 거야. 무엇이 내게 최선인지 알고 있으니까." 물론 당신이 그렇게 말하도록 시키는 것도 당신의 뇌다.

힘든 하루를 보내고 난 뒤 아이스크림을 먹을 수 있고, 비록 의도하지는 않았지만 수고롭게 요리하는 대신 테이크아웃 음식을 주문할 수도 있다. 당신도 평범한 사람이다. 사람들은 항상 그들이 의도하는 대로 행동하지 않는다. 물론 당신도 알고 있고, 그럴 때마다 자신을 미워하고 싶지 않다. 중요한 것은 다음에 무엇을 하느냐다. 언제나 다음 결정을 해야 할 때가 오기 마련이고 당신은 선택을 해야만 한다. 그것이 그동안 당신을 통제해 온 습관으로부터 행동과 삶의 통제권을 되찾는 방법이다.

과거의 습관을 깨뜨리고 새로운 습관을 만드는 것이 부담스러울 수도 있지만, 왜 그렇게 해야 하는지를 깨닫고 피곤한 옛 습관을 허물고 빛나는 새 습관으로 대체하는 것이야말로 뇌와 행동을 바꿀 수 있는 기회다. 습관에 관한 한 지식은 힘이다. 새롭게 하려는 일을 어떻게 느끼는지에 대해 더 관심을 가질수록 행동에 대해 더 많이 인식하게 될 것이고, 실제로 하고 싶은 것, 즉 더 큰 그림을 더 쉽게 실행할 수 있다.

이 책의 많은 예가 음식에 관한 것이다. 음식은 좋은 것이다. 이제, 많은 사람이 사랑하고 두려워하며 고민하는 음식에 대해 자세히 살펴볼 차례다. 가장 중요한 것은 음식을 제대로 이해하는 것이다. 우리가 먹는 음식을 본격적으로 살펴보자.

04

음식이란 무엇인가?

한 사람이 무엇을
먹는지 알면 그 사람을
알 수 있다

_ 프랑스의 철학자이자 미식가 브리야사바랭Brillat-Savarin

음식은 단순히 먹는 것 이상의 복합적인 문제다. 우리는 살기 위해 에너지가 필요하고 건강해지기 위해 영양분이 필요하다. 이런 측면에서 음식은 연료라고 볼 수 있지만, 실제로는 그 이상이다. 사람들은 문화적으로, 사회적으로, 정서적으로 음식과 관련을 맺고 있다. 물론 우리는 하루에도 여러 번 무언가와 정서적 연결을 형성한다. 그런 관계는 사회적 결속과 밀접하게 연관돼 있고 생리학적으로도 우리 삶에서 매우 중요하다.

하지만 음식 문화에는 많은 문제도 존재한다. 대기업은 사람들이 정크푸드를 거부할 수 없게 만들면서 이익을 얻는다. 그들은 우리를 드라이브스루 햄버거 가게에 줄을 서게 만드는 광고를 쏟아낸다. 사람들은 그런 광고가 기분 나쁠 수도 있고, 복잡한 이유로 우리 몸이 필요로 하는 것보다 훨씬 더 많이 먹거나 훨씬 더 적게 먹을 수도 있다. 거기에는 불가능한 기준을 내세우는 다이어트 문화도 한몫을 한다. 이처럼 건강한 몸을 유지하는 것 자체를 어렵게 만드는 세상을 살아가기 위해 도움이 필요한 것은 당연하다.

도대체 무엇을 먹어야 할까? 그것은 스스로에게 물어봐야 할 질문이다. 하지만 음식에 대해 더 많이 알수록, 무엇 때문에 음식을 먹는가(건강을 유지하기 위해, 에너지를 공급받기 위해, 치유를 돕기 위해, 기쁨을 느끼기 위해, 가족이나 친구들과 어울리기 위해 아니면 이 모든 것을 위해)를 바르게 판단하는데 필요한 지식을 갖추고 이 질문에 대답할 수 있을 것이다.

어떤 사람들은 인류 역사에서 인간이 무엇을 먹었는지 탐구함으로써 무엇을 먹어야 하는지에 대한 질문에 답하려고 애쓴다. 논리적으로 보면, 이 질문이 인간의 '자연스러운' 식단이 무엇인지에 대한 질문으로 보이기 때문에 이런 노력이 이치에 맞는 것처럼 보인다. 하지만 이 질문은 대답하기 쉬운 질문이 아니다. 인간의 식단은 그들이 어디에서 살았고 어떤 음식을 먹었는지 그리고 인간 진화의 어느 측면을 보는지에 따라 다르다. 같은 시기에도 어떤 사람들은(또는 어떤 지역에서는) 생선이나 고기를 먹었지만, 또 다른 사람들은 전분이 함유된 뿌리채소를 먹고 살았다. 전반적으로 인간은 수천 년 동안 여러 종류의 식물, 과일, 씨앗, 견과류, 생선, 고기, 풀, 잎, 곤충 등 다양한 음식을 먹고살 수 있도록 진화했다. 그래서 인간을 잡식성 동물로 여기기도 한다. 인간은 다양한 종류의 식단을 먹고 생존해 왔기 때문이다. 하지만 모든 음식의 공통점은 시대와 지역을 막론하고 그리고 아주 최근까지도 공장이 아니라 자연에서 나왔다는 것이다.

사실 식품 가공은 최근에 나타난 현상이다. 식품 가공은 먹는 것을 더 효율적이고 편리하게 만들어줄 뿐 아니라 어떤 경우에는 더 안전하게 만들어주기도 하지만, 동시에 음식을 덜 자연스럽게 만들고, 대부분의 경우 영양가도 떨어뜨린다. 대형 식품회사에서 가공식품을 제조하기 시작한 이후로(작가 마이클 폴란Michael Pollan은 가공식품을 '식용 식품과 유사한 물질'이라고 표현했다),[1] 사람들에게 더 많은 만성질환이 생기기 시작했다.[2] 가공식품은 자연식품whole foods(신선한 채소, 과일, 통곡물, 신선한 고기 등 자연 상태의 식품, 즉 최소한 가공된 식품)에 비해 설탕, 지방, 소금 함유량이 많다. 가공식품은 자연식품보다 칼로리는 더 높고, 섬유질과 영양소는 더 적은 경향이 있다. 가끔 재미있는 식품을 먹는 것은 큰 문제가 없지만, 자연식품에서 나오는 영양소를 섭취하지 않고 칼로리가 높은 가공식품만 섭취하는 것은 머지않아 원치 않는 건강 문제를 초래할 수 있다.[3]

물론 먹는 것을 이야기할 때 건강이 전부는 아니다. 우리는 영양 섭취가 아닌 즐거움, 오락, 또는 축하를 위해 먹을 때도 있다. 또 빨리 먹거나 이동 중에 먹어야 할 때도 있다. 더 복잡한 것은 인간과 음식의 관계다. 이상적으로 우리는 몸이 필요로 하는 것이 무엇인지 직관적으로 알고 있고 충분한 에너지와 영양소를 섭취하기 위해 필요한 양의 음식을 먹으며, 즐기기도 하고, 사랑하는 사람들과 나누기도 하며, 때때로 간식과 음식을 놓고 누군가를 축하하기도 한다. 우리는 음식에 집착하지 않고 대개는 잘 지낸다. 하지만 이런 이상적인 먹는 행위가 음식과의 관계에 어려움을 겪는 사람에게는 먼 얘기로 들릴 수 있다.

따라서 눔의 최우선 과제 중 하나는 음식과의 관계를 이해함으로써 영양가 있는 음식을 식단에 포함시키고, 기분 좋고 목표에도 부합하는 균형 있는 식사를 할 수 있도록 돕는 것이다. 이를 달성하기 위해 음식의 영양적인 측면과 다양한 식단 전략에 대해서도 알려주겠지만, 그에 그치지 않고 식탐을 느끼는 이유, 여러 종류의 배고픔을 구별하는 방법, 감정적 식욕이 무엇인지 그리고 어떻게 하면 음식이 미치는 영향에 더 많은 관심을 가질 수 있는지 알려주면서 자신만의 식단을 만들도록 도와줄 것이다. 자, 기본 사항부터 시작해 보자. 우리가 선택한 음식에서 생리적으로 원하는 것과 필요한 것을 얻으려면 무엇을 알아야 할까?

늠코치 Q&A

이동 중에 빠르게 먹을 수 있는 식사로는 무엇이 좋을까?

바쁜 일정에 식사를 준비하느라 15분 이상 쓰는 것은 사치일지 모르지만, 바쁘다고 해서 영양가 있는 식단을 무시하면 안 된다. 거의 모든 식단은 이동 중에도 먹을 수 있다. 중요한 것은 음식을 금방 먹을 수 있도록 미리 준비해 놓는 것이다. 다음의 힌트를 참고하라.

- 한 주 동안의 여러 끼니를 만들 수 있는 서너 가지 레시피로 음식을 준비하고 냉동 보관한다.
- 여러 종류의 음식을 한번에 요리해 놓고(고기, 밥, 감자, 채소 등) 매일 다른 조합으로 먹는다.
- 과일과 채소를 대량으로 씻어 썰어놓고, 간식으로 먹거나 식사에 추가할 수 있도록 준비해 놓는다.
- 아침과 점심은 전날에 준비해서 냉장고에 보관한다.

칼로리에 대한 진실

우리가 음식을 먹는 최우선적 이유는 몸에 에너지를 공급하기 위해서다. 다양한 음식은 각기 다른 양의 잠재적 에너지를 가지고 있다. 우리는 많은 에너지가 필요할 때도 있고, 적은 에너지가 필요할 때도 있다. 그리고 그에 따라 무엇을 먹을지 결정한다.

흔히 우리가 칼로리라고 부르는 것은 음식에 들어 있는 에너지의 측정치를 말한다. 칼로리라는 말만 들어도 무서워하지만, 칼로리에 대한 진실을 직시할 필요가 있다. 모든 음식에는 칼로리가 있다. 음식마다 제각기 다른 양의 에너지, 즉 다른 칼로리를 가지고 있다. 사람들은 칼로리라는 단어에 많은 감정을 부여하지만 칼로리는 에너지의 단위일 뿐이다. 구체적으로 말하면 물 1g의 온도를 섭씨 1℃ 올리는 데 필요한 열에너지의 양이 1kcal다.

하지만 인간은 시험관이 아니기 때문에 몸에서 에너지가 어떻게 작용하는지는 사람마다 다르다. 에너지는 그 사람의 나이, 몸무게, 근육량, 활동 수준 등에 따라 다르게 처리된다. 예를 들어, 나이 든 여자가 300kcal를 사용하는 방법은 이제 걸음마를 배우는 어린아이나 근육질의 덩치 큰 남자가 사용하는 방법과는 전혀 다를 것이다.

또 어떤 음식을 먹느냐에 따라 칼로리를 다르게 처리한다. 어떤 음식들은 다른 음식보다 더 많은 에너지를 가지고 있기 때문이다. 똑같은 300kcal라도, 작은 아이스크림 한 스푼으로 얻을 수도 있고, 생선구이 한 접시, 작은 고구마 하나, 또는 찐 아스파라거스 한 무더기로 얻을 수도 있다. 그 음식에 얼마나 많은 설탕, 지방, 섬유질이 들어 있느냐가 음식의 칼로리가 어떻게 그리고 얼마나 빨리 처리되는지에 영향을 준다.

하지만 칼로리는 논란의 여지가 많다. 굳이 칼로리를 계산해야 하는지에 대해서도 많은 논란이 있다. 우리는 매번 음식을 먹을 때마다 칼로리를 계산해야 할까? 그에 대한 답은 한마디로 말할 수 없는 복잡한 문제다. 어떤 건강 전문가들은 그렇다고 대답하는 반면, 또 어떤 전문가들은 그럴 필요 없다고 말한다. 물론 칼로리를 계산하는 것이 어떤 사람에게는 목표를 지키는 데 도움이 될 것이다. 그들은 그것이 동기부여가 되며 보람을 느낀다고 생각한다. 또 다른 사람에게는 귀찮은 일이고, 때로는 낙담하게 만들어 과식이나 지나친 소식을 유발할 수도 있다. 그러니까 모든 것은 자신에게 달려 있다.

눔 앱에서는 사람들에게 각자의 목표와 그 목표를 달성하기 위한 기한을 질문하고 그에 따라 칼로리 범위를 설정한다. 물론 이에 대해 어느 정도의 반발을 받기도 하지만, 연구에 따르면 음식과 칼로리를 추적하면서 스스로 식단을 모니터링하는 사람들이 체중 감량 목표를 달성하거나 더 건강하고 장기적인 습관을 유지하는 데 성공할 가능성이 높다.[4] 그러니까 칼로리를 계산하는 것은 사람들이 목표를 달성하기 위해 사용하거나 사용하지 않을 수 있는 도구일 뿐이다. 현실적으로 살을 빼고 싶다면 소모하는 칼로리보다 더 적은 칼로리를 섭취해야 한다. 체중 감량을 위해서는 칼로리 부족calorie deficit(연소량보다 더 적게 섭취하는 것)이 필수다.[5] 따라서 체중 감량이 목표라면 칼로리 부족을 달성하는 것이 중요하지, 칼로리가 얼마나 부족한지 계산하는 것은 그리 중요하지 않다.

그러나 매일 체중을 측정하는 것처럼, 음식을 먹을 때마다 칼로리를 계산하는 것이 도움이 된다면 그것을 마다할 이유는 없다. 먹을 때마다 칼로리를 계산하는 것이 음식과의 관계를 더 어렵게 만든다면, 하지 않는 게 좋다. 우리를 불편하게 만드는 일을 한다면 건강 목표에 도달하기가 더 어려워질 것이다. 하지만 눔과 함께한다면 칼로리를 포함해 아무것도 계산하지 않아도 건강이라는 가장 큰 꿈을 이룰 수 있을 것이다.

칼로리 밀도:
칼로리를 계산하지 않고도
음식을 고르는 쉬운 방법

우리는 실생활에서는 음식의 칼로리보다 칼로리 밀도calorie density가 더 유용하다는 것을 알게 됐다. 칼로리 밀도는 음식에 칼로리가 얼마나 촘촘하게 들어 있는지를 무게나 부피로 표시하는 것으로, 칼로리 함량을 그 음식의 무게로 나누어 산출한다. 예를 들어 포도와 건포도는 칼로리가 같지만, 건포도는 수분을 모두 뺐기 때문에 부피도 더 작고 무게도 덜 나간다. 따라서 칼로리 밀도가 더 높다. 반면 포도는 여전히 수분을 함유하고 있어 건포도보다 크고 무겁다. 그런데 건포도는 포도에서 나온다. 이 둘은 같은 포도지만 수분 함량이 다르기 때문에 칼로리 밀도가 다르다. 물이 칼로리 밀도를 희석시키기 때문이다. 또 물이 많은 포도는 건포도보다 더 포만감을 느낀다. 그래서 정말 배가 고프다면 건포도보다는 포도를 고르는 것이 좋고, 단것을 조금만 먹고 싶다면 건포도를 선택하는 것이 좋다.

또 다른 예를 살펴보자. 100g의 햄버거와 100g의 채소 샐러드는 무게는 같지만, 100g의 햄버거는 약 290kcal이고 100g의 채소 샐러드는 9kcal에 불과하다. 채소 샐러드로 290kcal를 섭취한다면 햄버거보다 더 포만감을 느끼게 될 것이다. 290kcal만큼의 채소 샐러드는 약 3.6kg에 달하기 때문이다. 그러나 290kcal의 햄버거는 100g이기 때문에 배가 고프다. 그러므로 햄버거는 채소 샐러드보다 칼로리 밀도가 훨씬 더 높다.

하지만 목적에 따라 다양한 음식을 먹을 때 모든 식품에 대한 정확한 칼로리 밀도를 알 필요는 없다. 운동을 열심히 하면서 체중을 늘리려고 노력하는 경우처럼 더 많은 에너지가 필요할 때는 칼로리 밀도가 더 높은 음식을 선택할 수 있다. 그러나 그렇게 많은 에너지가 필요하지 않다면, 그러니까 몸을 많이 움직이지 않고 하루하루(아니면 몇 주, 몇 달, 몇 년)를 보내거나 건강한 체중으로 돌아가기 위해 체중을 줄이려는 목표를 가지고 있다면 의도적으로 칼로리 밀도가 낮은 음식을 선택해야 한다. 포도와 건포도, 햄버거와 채소 샐러드는 나름의 용도가 있다. 햄버거를 먹고 싶을 때도 있고 샐러드를 먹고 싶을 때도 있겠지만 칼로리 밀도를 이해하면 배고픔을 달래거나 건강한 체중 목표에 도달하기 위해 균형 있게 음식을 선택할 수 있을 것이다.

중요한 것은 칼로리가 높은 음식이 반드시 나쁜 음식이 아니라는 사실이다. 언제든지 칼로리가 높은 음식을 먹을 수도 있지만, 어떤 음식이 칼로리 밀도가 높은 음식인지 알면 음식을 선택하는 데 도움이 된다. 미카엘리데스 박사는 말했다.

"음식을 칼로리 밀도의 관점에서 생각하면, 어떤 음식이 '좋은 음식' 또는 '나쁜 음식'이라고 규정하는 것에서 벗어날 수 있지요. 어떤 특정 음식이 좋거나 나쁜 것은 아닙니다. 모든 것은 맥락에 달려 있지요. 칼로리 밀도를 알면 음식 선택이 더 쉬워지고, 어떤 음식을 먹어야 한다거나 먹어서는 안 된다거나 하는 식으로 보지 않을 수 있습니다."

눔 코치 Q&A

간식은 어떻게 선택할까?

바쁘게 일하는 주중이든 스케줄이 꽉 찬 주말이든, 영양가 있고 편리한 간식을 찾기는 쉽지 않다. 대부분의 간식은 소금과 포화지방으로 가득 차 있거나, 건강해 보이지만 실제로는 설탕이 필요 이상으로 많이 들어 있다. 자신에게 맞는 간식을 선택하는 것이 가장 좋다. 다음은 식료품점에서 구입하거나 미리 만들 수 있는 간식이다.

- **과일** 가장 쉬운 선택이다. 과일은 나른한 오후에 기운을 차리게 해주기에 완벽한 건강한 탄수화물을 제공한다. 달콤한 것이 먹고 싶다면 오렌지나 자몽 같은 감귤류 과일을 먹는 것이 좋다. 실질적인 한 끼가 필요하다면 바나나, 배가 포만감을 줄 수 있다.
- **그릭요거트** 단백질이 풍부하고 칼로리가 낮은 그릭요거트는 훌륭한 간식이다. 무지방 옵션을 선택하고 '과일이 깔려 있는fruit on the bottom', 즉 설탕투성이 제품 대신 꿀, 천연 잼 또는 말린 과일이나 신선한 과일 한 스푼 등 자신만의 감미료를 첨가하는 것이 좋다.
- **견과류** 건강한 지방과 단백질을 제공하고 뇌에 에너지를 공급하는 데도 좋다. 최대한 바삭바삭함을 즐기려면 구운 견과류를 선택하라. 하지만 소금을 주의할 것. 여러 견과류를 섞은 트레일 믹스Trail mix도 좋은 옵션이다. 견과류는 칼로리가 높기 때문에 적당한 양을 섭취해야 한다는 것을 기억하라.
- **삶은 달걀** 미리 준비해야 하는 간식이지만, 휴대하기 좋고 포만감도 느낄 수

있다. 달걀이 식으면 껍질을 벗기고 저장 용기에 보관해 두었다가 나중에 먹을 수도 있다. 소금을 조금 뿌려 맛을 내거나 약간의 겨자를 곁들여도 좋다.

- **단백질 바** 시판 제품은 설탕과 발음하기도 어려운 재료로 가득 차 있지만, 열 가지 이하의 재료로 만들어진 것들도 많다. 시간이 촉박한 날에는 칩이나 캔디바로 쉽게 대체할 수도 있다. 단, 첨가된 설탕의 양은 반드시 확인할 것.

영양 밀도:
식품이 가진 힘의 원천

영양 밀도는 어떤 면에서는 칼로리 밀도와도 관련이 있다. 어떤 식품에 영양분이 풍부하다면 그것은 그 식품의 칼로리에 비해 비타민과 미네랄과 같은 영양소가 많이 함유돼 있다는 것을 의미하기 때문이다. 어떤 식품이 영양분이 높지 않다면 그 식품의 칼로리에 비해 많은 영양소가 들어 있지 않다는 것을 의미한다. 예를 들어 케일kale(양배추처럼 생긴 진녹색 채소_옮긴이)은 아이스버그 상추iceberg lettuce(잎이 공처럼 단단히 말려 있는 상추_옮긴이)보다 영양 밀도가 더 높다. 또 생케일 1컵(약 9kcal)은 아이스버그 상추 1컵(약 8kcal)보다 칼로리가 더 많다. 하지만 케일이 상추보다 섬유질, 비타민 C, 비타민 A, 비타민 K, 비타민 B, 칼슘, 철분 그리고 칼륨 등 영양소가 더 많다.[6]

그렇다면 케일은 좋은 식품이고 아이스버그 상추는 나쁜 식품일까? 혹시 아이스버그 상추를 좋아하고 케일을 싫어한다면? 걱정하지 말라!

우리는 좋은 음식이나 나쁜 음식 같은 것은 없다는 사실을 굳게 믿는다. 음식은 그냥 음식일 뿐이다. 어떤 식품(예를 들어 사과)이 다른 식품(예를 들어 사과파이 한 덩어리)보다 칼로리는 적고 영양소는 더 많다고 해서 그것이 '좋다'거나 '나쁘다'는 뜻은 아니다.

음식의 칼로리 밀도와 영양 밀도는 사용할 수도 있고 사용하지 않을 수도 있는 간단한 개념일 뿐이다. 우리는 무엇을 먹을지 스스로 결정할 수 있도록 그 식품이 어떤 식품인지 알기를 바랄 뿐이다. 당신의 목표와 욕망은 오늘은 건강과 관련이 있을 수도 있지만, 내일은 즐거움과 관련이 있을 수도 있기 때문이다. 사과나 케일 샐러드가 필요할 수도 있고, 사과파이가 필요할 수도 있으며, 랜치 드레싱ranch dressing(마요네즈와 버터밀크를 섞어 만든 흰색의 샐러드 드레싱)을 뿌린 바삭하고 즙이 많은 아이스버그 상추와 베이컨이 필요할 수도 있다.

꿀실습

수분 공급Hydration Hacks

케일과 아이스버그 상추, 포도와 건포도의 차이처럼 칼로리 밀도를 좌우하는 것 중 하나는 음식의 수분 함량이다. 물 자체에는 칼로리가 전혀 없기 때문에, 음식에 물이 많이 들어 있을수록 그 음식의 칼로리는 더 희석된다. 그래서 물이 90%이고 열량이 약 30kcal인 수박 100g이 물 75%, 열량 약 89kcal인 바나나 100g보다 칼로리 밀도가 낮은 것이다.

따라서 그 식품에 물이 얼마나 들어 있느냐도 식품을 선택할 때 사용할 수 있는 또 다른 도구가 된다. 갈증에 대한 반응을 조사한 한 연구에 따르면[7] 사람들이 갈증과 배고픔의 신호에 62%는 '부적절하게' 반응하며(목마를 때 음식을 먹는다거나 목이 말라도 물을 마시지 않는다거나), 단 2%만이 목이 마를 때 물을 마심으로써 '적절하게' 반응하는(단 음료를 마시거나 음식을 먹지 않고) 것으로 나타났다. 따라서 물을 더 많이 마시는 것은 배고픔과 갈증 신호를 해결하는 뿐만 아니라, 식단에도 도움이 된다.
눔이 권장하는 수분 공급 방법 몇 가지를 소개한다.

- 잠자는 동안 잃어버린 수분을 회복하기 위해 큰 컵의 물로 하루를 시작하라.
- 식사 전 또는 식사 도중에 물을 마시면 더 빨리 배를 채우고 만족감을 느낄 수 있다.
- 습관적인 아침 커피를 중단하고 물을 마셔보라. 그 후에도 정말로 커피를 원하는가? 그렇다면 커피를 마시자. 우리는 커피 애호가들이 모닝 커피를 마시는 것을 방해할 생각은 추호도 없다!
- 아침이나 쌀쌀한 오후에 따뜻한 허브차나 레몬이 들어간 물은 위안이 되고 수분을 공급하는 좋은 방법이다(허브차는 따뜻하고, 포근하고, 향긋한 물이다).
- 낮 동안에는 기분 전환으로 탄산수를 마셔보라. 거품에서 재미를 느껴라!
- 더 다양한 맛을 원한다면 감귤류나 오이 혹은 베리 몇 개를 넣어 마신다.
- 보기에도 좋고 가지고 다닐 수 있는 멋진 물병을 준비하라. 첨단기술이 장착된 물병은 당신이 하루에 얼마나 많은 물을 마시고 있는지 추적해 주고 더 많은 물을 마시라고 상기시켜 주기도 한다.

이 모든 방법이 수분을 유지시켜 주고 기분을 좋게 해주며 일을 더 잘하고 건강을 유지하도록 도와주는, 유쾌하고 제로 칼로리인 수분 공급 팁이다.[8]

눈에 보이지 않는 다량영양소

물론 식품에는 칼로리 밀도 이상의 많은 것이 있다. 식품은 다량영양소macronutrients라고 불리는 세 가지 주요 영양소로 구성돼 있다. 바로 지방, 탄수화물, 단백질이다. 식품에는 비타민과 미네랄 같은 미량영양소micronutrients도 들어 있다. 우리가 건강을 유지하고 영양 결핍 없이 몸이 잘 돌아가게 하려면 균형을 유지해야 한다. 특정 다량영양소를 급격히 늘리거나 줄이는 식사 프로그램은 균형이 맞지 않을 수 있다. 다량영양소에 대해 성급한 결정을 내리기 전에 각 영양소가 우리 몸에 어떤 역할을 하는지 살펴보고 다량영양소에 대한 일반적인 오해를 알아보자.

지방과 싸우지 마라

지방은 결코 우리의 적이 아니다. 지방은 해로운 것으로 잘못 알려진 경우가 많지만, 결코 나쁜 게 아니다. 다만 탄수화물이나 단백질보다 칼로리가 더 높을 뿐이다. 단백질 1g과 탄수화물 1g은 각각 4kcal를 가지고 있지만 지방 1g은 9kcal를 가지고 있다. 그렇지만 우리 몸이 제대로 기능하기 위해서는 지방이 필요하고, 실제로 우리 뇌는 대부분 지방이다(문자 그대로 해석한다면 우리는 '지방 덩어리 머리'를 가지고 있는 셈이다). 지방은 우리 몸이 지용성비타민(비타민 A, D, E, K)이라고 불리는 매우 중요한 비타민을 흡수하도록 돕는다. 그뿐만 아니라 지방은 에너지를 공급하고, 우리의 신경세포가 더 잘 작동하도록 도와주며, 몸에 윤활유를 공급하는 등 전체적으로 우리가 살아가는 데 필수적이다.

지방은 포화될 수도 있고 불포화될 수도 있다. 불포화지방은 올리브, 아보카도, 견과류 같은 식물과 연어와 같이 지방이 많은 생선에서 오메가-3 지방산의 형태로 나온다. 불포화지방의 하위 유형으로 다불포화지방과 단일불포화지방이 있다. 포화지방은 대부분 동물과 가공식품에서 나온다. 붉은 고기, 유제품(버터, 아이스크림 등), 달걀 등은 대부분 포화지방이다. 코코넛 오일은 식물성임에도 대부분 포화지방이다.

그렇다면 어떤 지방이 좋은 지방일까? 그에 대해서는 사람들 사이에 의견이 분분하다.[9] 어떤 사람들은 불포화지방이 좋다고 주장한다. 실제로 많은 연구에 따르면 포화지방을 불포화지방으로 대체하면 심장병의 위험을 상당히 감소시키는 것으로 나타났다.[10]

반면 어떤 사람들은 그 반대로 주장한다. 포화지방과 심장병 사이에는 아무런 연관성이 없으며[11], 오메가-6 지방산을 많이 포함하고 있는 옥수수, 해바라기 그리고 콩기름과 같은 다불포화지방이 염증을 일으킨다고 주장한다.[12] 연구마다 주장하는 바가 다른 것은 지방 자체가 생화학적으로 매우 복잡하기 때문이다. 포화지방과 불포화지방 간의 논쟁을 해결하려는 노력은 현시점에서는 사실상 불가능하다. 다만 자연식품에서 나오는 지방보다는 가공식품 지방(특히 트랜스지방)을 제한하는 것이 더 중요하다. 우리는 인공적으로 만든 유전자 변형 지방, 즉 트랜스지방이 심장병에 위험하다는 사실을 알고 있다.[13] 트랜스지방은 너무 위험해서 정부는 트랜스지방을 불법 식품첨가물로 간주하는 조치를 취하고 있다. 우리는 튀긴 음식을 많이 먹는 것이 심장병 위험과 상관관계가 있다는 것을 알고 있다.[14] 그러니까 자연 지방의 섭취를 방해하는 것, 즉 가공식품의 섭취가 많은 문제의 원인으로 보인다.

반면, '건강한 지방'은 우리가 건강에 기여하는 것으로 알고 있는 지방의 유형을 말한다.[15] 이런 지방은 LDL(나쁜) 콜레스테롤을 낮추고[16] HDL(좋은) 콜레스테롤을 높이는 것으로[17] 알려져 있으며, 아보카도, 올리브 및 올리브오일, 호두, 아몬드, 캐슈cashew(열대 아메리카산 견과류 열매_옮긴이), 피스타치오pistachio(녹색의 작은 견과류_옮긴이) 같은 견과류, 아마씨, 해바라기씨, 치아chia씨, 대마씨, 호박씨 같은 씨앗류, 연어, 고등어, 참치, 정어리 같은 지방이 많은 생선 등 주로 식물과 생선에서 나오는 자연식품 지방으로 구성돼 있다.[18] 또 신선한 쇠고기와 돼지고기 같은 식품에서 나오는 포화지방도 건강에 좋은 지방이라는 주장도 있는데, 실제로 포화지방이 한때 알던 것처럼 심장병의 원인이 아니라는 것을 보여주는 새로운 연구도 나오고 있다.[19]

우리가 더 확실히 알게 되기 전까지는, 포화지방과 불포화지방의 조합을 가능한 한 자연적인 형태에 가깝게 적당한 양을 섭취하는 것이 좋다. 지방은 단백질이나 탄수화물보다 열량이 더 높기 때문에, 에너지 섭취를 줄인다면 지방 섭취를 조절해야 한다. 한편, 여러 연구 결과에 따르면 고지방, 저탄수화물 식단이 저지방, 고탄수화물 식단과 비교해 체중감량에 거의 비슷하게 효과적인 것으로 나타났다.[20] 따라서 고지방, 저탄수화물 식단도 문제가 없다는 것을 알 수 있다.

결론은 지방이 단백질이나 탄수화물보다 살찌는 원인이 아니라는 사실이다. 지방은 살찌는 것보다는 필요 이상으로 더 많은 칼로리를 섭취하고 있는지와 더 관련이 있다.

탄수화물과 친해지기

1980년대 사람들은 지방이 오로지 나쁜 것이라고 생각했기 때문에 무지방 쿠키에 열광했다. 오늘날에는 지방이 해롭다는 생각이 크게 완화돼 그저 의심하는 정도다. 하지만 탄수화물에 대해서는 어떻게 생각하고 있을까? 오늘날 탄수화물이 식단에서 거의 사라지고 있다. 하지만 탄수화물도 지방과 마찬가지로 결백하다. 자신 있게 말하건대 탄수화물은 해로운 것이 아니다! 탄수화물은 우리 몸이 가장 좋아하는 연료일 뿐 아니라, 굶주린 뇌를 먹이고 활성화시키는 포도당으로 매우 쉽게 전환되기 때문에 뇌는 탄수화물을 매우 좋아한다.

채소, 과일, 곡물, 견과류, 콩에는 탄수화물이 다량 함유돼 있다. 탄수화물이 없는 섬유질은 없다. 섬유질은 소화 시스템을 원활하게 작동시키는 데 필수적이며, 대장에 있는 친근한 박테리아(체내 미생물)에도 좋은 영양소다. 칼로리 밀도가 높지 않으면서 영양 밀도가 높은 대부분의 식품은 탄수화물이고, 탄수화물은 종종 비타민, 미네랄 및 많은 식물 영양소phytonutrients(질병을 퇴치하고 우리를 더 건강하게 만드는 데 도움이 되는 식물의 모든 항산화 및 항염증 화합물을 일컫는 용어)와 함께 '자연식품으로 포장돼' 있다.[21]

탄수화물도 지방과 마찬가지로 배와 피자, 당근과 쿠키, 흰 콩과 흰 빵과 같은 여러 형태로 공급된다. 탄수화물이 풍부한 일부 식품은 건강에 중요한 역할을 하며, 식탐을 완화시키고, 체중 감량을 촉진하고, 심장 건강을 개선하고, 혈당을 안정시키는 데 도움을 준다. 이것은 모두 자연식품 탄수화물로 채소, 신선 과일 및 냉동 과일, 검은콩과 렌즈콩 같은 콩류, 오트밀, 퀴노아quinoa(남미 지방의 작물_옮긴이), 줄풀 열매wild rice, 보리 같은 통곡물 등이다.

탄수화물이 풍부한 가공식품도 있는데, 이것들이 사람들이 탄수화물을 비난할 때 생각나는 식품이다. 흰 빵, 흰 파스타, 쿠키, 크래커, 베이글, 피자, 시리얼, 과일주스, 탄산음료, 설탕이 들어간 모든 식품이 포함된다. 이것들은 가공식품이기 때문에 탄수화물의 공급원이 대개 매우 정제돼 있다(과일이나 밀가루에서 모든 섬유질과 비타민을 제거하는 가공 방식으로).

하지만 우리는 피자, 베이글, 시리얼, 도넛을 좋아한다. 아침에는 오렌지주스를 마시고 오후에는 휘핑크림과 시럽을 곁들인 멋진 커피를 마신다. 물론 이런 것이 나쁘지는 않지만 대개 이런 식품은 칼로리가 높고 영양분이 적다. 즐기기에는 재미있는 간식이지만, 영양분을 섭취하기 위한 좋은 식품은 아니다. 사실 그것들은 턱시도와 무도회복과 같다. 우리는 특별한 행사에는 그런 옷을 입지만 매일 그런 옷을 입지는 않는다.

가공식품에도 통밀 피자 크러스트, 통밀 파스타, 통밀 빵, 통밀 시리얼 등과 같이 영양 밀도가 높은 대체품이 있다. 이런 식품들은 가공식품을 원래의 통밀에 더 가깝게 만들어 위험 수준red zone에서 벗어난다. 예를 들어 흰 파스타는 칼로리는 높지 않아도 영양 밀도가 낮은 대표적 가공식품이지만, 통밀 파스타는 칼로리가 다소 높아도 영양 밀도가 높다.

앞서 지방에 대해 설명할 때, 저탄수화물, 고지방 식단이 고탄수화물, 저지방 식단과 마찬가지로 체중 감량에 효과적이라는 것이 과학적으로 입증됐음을 언급한 바 있다. 어떤 연구는 저탄수화물 식단이 체중 감량에 더 효과적이라고 주장하고, 또 다른 연구는 저지방 식단이 체중 감량에 더 효과적이라고 주장한다. 그리고 두 식단이 통계적으로 유의미한 차이를 보이지 않는다고 주장하는 연구들도 있다.[22] 그러나 탄수화물을 좋아하면 결코 살을 뺄 수 없을 것이라는 두려움을 가질 필요는 없다. 오히려 정반대다. 영양 밀도는 높고 칼로리 밀도가 낮은 자연식품 탄수화물을 중심으로 식단을 짠다면, 칼로리 부족 상태를 유지하기(즉 체중 감량)가 더 쉬워진다는 것을 발견할 것이다.

복습

설탕은 나쁜 것일까?

만약 누군가에게 설탕에 대해 이야기하거나 달콤한 간식을 제공한다면, 기쁨에 찬 기대감과 걱정스러운 죄책감을 동시에 받게 될 가능성이 높다. "오, 맛있는 도넛? 하지만 안 돼요. 먹을 수 없어요!" 설탕은 불량 탄수화물이라는 명성을 가지고 있지만, 사실 본질적으로 나쁜 것은 아니다. 설탕은 단지 칼로리 밀도가 높고 영양 밀도는 낮은 식품일 뿐이다.

대부분의 설탕은 섬유질과 영양소를 제거한 정제된 식품이다. 하지만 섬유질, 비타민, 미네랄이 자연적으로 함유돼 있는 설탕도 있다. 바로 과일, 채소, 곡물 안에 들어 있는 당분이다. 이것은 천연 설탕이다. 바나나와 포도 같은 달콤한 과일은 딸기와 감귤류 같은 과일보다 더 많은 천연 설탕을 함유하고 있다. 옥수수, 밀, 보리, 귀리도 모두 천연 설탕을 함유하고 있다. 천연 설탕이 들어 있는 식품은 인공 설탕이 첨가된 식품보다 칼로리 밀도가 훨씬 낮다. 옥수수 한 알의 칼로리 밀도는 높지 않지만, 달콤한 옥수수빵 한 덩어리의 칼로리 밀도는 높다.

사람들이 설탕의 부정적인 면에 대해 말할 때, 그들은 대개 사탕수수, 사탕무, 대추, 또는 옥수수에서 나오는 가공된 설탕을 의미하는 것으로, 보통 결정체나 시럽의 형태를 띤다. 설탕 섭취를 경계하고 있다면, 식품의 라벨을 주의 깊게 살펴봐야 한다. 설탕은 덱스트로오스dextrose, 과당fructose, 수크로오스sucrose, 젖당lactose, 당밀molasses,

과일즙nectar, 꿀, 그 외 시럽과 결합된 단어 등 여러 이름으로 표시된다. 그러므로 그 식품의 라벨을 스캔해 보라. 설탕은 아침 식사 대용 시리얼, 요구르트, 그래놀라, 단백질 바, 믹스 커피 등 달콤한 맛이 확실한 식품들은 물론, 조미료, 파스타 소스, 수프, 견과류 버터, 샐러드 드레싱처럼 예상하지 못한 많은 가공식품도 들어 있다.
식품에 대해 더 주의한다면, 설탕을 많이 먹으면 어떤 기분이 드는지 알고 싶을 것이다. 어떤 사람에게는 설탕이 팽창, 복통, 두통, 신경과민, 피로, 과도한 갈증을 유발하거나 더 배고픔을 느끼게 할 수 있다. 시간이 지날수록 당뇨병의 위험 요소인 혈당과 인슐린의 문제로 이어질 수도 있다. 설탕이 우리에게 미치는 영향을 더 많이 알수록, 설탕 섭취에 대한 결정을 내리는 데 도움이 되는 더 많은 정보를 얻을 수 있다.

단백질 올바로 알기

지방이나 탄수화물과는 달리, 사람들은 단백질에 대해서는 그다지 나쁘게 생각하지 않는다. 단백질은 생명에 필수적이며, 신진대사를 활발하게 하고, 면역체계를 활성화하며, 신체를 구성하는 물질인 근육, 피부, 장기의 치유와 성장에 도움을 준다. 우리 몸에 지방이나 탄수화물이 실제로 필요하지 않다고 주장하는 사람도 있지만(물론 우리는 그런 주장에 동의하지 않는다), 단백질이 필요하지 않다고 주장하는 사람은 없다. 물론 우리가 실제로 섭취하는 양만큼의 단백질이 필요하지 않을 수도 있지만, 대부분은 단백질 부족에 대해 크게 걱정할 필요는 없을 것이다.

전문가들에 따르면, 대부분의 성인은 체중 1lb(0.45kg)당 약 0.36g의 단백질을 필요로 하기 때문에 체중이 200lb(90kg)인 사람은 매일 약 73g의 단백질을 섭취해야 한다. 대부분의 음식은 단백질을 함유하고 있기 때문에 이를 달성하는 것은 어렵지 않다. 가장 풍부한 단백질 공급원은 고기, 해산물, 달걀, 유제품이며 기름기가 적을수록(살코기, 저지방 또는 무지방 유제품, 달걀흰자 등) 단백질이 더 많다.

채식주의자라도 걱정할 필요 없다. 단백질이 풍부한 식물성 식품도 많으니까 말이다. 두부와 다양한 콩을 기반으로 한 제품들은 훌륭한 단백질 공급원이다. 콩에는 많은 단백질이 들어 있다. 다른 콩류 식물(검은콩, 흰콩, 렌즈콩, 말린 완두콩, 강낭콩 등)에도 단백질이 풍부다. 견과류와 씨앗류, 땅콩과 땅콩버터도 훌륭한 단백질 공급원이다. 시금치처럼 잎이 많은 채소와 아스파라거스, 브로콜리, 새싹 같은 녹색 채소에도 약간의 단백질이 들어 있기 때문에, 채소를 많이 먹는다면 단백질량이 추가로 쌓이게 될 것이다.

건강한 체중을 목표로 한다면, 식사와 간식에 단백질 공급원을 포함시키는 것이 좋다. 또 단백질은 일종의 열 효과를 가지고 있는데, 이는 탄수화물이나 지방을 소화하는 것보다 단백질을 소화하는 데 더 많은 에너지가 필요하다는 것을 의미한다. 〈미국 임상영양저널American Journal of Clinical Nutrition〉에 보고된 연구에 따르면, 단백질로 인한 포만감은 사람들이 먹는 양을 줄이는 결과를 가져올 뿐만 아니라, 체중을 줄이려는 사람들이 근육을 유지하는 데 도움이 되는 것으로 나타났다.[23]

요약하자면, 세 가지 다량영양소(지방, 탄수화물, 단백질)는 모두 칼로리가 높고 미량영양소(다양한 비타민과 미네랄의 조합)를 함유하고 있다. 다량영양소는 모두 건강한 식단에 중요하고 섭취하는 비율과 방법도 다양하지만, 골고루 섭취하는 것이 규형 잡힌 식단을 위해 매우 중요하다.

놓실습

소금 상식

우리는 소금이 몸에 '나쁘기' 때문에 저염분 식단이 심장 건강과 혈압에 좋다는 말을 자주 듣는다. 설탕과 마찬가지로 소금도 '나쁜 식품'이 아니다. 소금은 우리 몸에 반드시 필요한 성분이다. 소금은 우리 몸이 혈액 속의 전해질 균형을 유지하도록 돕는다. 가공되지 않은 소금(해염, 핑크 소금 등)은 미량 미네랄의 좋은 공급원이다. 소금이 건강에 위험을 끼친다는 것은 여전히 뜨거운 논란거리지만, 전반적인 합의는 건강한 사람에게 적당한 소금 섭취는 꼭 필요하고, 고혈압과 같은 특정한 건강 상태에 있는 사람에게는 소금을 엄격하게 제한하는 것이 중요하다는 것이다.[24] 하지만 소금은 식당 음식(패스트푸드나 화려한 음식)에는 자유롭게 사용되고 있고, 조미료 역할을 하며, 필요 이상의 많은 양을 섭취하기 쉽다. 그러나 소금을 너무 많이 섭취하면 누구든 좋지 않다. 소금을 너무 많이 섭취하면, 체액부종體液浮腫, water retention을 일으켜 하룻밤 사이에 체중이 2kg 이상 늘어날 수 있다. 또 혈압이 높아지는 사람도 있다. 이런 경우, 소금을 전혀 먹지 않을 수는 없지만 어느 정도의 절제가 필요할 것이다.

음식 철학

그렇다면 어떤 음식을 선택해야 할까? 그것은 자신에게 달렸다고 여러 차례 말했지만, 더 많은 정보를 원하는 사람들이 있다. 그들의 마음을 충분히 이해한다. 미카엘리데스 박사의 말을 들어보자.

"그런 사람들에게는 음식 철학을 개발할 것을 권합니다. 그것이 자신만을 위한 것이라도 말이지요. 음식 철학은 식단과는 다른 개념입니다. 음식 철학은 평생 믿고 따를 수 있는 지속 가능한 것이어야 합니다. 반면 식단은 일시적인 것이지요. 당신이 케토, 채식주의, 지중해식 식단을 시도할 생각이라면, 그것을 장기적으로 할 수 있는지 생각해 보십시오. 포만감을 느낄 수 있는가? 지속적인 만족감을 느낄 수 있는가? 10년 동안 지속할 수 있는가? 가치관과 일치하는가? 그에 대한 확신이 있는가? 그렇다면 시도해 보세요."

당신의 음식 철학은 '균형 잡힌 식사'나 '골고루 먹기'같이 간단한 것일 수도 있고, 심장을 건강하게 유지한다거나 만성소화불량이나 당뇨병 같은 건강 문제를 다루는 것에 중점을 둘 수도 있다. 또는 마음을 다스림으로써 규칙에 얽매이지 않고 원하는 것은 무엇이든 먹는 것을 배우고 몸의 신호에 귀를 기울이는 것일 수도 있다. 어쩌면 이미 어떤 음식 철학의 충실한 실천자이거나, 아직 확신할 수 없지만 어느 음식 철학에 관심이 있을 수도 있다. 이제 많은 사람이 따르는 인기 있는 음식 철학을 몇 가지 살펴보도록 하자. 어쩌면 당신은 이 중 하나에 "바로 그거야!"라고 할 수도 있을 것이다.

채식주의자/완전채식주의자/식물기반식품주의자/WFPB/WF-PBNO/WFPBNONSNS

이 식단들은 모두 채식의 변형이지만, 몇 가지 차이가 있다.

✦ **채식주의자**Vegetarian는 대체로 식물성 음식을 먹지만, 유제품이나 달걀도 먹는다. 엄밀히 말하면, 유제품을 먹는 채식주의자는 락토

채식주의자lacto-vegetarians라고 부르고, 달걀을 먹는 채식주의자는 오보 채식주의자ovo-vegetarians라고 부르며, 유제품과 달걀을 모두 먹는 사람은 락토오보 채식주의자lacto-ovo-vegetarians라고 불렀지만, 1970년대부터는 모두를 통틀어 '채식주의자'라고 부른다.

- **완전채식주의자Vegans**는 유제품, 달걀, 꿀 등 동물에서 나오는 어떤 종류의 식품도 먹지 않는다. 완전채식주의자는 채식주의를 단순한 식단 이상으로 생각한다. 그들에게 채식은 윤리적 입장을 나타내는 증명이다. 비록 동물을 해치지 않았다고 해도, 인간의 즐거움과 소비를 위해 동물을 사용하는 것을 비윤리적이라고 생각하는 것이다. 먹는 것뿐만 아니라 동물로 만든 제품(모직 스웨터나 가죽 신발 등)도 가급적 사용하지 않는다.
- **식물기반식품주의자Plant-based**는 식단이 식물에 기반을 두고 있긴 하지만 100% 식물이 아닐 수도 있다는 것을 의미한다. 또 식물 식품을 먹는 사람들을 구별하는 용어이기는 하지만, 완전채식주의자와는 달리 동물의 권리를 위한 것이 아니라 건강을 위해 채식을 하는 사람을 의미한다. 완전채식주의자와 식물기반식품주의자라는 용어 사이에는 약간의 교차점이 있다. 예를 들어 비록 그들이 윤리적 관점에서 완전채식주의자가 아닐지라도 식물 기반 식단을 완전채식주의자 식단이라고 부르기도 한다.
- **WFPB**는 '자연식품whole-food, 식물 기반plant-based'을 나타내는 용어로, 가공식품이 아닌 자연식품만 먹는 사람들을 의미한다. 이 사람들은 대체로 100% 식물 기반 식품을 먹는다.
- **WFPBNO**는 '자연식품whole-food, 식물 기반plant-based, 기름 미사

용no oil'을 나타낸다. 이 식단을 따르는 사람들은 음식에 기름을 넣지 않는다. 아무리 건강에 좋아도 올리브오일조차 허용되지 않는다. 다만 아보카도처럼 자연적으로 지방이 많은 식품은 괜찮다.

- ✦ **WFPBNONSNS**는 '자연식품whole-food, 식물 기반plant-based, 기름·소금·설탕 미사용no oil, no salt, no sugar'을 의미한다. 이들은 자연이 만든 음식만 먹으며, 어떤 종류의 첨가물도 넣지 않는다. 그야말로 강경한 자연주의자들이다!

식물성 식단에는 많은 장점이 있다. 첫째는 이들의 식단에는 일반적으로 칼로리 밀도가 높지 않으면서도 영양 밀도가 높은 식품이 포함돼 있기 때문에 식물 기반 식품을 먹는 사람들은 고기를 먹는 사람들보다 더 많은 비타민과 미네랄, 특히 비타민 C와 E, 엽산folic acid, 칼륨, 마그네슘 및 식물 화학물질을 풍부하게 섭취하는 경향이 있다. 그들은 잡식을 하는 사람들보다 훨씬 더 많은 섬유질을 섭취하며, 두부, 템페tempeh(인도네시아의 전통 콩 발효식품_옮긴이), 콩, 버섯, 통곡물, 견과류, 씨앗류 같은 식물성 식품에서 단백질을 얻는다.

식물성 식단은 낮은 심장병[25] 및 암[26] 발생 비율과도 관련이 있다. 심장병과 암의 발생 비율을 낮추는 것으로 알려진 영양소는 비타민 B12(동물성 식품에서만 나온다)와 비타민 D 강화 우유를 마시지 않으면 얻기 어려운 비타민 D다. 그래서 고기를 먹지 않는 사람들은 대개 비타민 B12와 비타민 D 보조 식품을 먹는다.

만약 식물 기반 식단에 관심이 있다면, 동물성 식품에서 식물성 식품으로 전환하기 쉬운 방법은 대체 고기나 식물을 기반으로 하는 유제품

(아몬드와 귀리로 만든 우유, 치즈, 요구르트, 아이스크림 등)을 먹는 것이다. 칼로리 밀도를 최소화하고 영양 밀도를 최대화하기 위해서는 채소를 주식으로 하되 통곡물, 콩류, 과일로 보충하는 것이 좋다.

글루텐 프리 식품

식단에서 글루텐을 제거해야 한다는 말을 들어본 적이 있을 것이다. 모르는 사람들을 위해 말하자면, 글루텐은 밀, 호밀, 보리, 스펠트 밀spelt 등 밀의 친척인 곡물에서 나오는 단백질이다. 그런데 어떤 사람에게는 글루텐이 자가면역반응을 일으켜 몸이 소장을 공격하게 해 건강 문제를 야기한다. 이런 사람들은 만성복강질환이 있어, 글루텐이 없는 식사를 해서 소화관의 손상을 피하는 삶의 방법을 모색해야 한다.

그러나 만성복강질환이 없는 사람들도 글루텐을 피하면 과민성대장증후군(IBS)이나 다른 소화기질환을 완화하고 에너지를 증가시킨다는 사실이 발견됐다. 이들은 만성복강질환은 없지만 최근에 발견된 글루텐 민감증non-celiac gluten sensitivity이라는 질환이 있을 가능성이 높다.[27] 이외의 사람들은 글루텐을 먹어도 전혀 문제가 없지만, 글루텐을 피해야 한다는 흐름을 따라야 한다고 생각하는 경향이 있다. 글루텐 민감증이 없는 사람이 굳이 글루텐 프리 식품을 먹는 것은 아무런 이익이 되지 않는다. 체중 감량과도 관계가 없다. 글루텐 프리 식품이라고 해서 영양가가 높거나 칼로리가 낮은 것은 아니기 때문이다. 글루텐 프리 식품을 먹는 것은 기분상 좋을 수는 있지만, 굳이 그럴 필요는 없다.

팔레오

'팔레오Paleo'라고 줄여서 부르는 구석기식 식단Paleolithic 또는 인류 조상 식단ancestral은 농경 생활이나 동물을 가축으로 키우던 시대 이전인 구석기 시대 조상들이 먹었던 것과 가능한 한 비슷하게 모방해서 먹는 음식 철학이라고 오해받는 경우가 많다. 하지만 그때와는 전혀 다른 오늘날에 구석기 시대 조상들이 먹던 것을 그대로 재현할 수는 없다. 다만 가공식품이나 가공 농산물을 먹지 않는 식단을 추구하는 것을 팔레오 방식이라고 부른다.

팔레오 식단의 초점은 신선하고, 가급적이면 유기농 고기와 생선, 채소, 견과류, 달걀, 소량의 과일 같은 식품과 버터, 코코넛오일, 올리브오일, 아보카도오일과 같이 최소한으로 가공된 지방에 맞춰져 있다. 일체의 가공식품, 설탕, 일체의 곡물(농업혁명으로 인류의 식단에 들어온 것으로 여겨지는 농산물), 콩류 그리고 카놀라오일, 옥수수오일, 해바라기오일 같은 가공 식물성 기름 등은 이들의 메뉴에서 철저하게 제외된다. 대부분의 열성 팔레오들은 유제품도 먹지 않는다.

팔레오 식단의 좋은 점은 그들이 추구하는 자연식품에 체중 감량, 혈당 조절, 혈압 조절에 도움이 되는 건강한 식품이 많이 포함돼 있다는 것이다. 세부적으로 들어가면 잘못된 점도 있다. 팔레오 식단을 구실로 어떤 사람들은 구석기 시대 조상들이 먹었던 다양한 종류의 식물 음식보다는 고기에 초점을 맞추고 있다는 것이다. 이 경우, 영양소와 섬유질은 낮고 포화지방이 높은 식단이 될 수 있다. 식단에 섬유질과 영양분이 풍부한 통곡물이나 콩류가 없다면 섬유질 부족의 위험을 초래할 수 있다.

진정으로 '우리 조상의 자연스러운 식단'을 시도하고 싶다면, 섬유질과 식물 영양소를 얻기 위해 충분한 식물성 음식을 섭취하고, 고기 섭취량을 균형 있게 하며, 가능한 한 자연적이고 유기적인 식품을 선택할 것을 강력히 권한다. 어떤 사람들은 이 식단으로 충분히 건강한 생활을 유지할 수 있다고 생각하는 반면, 이 식단이 건강을 너무 제한한다고 생각하는 사람들도 있다. 모든 곡물과 유제품을 먹지 않는 것은 우리가 일반적으로 먹는 많은 음식을 제한할 수밖에 없기 때문이다.

지중해식 식단

세계에서 가장 건강한 식단으로 알려진 지중해식 식단은 온갖 종류의 랭킹을 다루는 것으로 유명한 〈U.S. 뉴스 앤 월드 리포트U.S. News&World Report〉의 인기 식단 순위에서 매년 최고의 식단으로 선정되고 있다.[28] 장수로 유명하고 만성질환의 비율이 가장 낮은 몇몇 나라에서 이 식단을 따르는 것은 사실이다. 이탈리아 해안의 사르데냐섬과 그리스 해안의 이카리아섬이 특히 유명하다. 이 식단에도 여러 가지 종류가 있지만, 일반적으로 채소, 과일, 통곡물, 견과류, 콩류 등이 많은 것이 특징이며, 해산물이 많이 들어 있는 반면 가금류와 붉은 고기는 적다. 유제품으로는 소량의 요구르트와 치즈 그리고 최소한의 단것이 들어 있다. 버터 대신 올리브오일을 사용하며 적당한 양의 와인도 들어 있다. 물론 가공식품은 배제된다. 이 식단의 핵심은 야외에서의 시간, 자연스러운 움직임이 충분히 보장되고 삶을 우선시하는 것인데, 이 모든 것은 건강한 삶에서 결코 무시할 수 없는 중요한 요소들이다.

이 식단은 먹기도 쉽고, 균형이 잡혀 있으며, 맛도 좋다. 이 식단에 도전해 보고 싶다면, 직접 요리하는 것도 좋을 것이다. 채소와 생선을 많이 먹고, 후무스와 통곡물로 만든 피타 빵pita bread(지중해 지역에서 즐겨 먹는 납작한 빵_옮긴이), 과일을 넣은 무가당 요구르트, 페스토pesto(이탈리아 소스_옮긴이)와 통곡물 빵이 들어 있는 그릭샐러드와 채소수프, 토마토소스와 신선한 허브를 넣은 파스타, 신선한 모차렐라, 올리브, 아티초크 허트artichoke hearts(엉겅퀴류_옮긴이)로 만든 피자를 만들어보라. 간식으로는 견과류와 과일을 준비한다. 음, 듣기만 해도 배가 고파진다.

저탄수화물 식단

저탄수화물 식단이 나온 지는 적어도 50년은 됐다. 이 식단은 처음에 앳킨스 다이어트Atkins diet(고단백질 식품만 먹고 고탄수화물 식품은 피하는 다이어트. '황제 다이어트'로 불리기도 했음_옮긴이) 열풍으로 많은 인기를 얻으면서 인기 있는 식단들의 원조가 됐다. 이 식단은 탄수화물을 줄이고 체중 감량을 원하는 사람들에게 잘 맞는다. 일반적인 저탄수화물 식단은 필요한 칼로리의 약 20%만을 탄수화물에서 얻는 식습관을 말한다.

이 식단은 고기, 생선, 달걀, 지방을 제거하지 않은 유제품, 잎이 많은 푸른 채소, 버섯, 브로콜리 같은 녹말이 없는 채소, 견과류와 견과류 버터, 오일 및 지방 등의 섭취를 강조한다. 또 딸기 같은 저당류 과일도 포함된다. 저탄수화물 식단은 각종 곡물 및 곡물 기반 식품, 감자와 옥수수처럼 전분이 많은 채소, 바나나와 포도 같은 고당류 과일은 금한다.

저탄수화물 식단은 저지방 식단만큼[29] 체중 감량에 도움을 준다. 저탄수화물 식단이 저지방 식단보다 체중 감량에 더 효과적이라고 주장하는 연구도 있다.[30] 저탄수화물 식단은 혈당 조절과 심장질환의 위험 요소인 중성지방을 낮추는 데도 도움이 된다.

케토제닉

케토제닉Ketogenic 식단은 저탄수화물, 고지방 식단을 말한다. 예를 들어 어떤 사람들은 지방에서 필요한 칼로리의 75% 이상을 얻고 탄수화물에서는 필요한 칼로리의 5% 미만을 얻는다. 이 방식이 건강에 좋지 않게 들릴 수도 있지만, 케토제닉 식단은 단기적으로는 체중 감량에 효과적인 것으로 입증됐다. 무작위 비교 연구를 통한 한 메타 분석(여러 차례의 조사 연구에서 분석을 도출)에 따르면, 케토제닉 식단이 장기적으로 체중 감소를 달성하려는 저지방 식단을 능가하는 것으로 나타났다. 조사 분석이 이루어지고 1년이 지난 후, 케토 식단 참여자들이 저지방 식단 참여자들보다 감소된 체중을 더 잘 유지하는 것으로 나타났다[31]. 〈국제 환경 연구 및 공중 보건 저널International Journal of Environmental Research and Public Health〉에 보고된 또 다른 연구에 따르면, 케토제닉 식단이 비만인 사람들의 배고픈 느낌을 완화시키고 지방 감소를 가속화하는 데 도움이 된다는 결론을 내리고 있다.[32] 물론 이 연구는 케토제닉 식단을 영구적인 식단이라기보다는 일시적인 식단으로 설명한다.

만약 심장병이나 당뇨병 같은 건강상의 문제가 있다면, 이 식단이 적합한지 의사와 상의가 필요하다. 케토제닉 식단을 시도하고 싶다면, 충분한 섬유질과 영양분을 섭취하기 위해 녹말이 없는 채소와 과일을 많이 포함시킬 것을 추천한다.

간헐적 단식

간헐적 단식은 무엇을 먹느냐가 아니라 언제 먹느냐에 관한 것이다. 간헐적 단식은 음식을 먹을 수 있는 시간 구간과 단식하거나 음식을 먹지 않는 시간 구간을 설정하는데, 대개는 각 구간을 12시간씩 설정한다. 예를 들어, 저녁 7시에 저녁 식사를 끝냈다면 아침 7시까지는 식사를 하지 않는 식이다. 아마 이 시간의 대부분은 잠자는 시간이기 때문에 12시간 단식은 그리 어렵지는 않다.

그러나 한 단계 더 나가기를 원하는 사람들은 단식 시간을 14시간, 16시간, 18시간 또는 20시간으로 늘릴 수 있으며, 이 경우 하루 동안의 모든 칼로리와 영양을 충족시키기 위해 먹을 수 있는 시간은 각각 10시간, 8시간, 6시간 또는 4시간이다. 어떤 사람들은 단식 기간을 더 늘려 매주 하루나 이틀씩 식사를 금하기도 한다.

이 이론은 음식을 먹지 않아 소화 작용을 할 필요가 없는 시간에 몸이 치유되고 회복될 수 있는 기회를 준다는 개념이다. 간헐적 단식에 대한 대부분의 연구에 따르면, 간헐적 단식이 체중 감소 효과와 신진대사를 향상시키는 것으로 나타났다.[33] 즉, 간헐적 단식이 체지방과 염증을 줄이고 인슐린 감수성insulin sensitivity(인슐린에 반응하는 생체의 감수성. 인슐린 민감성이라고도 한다_옮긴이)을 개선하는 데도 도움이 된다는 것이다.

어떤 사람들은 간헐적 단식을 자연스럽게 행한다. 그들은 정오까지 아무것도 먹지 않거나 늦은 오후 이후 일체의 식사를 금한다. 만약 몇 시간 동안 먹지 않으면 화가 날 정도라면, 이 방법은 맞지 않을 수도 있다.

간헐적 단식을 시도하고 싶다면 처음 언급한 12시간의 밤샘 단식부터 시작하고, 기분이 좋으면 점차 시간을 늘릴 수 있다. 하지만 우선 몸에 귀를 기울여라. 몸이 어떻게 느끼는지에 따라 단식이 맞는지 여부를 알 수 있을 것이다. 단식을 하면서 기분이 좋다면 단식을 좋아하게 되고 몸도 단식에 잘 반응할 것이다. 하지만 기분이 나빠지고 단식이 맞지 않는다고 해서 걱정할 필요는 없다. 건강을 증진시키고 건강한 체중을 얻기 위해 간헐적 단식만큼 효과적인 식사 방법은 많으니까!

아마 지금쯤이면 식품에 대해 긍정적인 생각을 가지게 되고 건강과 체중에 영향을 주는 음식의 힘에 많은 영감을 받았으리라 생각한다. 이제 다룰 부분은 먹는 것의 심리다. 우리는 왜 먹는가? 또 어떻게 먹는가? 그저 식탐 때문에, 아니면 감정적으로? 아니면 사려 깊은 생각에 따라 먹는가? 다음 장에서는 먹는 것을 단지 영양 섭취 측면에서 살펴보는 것을 멈추고, 음식을 먹을 때 뇌에서 어떤 일이 일어나는지 더 자세히 살펴볼 것이다.

05 먹는 것의 심리학

"좋은 음식을 먹는 것은
음악의 맛을 보거나 색깔의
냄새를 맡는 것과 같지.
네 주변에는 멋진 게 많단다.
너는 그저 잠시 멈추고
그걸 음미하기만 하면 돼."

_ 영화 〈라따뚜이Ratatouille〉 중

이 장에서 한 가지 교훈을 얻는다면, '음식은 결국 즐기는 것'이라는 사실을 깨닫길 바란다. 음식은 삶의 필수적인 부분이다. 건강 목표가 무엇이든 음식을 즐기고, 맛보고, 마음껏 기대할 수 있다. 멋진 음식을 먹던 때를 되돌아보고, 얼마나 즐거웠는지 생각하면서 좋은 느낌에 빠질 수 있다. 하지만 말하기는 쉬워도 실제로 그런 기분을 느끼기는 쉽지 않다. 음식과의 관계가 대수롭지 않게 보일지도 모르지만, 이를 제대로 알기 위해서는 약간의 심리학적 노하우가 필요하다.

우리가 음식에 감정, 판단, 가치를 투영하기 시작하면 음식은 복잡해진다. 사람들은 종종 음식과의 관계에 대해 생각할 때 먹을 수 없다, 먹지 않는 게 좋다, 절대 먹지 말아야 한다, 먹지 않을 것이다, 먹는 게 좋다, 반드시 먹어야 한다는 식으로만 생각하는 경향이 있다. 그들은 자신에게 물어본다. "왜 이걸 먹었을까?" "왜 그걸 먹지 않았을까?" "왜 먹고 싶은데 먹지 못할까?" "왜 먹기 싫은데 먹어야 할까?" 등등. 이처럼 "~해야 했는데"와 같은 비판과 특정 음식을 나쁜 것이라고 규정 짓는 것은 두려움, 죄책감, 후회 그리고 통제력 부족으로 이어진다.

불행하게도 우리의 식단 문화도 이런 태도를 조장하는 나머지, 사람들로 하여금 지속적으로 특정 음식을 먹지 않게 하거나("나는 의지력이 강해!") 과식에 대해 죄책감을 느끼도록("나는 의지가 약해!") 만든다. 이 모든 흑백논리적 사고는 어느 정도 인간의 본성이라고 할 수 있다. 미카엘리데스 박사는 "사람들은 세상을 이해하기 위해 사물을 분류해 각각 따로따로 양동이에 넣는 것을 좋아하지요"라고 말한다. 그러나 음식에 관한 분류하는 것과 판단하는 것은 전혀 다른 문제다.

앞에서 음식을 칼로리 밀도가 낮은 음식과 높은 음식으로 분류해 별도의 양동이에 넣었다. 물론 이렇게 하면 균형 잡힌 식단을 더 쉽게 알 수 있다. 하지만 우리는 칼로리 밀도가 낮은 음식이 좋다거나 칼로리 밀도가 높은 음식은 나쁘다고 말하지는 않았다. 우리 모두는 건강 목표(SMART 목표)를 가질 수 있고, 큰 그림(YBP)을 가질 수 있다. 우리는 더 건강해지거나 만족스러운 체중을 가지도록 노력할 수는 있지만, 이런 목표를 위해 특정 음식에 대한 가치 판단을 해서는 안 된다.

물론 이는 깨기 어려운 패턴이다. 그렇게 하려면 우리의 목표를 지지하는 방식으로 음식에 대한 생각, 느낌, 태도를 재구성해야 할 테니까 말이다. 음식에 대한 관계와 음식에 대한 생각과 감정을 새롭게 하기 위해, 메타인지metacognition라는 심리적 개념부터 시작해 보자.

메타인지

우리의 생각이나 감정 자체가 우리는 아니다. 우리는 그런 생각과 감정을 가지고 있는 사람이다. 메타인지는 우리와 생각은 별개라는 사실을 인식하고, 우리는 생각을 관찰하는 존재라는 개념을 인식하는 복잡한 용어다.[1]

메타인지는 자신의 이해 능력이나 성과를 계획하고, 감시하고, 평가하는 과정이며, 자신의 생각과 학습에 대한 비판적 인식뿐만 아니라 생각하는 사람과 배우는 사람으로서의 인식까지 포함한다. 기술적으로 메타인지는 '인지에 대한 인지', 즉 '생각에 대한 생각'을 의미한다(여전히 이해되지 않는 말만 하고 있다고?). 메타인지는 마치 하나의 생각(그 안에 있는 생각, 또 그 안에 있는 생각…)에 관한 공상과학영화를 만드는 멋진 개념처럼 들리지만, 문제가 있다고 여기는 음식에 대한 생각(어떤 생각이든 상관없다)을 다루는 데도 사용할 수 있는 도구다.

음식과 좋은 관계를 맺기 전에, 먼저 음식에 도움이 되지 않는 생각을 다룰 필요가 있다. 그런 생각이 무엇인지 깨닫고 그 생각이 자신이 아니라 '가지고 있는 것'에 불과하다는 점을 인식해야 한다. 그리고 그 생각이 정말 사실인지 의문을 제기하는 것도 유용하다.[2] 어느 날 채소와 과일을 많이 먹고 체육관에 다녀온 후 '오늘 좋은 하루를 보냈다'라고 생각할 수 있다. 그러나 저녁 식사 시간이 되자 너무 배가 고파 밥을 두 그릇이나 먹고 디저트까지 먹고 말았다. 결국 당신은 '모든 것을 망쳤어, 나는 실패자야. 나쁜 하루를 보내고 말았어'라고 생각할 수 있다. 이제 메타인지를 사용하면 자신에게 떨어져 그 생각을 살펴볼 수 있다. 과일과 채소를 먹는 것이 기분 좋고 디저트를 먹는 것은 기분이 나쁠까? 그런 생각이나 느낌을 가지고 있다고 해도 그것은 사실이 아니다. 우리가 좋다거나 나쁘다고 생각한다 해도, 그것이 우리가 좋은 사람이냐 나쁜 사람이냐와는 아무 상관이 없다는 사실을 기억하라.

생각이 부정적으로 변한다고 느낄 때마다 메타인지를 사용한다면, 더 건강하게 먹으려고 노력하다가 실패했다는 생각이 들 때 흔히 느끼게 되는 절망의 소용돌이에 빠지지 않을 수 있다. 메타인지는 우리의 생각을 분석해 그것이 사실인지 아닌지를 판별해 주고, 우리의 목표와 일치하는 방식으로 그 생각들을 재구성하도록 도와준다. 머릿속에서 왜곡된 생각을 제거하고 그 생각을 재구성할 수 있는 방법을 소개한다.

- **"오늘 좋은 하루를 보냈어."** 이 말이 무엇을 의미하는가? 하루 종일 좋았다고? 정말 그랬는가? 이 생각에서 떨어져 보라. 이 생각을 오랫동안 지켜보면, 우스꽝스럽게 느껴지기 시작할 것이다. 이제, 그 생각을 더 유용한 생각으로 재구성해 보라. "나는 오늘 목표를 잘 지켰어. 내가 그렇게 잘할 수 있었다니 매우 자랑스럽군! 이제 정말 건강한 습관을 연습할 수 있을 거야."
- **"오늘 밤 정말 잘못했어."** 정말로 자신이 잘못했다고 믿는가? 과연 그것이 합리적인 생각일까? 이 생각을 다음과 같이 재구성할 수 있다. "오늘 정말 긴 하루였어. 저녁 식사 시간이 되니 의지력이 완전히 바닥난 것 같아. 아침에 오늘 하루를 시작할 때 계획했던 것보다 더 많이 먹어버렸어." 거기까지다. 더 이상의 판단은 하지 마라. 사실만 있을 뿐이다. 스스로를 좌절시키는 생각을 하기보다 도움이

되는 생각을 덧붙이도록 하라. "그래, 계획대로 행동하지 못하는 것은 다른 사람도 마찬가지야. 나만 그런 게 아니지. 누구나 피곤하면 장기적인 목표에 따라 행동하는 것이 어려워지는 법이니까. 다음번에는 어떤 계획을 세워야 도움이 될까?"

- **"내가 망쳤어. 나는 실패자야!"** 1분 동안 그 생각을 공중에 띄워놓고 보면 사실이 아닌지 알 수 있다. 몇 시간 전에 먹으려고 계획했던 것보다 더 많은 음식을 먹었다고 실패자라고? 물론 그랬다고 해도 실패자는 아니다. 앞으로 목표를 달성할 기회는 얼마든지 있다. 그러니 실패자라고 생각하는 대신, 다음과 같이 재구성할 수 있다. "내가 그렇게 행동한 데는 그럴만한 이유가 있었어. 아침 식사를 제대로 못해서 배가 너무 고팠으니까. 나는 단지 오늘밤 계획을 지키지 못했을 뿐이고, 누구나 계획대로 되지 않을 때가 있지." 긍정적인 면을 볼 수도 있다. 아이스크림을 먹으며 얼마나 즐거웠는지 기억해 보라. 그러면 실패했다는 생각을 이렇게 바꿀 수 있다. "아이스크림을 즐기는 것도 괜찮은 일이군."
- **"나는 절대 건강해질 수 없을 거야."** 당신은 점쟁이인가? 어떻게 미래를 볼 수 있단 말인가? 메타인지로 보면 그런 부정적인 생각이 얼마나 잘못됐는지 알 수 있다. 당신이 무슨 일을 할 수 없다는 것을 어떻게 알 수 있단 말인가? 그런 생각을 다음과 같이 재구성할 수 있다. "건강해지는 것은 한순간의 일이 아니라 긴 여정이고, 나는 기분 좋은 상태로 그 여정에 있는 거야. 내가 지금 기분이 좋지 않다면 그것은 나를 목표로 안내해 주는 정보일 뿐이야."

어떤 왜곡된 사고를 하고 있더라도 메타인식을 적용할 수 있다. 한 발짝 뒤로 물러나서 시도해 보라. 우리의 뇌는 현명하지만 때로는 지나치게 극적이거나 비관적이거나 좌절된 생각을 만들어낼 수도 있다. 때로는 비현실적인 낙관주의자일 수도 있고, 때로는 활기차고 명랑하고 희망과 야망으로 가득 차 있을 수도 있다. 어떤 생각을 안내자로 삼고, 어떤 생각에 눈을 돌릴지는 전적으로 자신에게 달려 있다.

실습

"그게 바로 내가 할 일이야."

부정적인 생각과 감정에 대항하고 이를 재구성하기 위해 우리가 좋아하는 묘책은 간단하지만 힘이 숨어 있는 다음 문구다.

"그게 바로 내가 할 일이야That's your work."[3]

목표가 너무 어려워서 달성할 수 없다거나 막혔다고 느끼거나 포기하고 싶어 하는 자신을 발견할 때마다, 스스로에게 해야 할 말은 바로 이것이다.

"그게 바로 내가 할 일이야."

우리 모두는 이 생애에서 해야 할 일이 있다. 그것이 항상 즐거운 일은 아니지만, 어쨌든 그 일을 하면 금전적 보수든, 자부심이나 성취감이든, 기분이 좋아지거나 건강해지는 것이든 보상을 가져다주리라고 생각했기 때문에 그 일을 하기로 결정했다. 헬스장에 가기 싫다고? 그게 당신이 해야 할 일이다. 저녁을 많이 먹었고 실제로 배가 고프지 않은 상태인데도 단것을 먹고 싶은 생각이 간절하고 이에 저항할 수 없다고? 그게 당신이 해야 할 일이다. 남들과 어울리며 음식을 강권하는 사람에게 넘어가고 싶은 유혹을 느낄 때 과감하게 거절할 힘이 없다고? 그게 바로 당신이 해야 할 일이다. 어떻게든 실제로 하고 있는 일을 목표로 재구성하면 그 목표를 더 중요하고, 더 필요하고, 무시할 수 없는 일로 느끼게 만들 수 있다. 목표를 향해 매일 한 단계씩 앞으로 나아간다고 생각하면 목표 달성이 더 쉽게 느껴질 것이다.

먹는 것에도 유형이 있다

메타인지는 우리가 어떤 행동을 하는 이유를 이해하는 훌륭한 도구로 이를 먹는 것에도 적용할 수 있다. 메타인지는 우리가 먹는 것이 배고픔 때문인지, 즐거움을 추구하기 위해선지, 지루함을 달래기 위해선지, 아니면 강한 감정 때문인지 알 수 있도록 도와준다. 물론 배고픔 이외의 다른 이유로 먹는 것이 잘못된 것은 아니지만, 음식을 통제할 수 없고 건강하지 못한 방식으로 먹는다면, 메타인지가 도움이 될 것이다.

이 도구를 더 효과적으로 사용하기 위해 우리는 다른 시간, 다른 상황, 다른 기분으로 먹는다는 사실을 발견하고 이를 네 가지 유형으로 구분했다. 이 부분을 읽으면서 자신이 어떤 유형인지 살펴보라. 그리고 다음에 음식을 먹을 때 어떤 유형으로 먹는지 생각하면, 자신이 어떻게 그리고 왜 먹는지 알 수 있다. 우리가 확인한 네 가지 식사 유형은 연료 먹기, 재미로 먹기, 안개 먹기, 폭풍 먹기다. 미카엘리데스 박사는 이 명칭들이 심리학 용어는 아니라고 말했다. 단지 기억하고 인식하기 쉽게 이름을 붙인 것이다. 하지만 이 명칭 뒤에 있는 심리적 측면도 언급할 것이다.

연료 먹기

연료 먹기Fuel eating란 말 그대로 몸에 연료를 공급할 목적으로 먹는 것이다. 이 먹기 유형은 복합탄수화물, 건강한 지방, 기름기 없는 단백질, 섬유질, 비타민, 미네랄 등의 형태로 우리 몸에 좋은 에너지를 공급하고 건강을 지키는 데 적절한 음식을 선택하는 것을 의미한다. 연료로써 음식을 먹는다는 것은 살기 위해 먹는 것이고, 우리 몸이 연료로 사용하기 좋아하는 음식이기 때문에 먹으면 기분이 좋아진다. 구운 연어 위에 채소를 듬뿍 얹은 커다란 샐러드를 의식적으로 선택한다면, 그것은 연료로써 음식을 먹는 것이다.

연료로 적절한 음식을 먹으면, 우리 몸이 더 잘 활동하도록 돕고 정신 건강에도 좋다. 2017년에 국제학술지 〈사이언티픽 리포트Scientific Reports〉에 게재된 한 연구에서는 사람들이 8일 동안 먹은 후 얼마나 행복하고 만족했는지를 조사했다.[4] 놀랍게도, 그들은 8일 동안의 식사에서 채소가 행복에 가장 큰 기여를 했으며, 채소와 과일을 먹은 후에 느끼는 행복감이 단것을 먹었을 때 느끼는 행복감과 거의 같다는 사실을 발견했다. 이 연구는 저녁 식사를 먹은 후에 느끼는 행복감이 간식을 먹은 후에 느끼는 행복감과 비슷하다는 것을 발견했는데, 이는 간식이 사람들을 더 행복하게 하리라는 기대와는 전혀 다른 결과다.

하지만 연료로써 음식을 먹는 것이 건강에 좋다고 해서, 그것이 무조건 좋고 유익하다고 쉽게 생각해서는 안 된다. 그것이 좋은 방법일 수 있지만, 먹는 유형이 그 방법만이 있는 것은 아니다.

재미로 먹기

재미로 먹기fun eating는 말 그대로 즐거움을 위해 먹는 것이다. 연료 먹기가 살기 위해 먹는 것이라면, 재미로 먹는 것은 먹기 위해 사는 것이다. 물론 우리는 두 가지 다 할 수 있다. 원래 다양하게 사는 것이야말로 삶의 조미료니까. 재미로 먹기에는 엄마가 만든 맥앤치즈(마카로니와 피자치즈를 섞은 요리_옮긴이)처럼 우리에게 위안을 주는 음식, 푸짐한 디저트, 휴일이나 축하하는 날 먹는 음식, 그 외 영양소보다는 즐거움을 위해 먹는 모든 음식이 해당된다.

그렇다고 해서 재미로 먹는 음식에 영양가가 없다는 뜻은 아니다. 2019년에 학술지 〈헬스 사이콜로지 오픈Health Psychology Open〉에 발표된 연구에 따르면, 즐거운 음식의 적당한 소비는 완벽한 식도락가가 되려고 애쓰면서 음식에 대해 계속 불안해하고 즐거운 음식을 부정적으로 생각하는 것과 반대로, 건강하게 먹는 방법이 될 수 있다고 한다. 연료 먹기를 '좋은' 식습관, 재미로 먹기를 '나쁜' 식습관이라고 생각하기 쉽지만, 그런 생각은 불필요한 스트레스를 초래한다.[5] 인생에서 약간의 재미를 추구하는 것은 전혀 잘못된 것이 아니다. 이 연구에 따르면, 가족과 친구들과 요리를 즐기며 음식 경험을 나누고 양질의 음식과 저녁 의식을 우선시하면서 재미로 먹는 음식을 신경 쓰면서 먹는 것은 전혀 걱정할 필요 없이 적절한 목표를 달성하는 좋은 방법이다. 우리는 이 연구 결과에 전적으로 동의한다! 하지만 재미로 먹는 음식은 칼로리가 높은 경향이 있다. 그러므로 양을 결정할 때 신중을 기해야 한다.

안개 먹기

미카엘리데스 박사는 "안개 먹기fog eating는 정말 아무 생각 없이 먹는 것"이라고 말한다. "그러니까 당신이 하는 일에 전혀 주의를 기울이지 않는다는 얘기입니다." 사실 우리 모두는 그런 경험이 있다. 그렇지 않은가? 먹는 것에 완전히 빠져서, 팝콘 한 사발을 순식간에 해치우고 계면쩍게 개를 바라보면 개는 억울하다는 듯 이렇게 말하는 것 같은 표정을 짓는다. "왜, 날 보는 거요? 난 입에도 안 댔는데."

안개 먹기를 하루에 여러 번 하다 보면, 나중에는 이를 알아차리지도 못한다 해도 놀랍지 않다. 예를 들어 오늘 처음 아이스크림을 먹을 때는 강한 인상을 받지만, 여러 번 먹다 보면 그것에 익숙해져 세심한 주의를 기울이지 않게 된다. 그래서 문자를 확인하거나 TV를 보거나 다른 일을 하면서 자동적으로 아이스크림을 먹게 되는 것이다.

안개 먹기를 완전히 피할 수는 없다. 미카엘리데스 박사는 "우리가 한 입 한입에 세심한 주의를 기울이는 것은 현실적이지 않습니다. 그러나 어느 정도의 마음 훈련이 먹는 경험을 향상시킬 수는 있습니다"라고 말한다. 먹을 때마다 주의를 기울이면, 더 신중한 선택을 할 수 있고, 배가 부를 때 알아차리고, 먹는 것을 더 즐길 수 있을 것이다.

먹는 것에 세심한 주의를 기울이면 당신이 얼마나 많이 먹고 있는지를 깨닫는 데도 도움이 된다. 식당 종업원이 와인잔을 채우는 것을 보고 어떤 생각이 드는가? 나초 한 바구니를 다 먹을 생각이었는가? 이미 충분히 먹었을 때, 음식을 덜어낸다든지, 계획적으로 먹는다든지, 혹은 "이제 됐습니다. 배가 불러요"라고 사양하면서 주의를 기울이는 것은 과식을 피하는 데 도움이 된다.

폭풍 먹기

폭풍 먹기storm eating는 대개 강한 감정이나 음식 제한(어떤 음식을 먹어서는 안 된다는 생각)에 대한 반발로 일어난다. 회사에서 화가 난 채로 집에 돌아와 과자 상자를 뒤진다. 테이블 위에 누군가가 도넛 상자를 갖다 놓았다. 단 음식을 끊었지만 마침 집에 아무도 없다. 그래서 마음껏 도넛을 먹는다. 하루 종일 샐러드와 과일만 먹었는데, 누군가 기름지고 치즈가 많은 페퍼로니 피자를 주문하자 서둘러 따라 먹는다.

폭풍 먹기는 실제 배고픈 것과는 상관이 없다. 폭풍 먹기는 음식 제한에 대한 반항이나 음식을 약이라고 생각하고 먹는 것에 가깝다. 그런 일이 일어나면 허리케인에 휘말렸을 때처럼 먹고 싶은 충동에 휘말린다. 대부분의 사람은 모두 폭풍 먹기를 경험한 적이 있고, 어떤 사람은 폭풍 먹기를 자주 한다. 폭풍 먹기는 가끔 일어나는 것이 보통이지만, 만약 습관이 된다면 분명히 건강 목표에 영향을 줄 수 있다. 만약 폭풍 먹기를 통제할 수 없다면, 폭식 전문가나 영양사에게 전문적인 도움을 받을 수 있다. 폭풍 먹기가 심각한 문제라면, 평소에 충분히 먹고 있는지, 식단을 너무 제한하고 있지는 않은지, 혹은 감정적인 이유로 먹는지 그리고 먹는 대신 무엇을 할 수 있는지에 대해 생각해 보라. 불행히도 먹는 것으로는 어떤 감정적인 문제도 해결할 수 없기 때문이다.

감정적으로 먹기

감정적 먹기emotional eating는 흔히 폭풍 먹기와 관련이 있다. 물론 다른 유형의 먹기와도 관련이 있을 수 있다. 감정적으로 먹는다는 것은 강한 감정에 반응해 먹는 것이다. 이유는 그것이 단기적으로 도움이 되는 것처럼 느껴지기 때문이다. 음식은 위로가 되기도 하고, 흥미롭고, 즐거울 수도 있고, 기분 전환이 되기도 한다. 그리고 때로는 꼭 필요한 것처럼 느껴지기도 한다. 아마 실제로도 그럴 것이다!

하지만 감정적으로 먹는 일이 자주 일어난다면, 몇 가지 방법을 통해 감정적 에너지를 바꾸는 훈련을 해야 한다. 하지만 걱정하지 말라. 거품 목욕을 하라거나 친구를 부르라거나 이미 수백만 번 들어본 틀에 박힌 조언은 하지 않을 것이다. 물론 "당신의 감정이 무엇인지 느껴보라"라는 말도 하지 않을 것이다. 감정적 먹기를 다스리는 핵심 요점은 어떤 감정도 느끼지 않는 것이기 때문이다. 케이크를 간절히 원하는 상황에 "그 감정을 느껴보라"라고 말하는 건 전혀 해결책이 아니다.

당신에게 정말 필요한 것은 대처 전략이다.[6] 다행히 우리에게는 대처 전략이 넘쳐난다.[7] 우리의 대처 전략의 머리글자는 EMOTE다. 문자 그대로 보면 'emoting'은 '감정을 느끼는 것'을 의미하지만, EMOTE는 탐색**E**xplore, 명상**M**ediate, 관찰**O**bserve, 대화/텍스트**T**alk/Text, 운동**E**xercise의 약자다. 그러므로 EMOTE-ing이란 순간적으로 감정을 억제하기 어려워 실제로 감정적으로 먹는 것을 대체하는 것에 더 가깝다. 음식을 먹고 싶은데 그것이 배가 고파서가 아니라 감정 때문이라는 것을 안다면, 우리가 할 수 있는 일이 몇 가지 있다.

- E는 탐험Explore을 나타낸다.

  탐험은 재미있다. 탐험은 매력적이고, 흥미로우며, 뇌신경 세포의 흥분을 전달하는 역할을 하는 신경전달물질인 도파민을 발생시켜 좋은 느낌으로 우리를 채운다. 배고픔 때문이 아니라 강한 감정 때문에 먹고 싶은 충동을 느낀다면, 먹는 것 대신 관심 있는 다른 것으로 눈을 돌려보라. 그러면 기분이 나아질 것이다. 흥미 있는 기사를 읽거나 인터넷에 떠도는 특정 사건의 음모론에 푹 빠지거나 보고 싶었던 TV 프로그램을 보는 것도 좋고, 이어폰을 끼고 유행하는 밴드의 노래를 듣는 것도 좋은 방법이다. 시간이 없어서 즐기지 못했던 취미가 있는가? 기타를 연주하거나 고양이 그림을 그려보거나, 목공 작업에 몰두하거나, 새로운 길로 하이킹을 떠나거나, 꿈의 집을 디자인해 보거나, 다음 휴가를 계획하거나, 상상력과 열정을 불러일으키는 새롭고 흥미로운 것을 해보라. 그런 탐험과 새로움이 뇌를 차지하면 다른 것이 들어설 자리가 없다.

- M은 명상Meditate을 나타낸다.

사찰에 들러 참선을 해보라. 명상은 사람들이 말하는 것처럼 어렵지 않고 좋은 느낌을 줄 것이다. 명상은 불안한 마음을 진정시키고, 스트레스를 해소하고, 기운을 북돋아준다. 명상 방법은 많다. 가만히 앉아서 숨결이 들어가고 나가는 느낌을 알아차리는 것부터 경전 문구를 반복해서 암송하거나 편안한 환경을 시각화하는 것에 이르기까지 다양하다. 마음에 드는 전략을 골라보라.

몸 실습

명상 메뉴

긴장을 푸는 데 도움이 되는 것은 무엇이든 명상이라고 할 수 있지만, 명상에는 어느 정도의 짜임새가 있어야 한다. 강한 감정을 음식으로 달래고 싶은 충동을 느낄 때 시도할 수 있는 몇 가지 명상 기술을 소개한다.

- **깊은 호흡** 코로 숨을 깊게 들이마신 후(가능한 한 많은 공기를 들이마신다) 큰 한 숨과 함께 입으로 폐의 모든 공기를 빼낸다. 강한 감정이 지나갈 때까지 다섯 번 이상 반복하라.
- **박스 호흡** 숨을 4초간 들이마시고, 4초간 머금었다가, 4초간 내쉰다. 다시 4초 쉬었다가 필요에 따라 반복한다.
- **숫자 세기** 숫자 하나를 선택하고 1부터 천천히 그 숫자까지 세고 나서 다시 1까지 거꾸로 센다. 필요에 따라 반복한다.
- **시각화** 평화로운 환경을 상상하고 그 안에서 환경과 대화하는 모습을 그려본다. 가능한 한 자세히 그린다. 지금 당신은 어디에 있는가? 평화로운 숲이나 꽃이 만발한 초원을 걷고 있는가? 아니면 해변이나 좋아하는 도시, 또는 좋아했던 과거의 어느 장소? 생각하는 것이 무엇이든, 머릿속에서 그것을 실현시켜보라. 그리고 마음껏 즐겨보라!

• O는 관찰Observe을 나타낸다.

몇 분 동안 가만히 앉아서 네 가지 감각을 총동원해 주변의 모든 것을 관찰해 보라(미각은 동원하지 않아도 좋다). 바라보는 모든 것에 집중해서(가급적 자세히) 냄새도 맡아보고(향기는 미묘할 수 있지만 감지하려고 노력해 보라), 들어도 보고(소음에서 식기세척기의 윙윙거리는 소리까지), 느껴도 보라(입고 있는 옷, 피부를 스치는 공기까지). 주위의 모든 것이 흥미롭게 보이고 현재의 순간에 집중할 수 있게 된다.

• T는 대화/텍스트Talk/Text를 나타낸다.

친구에게 다가가기 위해 가장 취약하고 복잡한 감정을 모두 드러낼 필요는 없다. 간단한 대화를 시작하거나 안부 문자를 보내라. 그들에게 무슨 일이 일어나고 있는지 다른 사람에게 물어보는 것도 기분 전환에 도움이 될 것이다. 복잡한 머릿속을 비우는 데는 다른 사람의 말에 귀를 기울이는 것만 한 것이 없다. 물론 거기에 감정을 털어놓을 수 있다면 금상첨화겠지만, 반드시 그럴 필요는 없다. 때로는 속상한 감정 표출을 자제하는 것이 상대방도 무언가를 겪고 있다는 것을 상기하는 쉽고 간단한 방법이니까 말이다.

• E는 운동Exercise을 나타낸다.[8]

운동이라고 해서 꼭 체육관에 가거나 30분 동안 심장 강화 운동을 하라는 얘기가 아니다. 지금 하고 싶지 않다면 무엇이든 억지로 할 필요는 없다. 하지만 1분에서 5분이라는 짧은 시간 동안 어떤 육체적 운동을 할 수 있을까? 먼저 타이머를 준비한다. 단 1분간의 운동이라도 기분을 전환해 주고 혈액 순환을 좋게 하기에 충분하다. 1분 동안 앉았다 일어서기, 팔 굽혀 펴기, 제자리 뛰기, 그 외 간단한 운동을 몇 회나 할 수 있는지 확인해 보라. 혹은 타이머를 5분으로 설정하고 빠른 걸음으로 사무실 밖을 걸어 나가 복도 끝까지만 갔다 와도 충분한 육체 운동을 한 것이다.

이런 육체 운동을 한 다음 배고픔을 느끼면 어떻게 할까? 뭔가를 먹어도 좋다! 먹는 것은 언제나 당신의 선택 사항이니까. 하지만 여기서 말하는 EMOTE는 지금 당장 먹는 것이 건강에 가장 좋은 선택이 아니라고 결정했을 때 하는 것이다.

음식과의 관계를 계속 탐구하고 즐기면서 성가신 식탐과 싸우게 될지 모른다. 모든 사람이 식탐을 가지고 있지만, 그 식탐이 좋아하지 않는 방식으로 먹는 행동을 조종하고 있다고 느낀다면 주의를 기울여야 한다. 식탐이 끊임없이 속삭이기 때문이다. "친구들과 가까이 지내야 하지만, 적과는 더 가까이 지내야 해! 식탐이 적이 아니라는 사실을 알게 될 거야." 우리는 절대 여기에 넘어가서는 안 된다.

식탐 정복하기

과학자들에게 건강한 식단을 방해하는 것이 무엇이냐고 질문했을 때 가장 흔한 대답 중 하나가 '식탐'이었다. 식탐은 신체적 갈망이라고 여겨지지만, 종종 그 갈망 뒤에는 심리적 촉발 요인이 있다. 식탐을 유발하는 것이 무엇이며, 우리는 왜 그 유혹에 굴복하는 걸까? 식탐 앞에서 무력감을 느끼지 않기 위해서는 무엇을 할 수 있을까?

식탐을 유발하는 것이 무엇인지에 대한 많은 의견은 과학적 근거가 있다. 우리는 그 의견이 상황에 따라 대체로 옳다고 생각한다. 다음은 식탐에 관한 가장 일반적인 이론이다. 우리는 어느 것에 해당될까?

- **영양 결핍이 식탐을 유발한다**. 영양소가 부족하면 그 영양소가 들어 있는 음식을 갈망하게 된다는 이론이 널리 퍼져 있다. 이는 심리적인 이유라기보다는 갈망의 생리적인 이유라고 볼 수 있다. 예를 들어, 철분이 부족하면 스테이크가 먹고 싶을 수도 있다. 마그네슘이 부족하면 다크초콜릿을 갈망할 것이고, 비타민 C가 부족하면 오렌지를 갈망한다는 이론이다. 이 이론은 극단적인 경우(극단적으로 해당 영양소가 부족한 경우)에는 사실일 수 있지만, 일반적으로 옳지 않다는 것이 입증됐다. 이론적으로 보면 감자칩에 대한 갈망이 나트륨 부족 때문일 수 있지만, 대부분의 사람은 충분한 나트륨을 섭취하면서도 여전히 짠 간식을 갈망한다. 따라서 짠 간식을 갈망하는 이유는 그 반대일 가능성이 더 높다. 연구에 따르면 소금을 많이 먹는 사람이 소금을 더 갈망하는 반면, 소금 섭취를 줄인 사람은 짠맛에 익숙하지 않아 소금을 덜 갈망하는 것으로 나타났다.[9] 또 설탕을 많이 먹는 사람이 설탕을 더 갈망하는 경향이 있는데, 이는 설탕이 우리 뇌에 오피오이드opioids와 도파민dopamine을 방출시키기 때문일 것이다.[10] 게다가 이 반응은 습관이 될 수 있다. 따라서 현재의 일치된 견해는 영양 결핍이 해당 음식에 대한 갈망을 유발할 수는 있지만, 식탐은 다른 이유일 가능성이 더 높다는 것이다.
- **음식을 제한하면 식탐을 유발한다**. 음식을 충분히 먹지 않거나 특정 음식을 배제하고 있다면, 배제한 음식에 대한 갈망이 생기는 것은 아주 흔한 일이다. 그것이 우리의 타고난 반항적 본성이기 때문이다. 예를 들어 의사가 초콜릿을 먹으면 안 된다고 했다면 "초콜릿을 먹을 수 없다고? 그렇다면 보여주지. 내가 초콜릿을 얼마나 잘 먹을

수 있는지!"라는 반항심이 생길 수 있다. 물론 실제로 이런 말을 입 밖에 내뱉지 않을 수도 있지만, 그런 느낌이 갈망 뒤에 숨어 있다는 것이다. 하지만 이 이론도 매우 엄격한 음식 규칙을 적용하거나 지나치게 소식하는 경우에만 해당된다. 건강한 체중 감량을 위해 합리적으로 칼로리를 줄이는 식단에는 장기적으로 이런 식탐이 지속되지 않기 때문이다. 2020년 〈영양과 뇌Nutrition and the Brain〉에 발표된 한 연구에 따르면, 칼로리 섭취를 줄이면 처음에는 식탐을 유발하지만 이는 단기적인 현상일 뿐 습관처럼 학습되지는 않는 것으로 밝혀졌다.[11] 오히려 장기간에 걸쳐 칼로리 섭취를 줄이면 음식에 대한 갈망도 감소한다는 것이다. 덜 먹는 것에 적응하면, 그것이 새로운 습관이 되기 때문일 것이다.

- **과식이 식탐을 유발한다**. 사실 식탐을 유발할 가능성이 가장 높은 원인은 습관적으로 과식을 하는 것이다. 2020년 〈식욕Appetite〉에 발표된 한 연구에 따르면, 낮에 많은 음식을 먹는 사람들은 대개 칼로리가 높은 음식을 먹는 경향이 있다.[12] 그들은 낮에 꽤 긴 시간을 먹는 것에 할애하거나 밤늦게 먹는 경향이 있고, 체질량지수(BMI)가 높았으며, 식탐을 경험할 가능성이 높았다. 즉, 음식을 적게 먹어서가 아니라, 습관적으로 더 많이 먹는 것이 장기적으로 식탐을 유발하는 것으로 보인다.
- **기분을 전환하려는 시도가 식탐을 유발한다**. 우리는 아이스크림 한 컵을 먹으면 슬픔을 가라앉힐 수 있다는 고정관념을 가지고 있다. 실제로 사람들은 스트레스에 대응하기 위해 먹는다는 증거도 있다. 2001년 〈식욕〉에 게재된 한 연구에 따르면, 탄수화물을 먹으면 탄

수화물을 갈망하는 사람에게 고통의 감정을 완화시키고 행복의 감정을 불러일으킨다고 한다.[13] 또 다른 연구는 다이어트를 하는 사람들이 부정적인 기분에 빠지면 식탐에 굴복할 가능성이 더 높다는 것을 보여주었다. 뇌가 식욕을 돋우는 음식에 더 강하게 반응한다는 것이다.[14] 이는 음식에 대한 갈망이 기분을 좋게 하려는 시도라는 것을 암시한다. 이제 알았겠지만, 감정에 음식으로 반응하면 그것이 습관이 된다. 하지만 그런 습관은 바꿀 수 있다.

- **수면 부족이 식탐을 유발한다.**[15] 수면이 부족하면 특히 탄수화물에 대한 갈망이 커진다. 2019년에 〈영양학Nutrients〉에 발표된 연구에 따르면, 여성의 경우 잠을 33% 덜 자면 더 배가 고프고, 더 식탐을 느끼고, 더 초콜릿을 먹고 다음 날 점심을 더 많이 먹는다는 사실을 보여주었다.[16] 또 다른 연구에 따르면, 젊은 남성의 경우 수면 부족이 음식의 양을 증가시키고, 음식 선택에도 영향을 미친다.[17]
- **눈으로 보는 것도 식탐을 유발한다.** "나는 해산물 다이어트 중인데, 해산물을 보면 먹지 않을 수 없어!" 이 말에는 약간의 진실도 있다. 사람은 음식 신호에 반응하는 경향이 있다. 실제로 그런 본능 때문에 인간이 지금까지 생존해 왔는지 모른다. 우리는 음식을 눈으로 보면(또는 냄새를 맡으면), 그전까지 그 음식에 대해 생각하지 않았어도 갑자기 그 음식을 갈망할 수 있다.

한 연구에서 식탐이 우리 뇌의 시각피질에서 어떻게 나타나는지 조사했다.[18] 이 연구는 (일반적으로 식탐에 대한 민감성을 지칭하는) '음식 등급의 힘Power of Food Scale(PFS 수치가 높으면 배고픔 이외의 감정적 동기가 크게 작용한다는 것을 의미함_옮긴이)' 테스트에서 더 높은 점수를 받은 사람들이 갈망하는 음식을 시각화하라는 요청을 받았을 때 배고픔을 더 느낀다는 사실을 보여주었다. 2017년의 또 다른 연구는 초콜릿 이미지를 상상하면 식욕을 유발한다는 것을 보여주었다.[19] 음식에 대한 갈망을 경험한 대부분의 사람은 음식에 대한 노출이 갈망을 더 강렬하게 만든다고 말한다. 자신이 먹고 싶은 음식의 모양, 냄새, 맛을 상상하는 것만으로도 갈망을 강화시킨다는 것이다.[20]

- **식탐도 습관이다**. 습관은 자동적으로 반복되는 행동이다. 저녁 식사 후에 단것을 먹는 습관이 있었는데 그 습관을 멈추기로 결정했다면 뇌는 처음에는 그 변화에 저항할 것이다. 과거에 습관적으로 먹던 것에 대한 갈망을 경험하게 된다. 하지만 저녁 식사 후에 단것을 먹지 않는 횟수가 많아질수록, 먹지 않는 것이 점점 더 쉬워지고 갈망은 힘을 잃고 마침내 사라져버린다.
- **우리는 건강해지기 어려운 세상에 살고 있다**. 비만을 유발하는 환경이란 칼로리가 높은 음식을 쉽게 구할 수 있고, 그런 음식을 먹도록 격려하는 신호에 지속적으로 노출되는 환경이다.[21] 현대사회가 그러하다. 그런 음식을 거부할 수 없도록 설계된 지속적 노출과 사회적 압력이 끊임없는 갈망을 유발한다.[22] 쉽게 구할 수 없는 음식을 먹지 않는 것은 쉽지만, 쉽게 원하는 만큼 구할 수 있는 음식을 거부하는 것은 그렇게 쉬운 일이 아니다.

메타인지를 사용해 식탐을 이기는 방법

식탐을 유발하는 요인은 많지만, 그렇다고 해서 식탐에 굴복할 필요는 없다. 식탐을 극복하기 위한 심리적 전략을 몇 가지 소개한다. 바로 메타인지를 사용하는 방법이다. 식탐의 원인이 무엇이든 식탐이 발전을 저해하도록 내버려두어서는 안 된다.

- **식탐을 분리시켜라**. 2017년에 학술지 〈중독 추세 보고서Current Addiction Reports〉에 발표된 한 연구에 따르면, '분리decentering'라는 마인드 기반이 어떻게 원치 않는 식탐을 완화시킬 수 있는지에 대해 조사했다.[23] 분리는 매우 특별한 사고 과정을 포함하는 메타인지의 일종이다. 여기에서는 식탐을 자신 안의 무언가가 아니라 자신 밖의 무언가로 간주한다. 갈망을 자신의 생각과 동일시하지 않으면, 갈망이 지배할 힘이 없다는 것을 인지한다는 것이다. 캐나다 몬트리올에 있는 맥길대학교McGill University의 연구에 따르면, 우리의 갈망을 조절 통제하기 위한 여러 가지 마음 훈련 기술을 비교한 결과, 이 기술이 단순한 '기분 전환'보다 더 효과적인 것으로 나타났다.[24] 이 기술을 사용하기 위한 첫 단계는 갈망을 분리된 것(고립돼 있는 것)으로 시각화하는 것이다. 지금 갈망이 자신을 통과해 지나쳐서 멀어지고 있다고 생각한다. 갈망이 계속 움직이며 이미 빠져나갔기 때문에 자신과는 분리됐다고 이해하면 갈망을 극복하기가 더 쉬워진다.

- **행동 연쇄를 끊어라**. 우리는 습관이 어떻게 형성되며, 습관을 중단하려면 행동 연쇄를 어떻게 끊어야 하는지 배웠다. 이것이 습관에 기초한 식탐을 억제하는 데도 효과가 있을 수 있다. 당신은 TV를 볼 때면 무의식적으로 감자칩을 먹는 습관이 있을지 모른다. 그러나 촉발 요인(TV를 켜는 것)이 무엇인지 확인하면, 뇌가 생각(TV를 볼 때면 꼭 감자칩이 있어야 해)을 깨닫고, 행동(이 시점에서 감자칩을 찾으러 부엌으로 갔지)을 소환한다. 그다음 결과(매일 밤 감자칩을 먹으면 소금, 지방, 칼로리가 건강 목표에 어떤 영향을 줄 것인가?)를 상상하고, 대안적인 행동을 선택한다(오늘 밤에는 감자칩 대신 박하차를 마셔보고 그것이 어떤 변화를 가져오는지 볼 거야).[25] 이처럼 행동 연쇄를 끊음으로써 습관을 중단시키고 음식에 대한 갈망을 억제시킬 수 있다.
- **식탐과 정면으로 맞붙어라**. 이것은 또 다른 유형의 메타 인식이다. 생각에 대해 생각하는 것에 그치는 것이 아니라, 그 생각과 정면으로 맞붙는 것이다! 식탐이 느껴질 때 생각을 주목하라(지금 울적한데 초콜릿을 먹으면 기분이 나아질 거야). 당신의 생각을 알아챘으면 그 논리와 논쟁하라(정말로 초콜릿을 먹으면 기분이 나아질까? 너는 초콜릿이 아무 효과가 없다는 것을 확실하게 알고 있어. 울적한 기분을 나아지게 하는 다른 방법이 없을까?). 이때 자기비판에 빠지지 않도록 조심해야 한다. 그것은 전혀 도움이 되지 않는다. 정정당당하게 논리와 이성을 사용해 식탐에서 벗어나라고 스스로에게 말하면서 동기를 부여한다는 생각을 가지고 격려한다. "내가 알아서 할 거야!"[26]
- **먹는 양을 줄이는 것보다 먹는 횟수를 줄여라**. 때로는 먹는 양을 줄이는 것이 식탐을 완화시킬 수 있겠지만, 2017년 2년간의 체중 감

량 시험 과정을 연구한 한 연구에 따르면, 먹는 횟수를 줄였을 때는 식탐을 크게 완화시킬 수 있지만 횟수를 줄이지 않고 양만 줄였을 때는 식탐을 완화시키지 못하는 것으로 나타났다.[27] 예를 들어 항상 오후 3시에 달콤한 커피 1잔을 마신다고 가정해 보자. 큰 컵에서 작은 컵으로 바꾼다 해도 커피에 대한 갈망을 줄이지는 못할 것이다(물론 섭취 칼로리는 줄일 수 있을 것이다). 하지만 큰 컵을 그대로 유지하되 횟수를 일주일에 1번으로 줄인다면 커피에 대한 갈망의 빈도도 줄어들 것이다. 얼마 지나지 않아 매일 커피 1잔을 마시지 않아도 된다고 느끼게 될 것이다.

얼마나 먹으면 충분히 먹은 것일까?

배고픔 이외에 식탐이나 습관적으로 먹는 일로 애를 먹고 있다면, 어쩌면 실제로 배고픈 게 어떤 느낌이고 배부른 게 어떤 느낌인지에 대한 감을 잃었을 수도 있다. 우리가 눔 포만감 척도Noom Satiety Scale를 개발한 것도 바로 이런 이유 때문이다.[28] 이 척도는 실제로 얼마나 배가 고픈지를 알아내는 데 도움을 주는 도구다. 이 도구는 벌써 먹을 시간이 됐는지, 그렇다면 얼마나 먹어야 하는지, 이전에 먹은 것보다 더 많이 먹어야 하는지 등을 결정하는 데 도움이 된다. 끼니 때가 돼 식사를 하기 전에 배가 고픈지 아닌지 확실하지 않은 경우, 또 배고픈 경우라도 얼마나 배가 고픈지 잘 모를 경우, 이 도구를 사용할 수 있다. 이 포만감 척도를 사용하면, 음식을 먹으면서 포만감 신호를 포착할 수 있어서 이제 먹을 만큼 먹었는지 알 수 있게 해준다. 포만감 척도에는 11단계가 있다.

❶ **망상에 빠진 상태** 너무 배가 고파서 망상에 빠져 있다. 망상이 아닐 수도 있지만, 먹는 것 이외에 다른 생각을 하기가 어렵다.

❷ **몹시 허기진 상태** 너무 배가 고파서 저녁 식사 생각밖에 없어!

❸ **당장 먹을 태세의 상태** 지금 당장 먹을 태세지만, 그렇다고 흥분할 지경까지는 아니다.

❹ **먹고 싶은 생각이 드는 상태** 지금 식사나 간식을 먹고 싶고 배에서 약간 꼬르륵 소리도 나지만, 아직 비상사태는 아니다.

❺ **배고프다는 느낌이 살짝 드는 상태** 뭔가를 먹고 싶은 생각이 나지만, 다음 끼니 시간까지 충분히 기다릴 수 있다.

❻ **중립적인 상태** 배고프지도 배부르지도 않은 상태. 지금 밥 생각이 간절한 것도 아니고 그렇다고 배가 부르지도 않다. 식욕이 없는 중립적인 상태다.

❼ **그냥 만족스러운 상태** 이전 끼니를 충분히 먹었다고 생각하기 때문에 지금 전혀 배고프지 않다.

❽ **연료 가득 충전 상태** 이전 끼니에서 아주 훌륭한 식사를 했기 때문에 지금 세계를 상대할 수 있을 만큼 든든하다.

❾ **벨트를 풀어야 할 만큼 배부른 상태** 맛있게 많이 먹다 보니 지금은 배가 너무 부르다. 산책이 필요할 정도.

❿ **너무 많이 먹은 상태** 극도로 포만감을 느낀 나머지 오히려 불편해서 너무 많이 먹은 것을 후회하고 있다.

⓫ **식곤증과 싸우는 상태** 너무 배가 불러서 잠이 올 것 같다. 움직이는 것도 귀찮다. 확실히 필요 이상으로 많이 먹었다는 생각이 든다. 소화제를 먹어야겠다는 생각이 들고 그 불쾌한 후유증을 생각하니 걱정된다.

우리의 결론은 3번에서 5번 사이에 있을 때가 먹기에 가장 좋은 시간이며, 6번에서 8번 사이에 있을 때는 아무것도 먹어서는 안 된다는 것이다. 너무 배가 고플 때까지 먹지 않고 기다리거나 너무 배가 부를 때까지 계속 먹는 일은 우리에게 자주 일어나는 일이지만, 그것은 우리가 몸에서 나오는 신호에 주의를 기울이지 않는다는 징후다.

적당히 배고플 때 먹고 적당히 만족할 때 멈추는 상태를 유지하려면, 먹기 전과 후의 기분에 세심한 주의를 기울여야 한다. 몸이 우리에게 무엇을 말하고 있는지를 주목하라. 우리의 몸은 언제 먹을 시간이고 언제 충분히 먹은 상태인지 알고 있지만, 우리의 생각과 감정이 때때로 그 인식을 흐리게 만든다. 따라서 그에 대한 연습이 필요하다. 배고픔과 포만감을 제대로 인식하면, 칼로리에 대한 걱정 없이 다음 식사를 편안하게 할 수 있기 위해 얼마만큼의 양을 먹어야 하는지 쉽게 알 수 있다. 타이밍과 음식 선택의 측면에서 배고픔과 포만감이 어떤 상태인지는 사람마다 다를 수 있으므로, 어떤 상태가 포만감 영역인지에 초점을 맞추는 것이 중요하다.

눔의 일곱 가지 핵심 습관

음식과의 관계는 사람마다 다르지만, 우리는 음식과의 관계를 개선하기 위해 노력하는 모든 사람을 도울 수 있는 일곱 가지 습관이 있다는 것을 발견했다. 우리는 이 일곱 가지 핵심적인 습관을 일종의 음식 관계 점검이라고 생각한다. 이 습관은 사람들이 음식과의 관계를 개선하고 건강한 체중을 유지하는 데 도움을 주는 것으로 임상적으로 입증됐다. 이 중 어떤 것을 사용할지 여부는 전적으로 사용자에게 달려 있다. 물론 어느 것도 사용하지 않을 수도 있다. 우리는 결코 강요하지 않는다! 이제 건강한 식습관 형성에 대한 영감과 지침을 받을 준비가 됐는가?

핵심 습관 1. 가급적 아침 식사를 하라

아침을 먹을 것인지 먹지 않을 것인지에 대한 문제는 뜨거운 논쟁거리다. 만약 간헐적 단식을 하고 있다면, 아침 식사를 거를 것이다. 또 아침에 배고픔을 느끼지 않는다면 반드시 아침을 먹을 필요는 없다고 생각한다. 하지만 아침에 배고픔을 느낀다면 아침 식사를 하는 것이 여러 가지 이유로 유용한 전략이 될 수 있다.

1. **탄수화물 조절** 우선 탄수화물이 나쁜 것이 아니라는 사실을 기억하라. 탄수화물을 조절하는 것보다는 차라리 칼로리를 조절하는 것이 건강을 유지하는 데 더 영향을 미친다. 다만 최근 연구에 따르면, 우리 몸은 아침에는 탄수화물을 잘 처리할 수 있지만, 저녁에는 그렇지 못하다는 것이 밝혀졌다.[29] 아침 7시와 저녁 7시에 똑같은

음식을 먹는다 해도(똑같이 토스트 두 조각), 아침보다 저녁에 혈당이 더 높아질 수 있다. 여기에는 그럴만한 이유가 많지만, 사람들이 보통 아침에 더 활동적이고 저녁에는 가만히 앉아 있는 경우가 많다는 것이 대표적일 것이다. 또 사람들은 인슐린 감수성이 떨어지고 혈당이 높아지는 저녁보다 아침에 인슐린에 대해 더 민감하게 반응한다(인슐린은 혈당이 혈류에 머무르지 않고 세포로 흘러 들어가 소모되도록 돕는 호르몬이다).[30] 물론 그렇다고 해서 매일 아침 도넛을 먹어도 괜찮다는 말은 아니지만, 몸이 밤새 아무것도 얻지 못하고 어느 정도의 연료를 기대하고 있는 것도 아침을 먹어야 하는 좋은 이유다. 정오까지 단식을 한다면, 몸은 사용 가능한 에너지가 부족해서 오전 10시가 되면 그로기 상태에 빠져 일에 집중하지 못할 수도 있다. 반면 어떤 사람들은 저녁에 탄수화물이 풍부한 음식을 소량 먹을 필요가 있다.[31] 당뇨병이 있거나 밤에 저혈당이 나타나는 특정 유형의 혈당 문제를 가지고 있는 사람들은 다른 사람들과 체내 음식 처리가 똑같지 않다는 것을 잊어서는 안 된다.

정말 아침에 배가 고프지 않다면? 〈미국 임상영양학 저널〉의 기사에 따르면,[32] 어떤 사람들은 일상적인 리듬, 배고픔 호르몬ghrelin과 포만감 호르몬leptin(배고픔을 느끼게 하는 호르몬과 배고픔을 억제하는 호르몬)의 변화 때문에, 아침을 먹지 않는 것이 자연스러울 수 있다.[33] 그런 사람이라면 그리고 아침을 거르는 것이 정말 더 편하다면 몸에 귀를 기울이는 것도 나쁘지 않다.

❷ **식단 질의 개선** 많은 연구에 따르면, 아침을 먹는 사람이 아침을 거르는 사람보다 하루 동안 더 많은 영양을 섭취하는 경향이 있는 것

으로 나타났다.[34] 2021년 〈영양학회회보Proceedings of the Nutrition Society〉에 발표된 한 연구에서 3만 명 이상의 성인을 대상으로 국민 건강 및 영양 조사의 데이터를 검토했는데, 이 연구에 따르면 아침을 먹는 미국인이 먹지 않는 사람보다 엽산, 칼슘, 철분, 인, 비타민 A, B_1, B_2, B_3, C, D 등 미량영양소를 더 많이 섭취하는 것으로 나타났다.[35] 또 아침을 거른 사람들은 하루 동안 훨씬 더 많은 칼로리, 탄수화물, 지방, 설탕을 섭취하는 것으로 나타났다. 게다가 아침을 거르면 엽산, 칼슘, 철분, 비타민 A, B_1, B_2, B_3, C, D의 권장 섭취량에도 미치지 못하는 경우가 많았다. 이 연구는 '아침 식사가 점심이나 저녁에서 부족할 수 있는 중요한 미량영양소를 섭취할 수 있는 중요한 기회를 제공한다'라고 결론짓는다.[36]

❸ **신진대사, 혈당, 배고픔 조절 개선** 아침을 먹으면 신진대사를 증가시키고 우리 몸이 하루 종일 더 활력 있게 신체 활동을 할 수 있도록 돕는다. 아침을 먹는 사람은 아침을 거르는 사람에 비해 더 날씬하고 저녁에 더 안정적인 혈당을 보이는 경향이 있다.[37] 텔아비브대학교University of Tel Aviv의 연구에 따르면, 단백질과 탄수화물이 많은 아침 식사를 하면 (저탄수화물 아침 식사에 비해) 하루 종일 배고픔 호르몬 수치가 낮아진다는 사실을 확인했다. 배고픔을 느끼는 호르몬 수치가 낮기 때문에 자연스럽게 배고픈 느낌도 줄어든다.[38] 아침 식사를 하는 사람들은 칼로리 연소량도 더 많다. 2020년 내분비학회의 한 연구에서는 저녁 식사를 거하게 먹는 것보다 아침 식사를 실속 있게 하는 것이 식사 유발 열생산dietinduced thermogenesis[39](식후에 우리 몸이 연소시키는 추가적인 에너지의 양. '소화대사'라고도

함)[40]을 증가시킨다는 사실을 발견했다. 칼로리 수치와 상관없이 열생산량은 아침 식사 후가 저녁 식사 후의 두 배에 달했다.

그래서 눔은 아침 식사를 먹을 것을 권한다! 만약 간헐적 단식을 하고 있다면, 가장 건강한 단식 시간은 아침이 아니라 저녁이 될 수 있을 것이다. 아침 식사를 거르는 것보다 저녁 식사를 거르는 것이 신진대사를 개선하는 데 더 도움이 될 테니까 말이다.

핵심 습관 2. 규칙적으로 식사하라

하루에 몇 끼를 먹어야 좋을까? 사실 여기에 대해서는 의견이 분분하다. 〈영양학〉에서 식사 때와 구성에 관한 광범위한 과학 문헌을 검토한 기사를 게재했는데, 이 기사에서는 일반적으로 아침을 꼭 챙겨 먹고 이른 저녁 식사를 하는 등 하루 두세 끼를 규칙적으로 하면서 충분한 단백질을 섭취하되 매일 12시간에서 16시간 동안(이른 저녁 식사 이후 다음 날 아침 식사까지) 먹지 않는 사람들이 콜레스테롤 수치가 더 낮았고 염증이 덜 생겼으며 인슐린 감수성이 높았고(인슐린 감수성이 높을수록 같은 정도의 혈당을 내리는 데 적은 인슐린이 필요하고, 같은 양의 인슐린에도 혈당이 많이 내려간다), 숙면을 더 잘 취하는 등 더 균일하고 건강한 생활리듬을 갖는 경향이 있는 것으로 설명했다.[41]

과학적 근거를 토대로 하는 우리 눔 팀도 배고픔 수준에 따라 간식을 제한하고 영양가 있는 식사 세 끼를 먹는 것이 타당하다는 데 의견이 일치한다. 이는 규칙적인 식사가 혈당 조절에 도움이 되며, 배고픔 호르몬을 안정적으로 유지하고, 식사 후에 포만감을 느끼게 해주기 때문이다.

그리고 한 가지 더 주목할 만한 것은 규칙적인 식사가 문화적으로 식사 일정에 편안하게 적응할 수 있게 해준다는 것이다. 규칙적인 식사를 하면서, 우리 몸에 가장 좋은 음식, 즉 건강한 음식을 먹어야 하는 것은 물론이다. 또 규칙적인 식사 일정을 지키면 우리 몸이 언제 식사를 해야 할지 예상할 수 있게 해준다. 그러면 우리 몸은 예정된 시간 외에는 음식을 생각하지 않을 것이고, 우리 몸이 지금은 먹을 시간이 아니라는 것을 안다면 끼니 때가 아닐 때 먹고 싶다는 신호에 덜 휘둘릴 수 있다.

핵심 습관 3. 식사량을 조절하라

식사량 조절은 정말 좋은 생각이지만 실행하기는 너무 어렵다. 하지만 식사량 조절에 숙달하는 것은 모든 수치를 일일이 측정하지 않고도 음식 섭취를 조절할 수 있는 훌륭한 기술이다. 게다가 먹는 시간까지 절약해 준다! 식사량 조절이란 먹는 음식 한 가지 한 가지를 충분히 생각하지 않고 과도하게 먹는 것을 피하는 것이다.[42]

사람들은 자신이 먹는 양에 대해 그다지 세심하게 신경 쓰지 않는다. 눈앞에 보이는 음식에 저절로 손이 가는 경향이 있다. 우리가 배고픔과 배부름의 미묘한 신호에 주의를 기울이지 않을 때 과식으로 이어진다. 〈미국 임상영양저널〉의 한 기사에 따르면, 어른이든 어린이든 평소보다 더 많은 양의 음식을 먹게 했는데도 평소와 배부름의 차이가 느껴지지 않았다고 한다.[43] 배가 고프다는 느낌이 들면 평소보다 더 많이 먹을 수 있다는 사실을 깨닫고 음식을 조금만 담는다. 접시에 담은 양이 많으면, 평소 먹는 양보다 많아도 눈치채지 못하고 다 먹기 쉽기 때문이다.

늘은 식사량을 조절하는 것이 멋진 일이라고 생각하지만, 남은 인생

동안 음식의 칼로리를 측정하는 것에는 그다지 관심이 없다. 그래서 우리는 분별력 있으면서도 강박적이지 않은 방식으로 식사량을 조절하는 유용한 심리 기술을 개발했다.

❶ **음식을 개인 접시에 덜어 먹는다.** 봉지에 담긴 음식을 꺼내 먹거나 큰 접시에 차려진 음식을 집어 먹지 말고, 먹고 싶은 음식을 선택해서 개인 접시에 담아라. 그리고 무엇을 먹는지 알 수 있도록 음식을 보라. 이렇게 하면 위와 뇌에 우리가 무엇을 먹고 있는지를 의식적으로 인식할 수 있는 기회를 준다. 또 담은 음식의 양이 현재 배고픔 수준과 일치하는지 판단하는 데도 도움이 된다. 예를 들어 감자칩 한 봉지를 접시에 부었을 때 감자칩이 수북하게 쌓여 바닥으로 떨어진다면, 봉투 채로 먹으면서 시각적 단서가 전혀 없을 때보다 덜 먹지 않겠는가?

❷ **작은 접시를 사용하라.** 저녁 식사용 접시는 꽤 크지만, 사이드 접시side plate(빵이나 곁들임 요리 등을 담는 작은 접시_옮긴이)나 샐러드 접시는 간단한 식사, 특히 칼로리가 높은 음식을 담기에 적합한 크기다(하지만 채소라면 큰 접시로 먹을 것을 권한다). 사이드 접시의 장점은 일종의 착시현상, 전문적으로 말하자면 델뵈프 착시현상Delboeuf illusion을 만들어낸다는 것이다.[44] 이는 물체(이 경우 접시에 담은 음식) 주위에 공간이 있으면 물체 주위에 공간 없는 경우보다 물체가 더 작게 보이는 현상이다. 그러니까 크기가 작은 사이드 접시에 음식을 담으면 큰 접시에 음식을 담는 것보다 음식이 많이 담긴 것처럼 보인다. 즉, 같은 양의 음식이라도 저녁 식사용 큰 접시에 담으

면 적어 보인다는 의미다. 따라서 작은 접시를 사용하면 많은 양의 음식을 먹는 것 같은 느낌이 든다. 음식을 많이 먹는 것은 그저 습관 때문일 수 있으므로, 사이드 접시를 사용하면 접시에 담긴 음식의 양에 편안하게 만족하는 자신을 발견할 수 있을 것이다.

같은 양의 음식을 먹는 두 그룹을 비교한 연구도 있다. 한 그룹은 작은 접시에 음식을 담고, 다른 그룹은 일반적으로 사용하는 저녁 식사용 큰 접시에 담았다.[45] 작은 접시로 음식을 먹은 사람들은 큰 접시로 먹은 사람들보다 식사 후에 더 배부르고 만족감을 느낀다고 보고했다. 하지만 이런 효과는 과체중인 사람에게서는 크게 나타나지 않았기 때문에 모든 사람에게 동일한 효과가 있는 것은 아니라는 점을 시사하기도 한다.

특히 늘 식사량이 부족해 배가 고픈 사람들에게는 효과가 없다. 〈식욕〉에 발표된 연구에 따르면, 늘 음식이 부족하고 배가 고픈 사람들은 음식의 양이 충분하지 않으면 작은 접시를 사용한다 해도 배부르다고 생각하지(또는 속지) 않는 것으로 나타났다.[46] 그러나 작은 접시 아이디어는 먹는 양을 정상화하도록 돕기 위한 것이지, 많이 먹지 않도록 속이는 기술이 아니다.

❸ **칼로리 밀도와 영양 밀도를 기준으로 음식을 결정하라.** 칼로리 밀도가 높은 음식은 음식의 무게에 비해 칼로리가 많고, 영양 밀도가 높은 음식은 칼로리에 비해 영양소가 풍부하다. 채소는 영양 밀도는 높지만 칼로리는 높지 않기 때문에 많이 먹어도 되고, 따라서 더 빨리 배가 부르다. 살코기나 저지방 유제품 같은 식품은 칼로리는 적당하지만 영양 밀도가 높기 때문에 적당한 양을 먹으면 좋다. 아보

카도, 견과류, 단 음식 같은 고지방, 고당류 식품은 칼로리가 높고, 영양가가 높은 것도 있고 아닌 것도 있다. 따라서 균형 있게 먹으려면 이런 식품은 적게 먹는 것이 좋다.

④ **눈대중으로 식사량을 조절하는 법을 터득하라.** 모든 것을 일일이 측정하는 것은 피곤한 일이다. 물론 어떤 사람은 정확한 측정이 유용하다고 생각하지만, 식사량을 조절하기 위해 굳이 그렇게 할 필요는 없다. 음식을 단지 비교해 봄으로써 눈대중으로 식사량을 조절하는 쉬운 방법이 있다. 계량컵은 필요 없지만 기본 식사량을 알기 위해 한두 번은 사용해도 좋다. 다음은 훌륭한 식사량 조절이라는 놀라운 세계를 탐색하기 위한 몇 가지 기준이다.

- **채소 및 과일** 채소나 과일을 먹을 때 어떤 접시에나 담을 수 있지만, 표준 양은 생채소는 2컵, 요리된 채소는 1컵, 통과일은 한 조각, 잘게 썬 과일은 1컵이다. 더 많은 양을 원한다면 망설일 필요 없다!
- **전분이 많은 채소(고구마 등)와 통곡물(현미나 오트밀 등)** 일반적인 양은 국자로 1국자, 또는 1/2컵이다.
- **지방이 적은 단백질(닭, 생선, 두부 등)** 표준 크기는 1달러 지폐 크기, 카드 1벌, 손바닥 크기 정도이며 무게로는 115~170g에 해당된다.
- **건강한 지방, 소스, 오일** 일반적으로 큰 숟가락, 또는 엄지손가락 크기로 측정한다. 올리브오일, 드레싱 또는 땅콩버터의 표준량은 2큰술이다.
- **유제품** 한 주먹 크기 또는 1컵이 표준량이다. 요구르트와 치즈 같은 농축 유제품은 칼로리가 높기 때문에 양을 더 줄인다. 요구르트는 115~170g, 잘게 썬 치즈는 1/4컵 정도가 적당하다.

이처럼 표준량을 측정하면 그 양에 해당되는 식품의 크기가 실제로 어느 정도인지 익숙해지고 나중에는 측정하지 않고도 눈대중으로 알 수 있다. 일단 표준량이 적당한 양이라고 생각되면 식당에서 나오는 음식 양이 많아 보일 것이다. 또 평소 먹던 거대한 스파게티 접시나 스테이크, 거대한 구운 감자가 얼마나 많은 양이었는지 깨닫게 될 것이다.

❺ **처음에는 먹는 음식을 기록하는 습관을 들여라.** 음식 일기나 앱에 먹는 음식을 기록하는 것은 칼로리나 영양 밀도를 측정하는 것처럼 어떤 음식을 선택하는지 익숙해지기 위한 임시 연습이다. 기록을 하면 기본적으로 영양가가 없는 음식을 먹고 있는지, 의도한 것보다 더 많은 설탕을 먹고 있는지, 아니면 건강과 관련이 없는 음식을 먹고 있는지 알 수 있다. 음식을 기록하는 것은 거의 모든 사람에게 효과가 있다. 매일 음식 섭취량을 추적하는 사람들이 체중 감량에 성공할 가능성이 더 높다는 연구 결과는 많다.[47] 한 연구에서는 음식 일기를 쓰면 체중 감량을 두 배로 증가시킨다는 결과를 보고하고 있다.[48] 또 다른 연구에서는 별다른 전문적인 지침 없이 스마트폰 앱으로 먹는 음식을 추적하는 것만으로도 상당한 양의 체중 감소를 달성할 수 있다고 보고했다.[49] 눔의 실험에서도 저녁에 무엇을 먹었는지 기록하는 사람들이 성공적으로 체중을 줄이는 것으로 나타났다.[50] 식사 기록을 꾸준히 하는 사람이 더 많은 체중을 감량한다는 연구 결과는 이 외에도 많다.[51] 아는 것이 힘이다. 자신이 먹는 것을 기록하면 자신의 식습관을 알 수 있다. 그것이 목표를 세우고 건강한 변화를 만드는 첫 단계다.

늠코치 Q&A

음식을 꼭 기록해야 할까?

칼로리 계산은 100% 정확할 수 없기 때문에 그 대안으로 음식을 기록하는 것이 좋다. 자신이 할 수 있는 최선을 다 해보자. 우리는 음식 일기가 좋은 습관이라는 것을 알고 있다. 바로 그것이 먹은 음식을 기록하는 목표다. 그러나 기록하는 일은 영원히 해야 하는 게 아니라 식사량을 조절하는 법을 터득하기 위한 도구일 뿐이다. 기록이 유용하지 않다고 생각하는 사람도 있으므로, 우리는 이를 권장하지만 강요하지 않는다.

핵심 습관 4. 가공식품 먹지 않기

가공식품에는 고도로 정제된 성분과 함께 식품 화학물질이 많이 들어 있다. 또 가공식품은 대개 너무 맛있어서 거부하기도 어렵다. 가끔 먹는 것은 괜찮지만, 영양소도 부족하고 포만감을 덜 느끼기 때문에 사람들은 가공식품을 먹고 나서도 여전히 배고픔을 느낀다. 이와 반대로 가공되지 않은 자연식품은 같은 양의 칼로리라도 훨씬 더 많은 양을 먹을 수 있다. 가공되지 않은 자연식품(신선한 채소와 과일, 통곡물)에는 미량 영양소와 섬유질도 많이 함유돼 더 많은 영양분을 섭취할 수 있다.

영양 전문가들은 가장 건강한 식단 패턴은 자연식품 기반의 식단[52](신선한 육류와 생선도 자연식품이다!), 지중해 식단, 채식 식단, 팔레오 식단이라는 데 일반적으로 의견이 일치한다.

늘 실습

'중독성' 식품과 싸우기[53]

그 음식을 생각만 해도 먹고 싶어져서 도저히 참을 수 없는 식품이 있다. 이럴 때는 어떻게 하는 게 좋을까? 여기 세 가지 전략을 소개한다.

1. **자연식품으로 대체하라.** 자연식품은 인스턴트 음식이나 패스트푸드만큼 만족스럽지 않을 수도 있다(구운 감자는 감자칩과는 같지 않지만 훨씬 더 영양가가 있고 포만감도 좋다). 하지만 자연식품은 일단 먹고 난 뒤에는 기분이 더 좋아지기에 미각을 재설정하는 데 도움을 준다. 머지않아 자연이 만든 음식의 참맛을 알게 될 것이다.

2. **적당한 양을 지켜라.** 음식의 양을 줄일 수 있는가, 아니면 횟수를 줄일 수 있는가(사실은 이것이 더 좋다)? 초콜릿 1개를 다 먹지 않고 1조각만 먹을 수 있는가, 아니면 주말에만 초콜릿을 먹을 수 있는가? 초콜릿이 너무 유혹적이어서 절제할 수 없다면 다음을 고려하라.

3. **아예 먹는 것을 금하라.** 이 방법은 중독성 있는 음식의 영향을 완화시키기 위한 임시 조치다. 예를 들어 우리는 도넛과 잠시 동안 '휴전'에 들어갈 수 있다. 다시는 도넛을 먹을 수 없다는 것을 의미하는 것이 아니라, 잠시 도넛 대신 다른 것을 시도해 보기에 좋은 때라는 의미다.

핵심 습관 5. 선입견을 버려라

초콜릿 칩 쿠키를 상상해 보라. 이 쿠키를 생각할 때 떠오르는 세 단어는 무엇인가? 맛있다? 죄책감? 관대함? 나쁜 것? 천국? 살찌는 것? 이 모든 것이 선입견이다. 사람들은 사물을 분류해서 구분하는 것을 좋아한다. 그래야 세상을 이해하는 데 도움이 된다고 생각한다. 하지만 우리가 '디저트는 나쁜 것이다' '채소는 좋은 것이다' '설탕은 악한 것이다' '자연식품은 미덕이다'와 같이 음식에 가치 판단을 내리기 시작하면 우리의 인식까지 왜곡시킬 수 있다. 어떤 음식을 '나쁜 것' 혹은 '먹어서는 안 되는 것'이라고 생각하면서도 그것을 먹고 싶어 한다면 그 간절함이 오히려 그 음식을 먹게 할 뿐만 아니라 분별없이 먹게 하는 촉발 요인이 될 수 있다. '그런 유혹(죄)에 굴복하면' 죄책감과 수치심을 유발할 수 있으며 이는 생산적이지 않다.[54]

이런 왜곡은 어떤 음식을 '좋은 것'이라고 생각하는 경우도 마찬가지다. 예를 들어 그 음식이 건강에 좋기 때문에 먹어야 한다고 생각한다면, 원하지도 않는 음식을 먹어야 할 수도 있고, 이는 자연스러운 배고픔과 좋아하는 음식에 대한 신호를 방해할 수 있다. 이 또한 음식과의 관계를 왜곡시키는 것이다. 특별히 좋아하지 않는데도 건강한 음식을 먹는 것이 잘못된 것은 아니지만, 몸에 '좋지 않다'는 이유로 좋아하는 음식을 먹지 않거나, 몸에 '좋다'고 해서 좋아하지 않는 음식을 억지로 먹는 것은 자연스러운 본능에서 우리를 멀어지게 할 수 있다.

쿠키가 '나쁜 음식'이 아니라면, 케일을 먹는 것이 미덕이 아니라면, 원하는 것을 무엇이든 먹어도 좋다고 한다면, 도대체 어떻단 말인가? 어떤 음식을 먹어야 할 것인가는 칼로리 밀도와 영양 밀도 같은 객관적 사실과 어떤 음식을 좋아하느냐에 따라 결정하면 된다(아마도 당신은 구운 감자보다 고구마 튀김을 더 좋아할 것이다). 음식을 연료로 먹는 것도 좋지만, 재미로 먹는 것도 괜찮다는 것을 명심하라. 중요한 것은 균형을 찾는 것이다. 좋은 것과 나쁜 것, 해야 하는 것과 해서는 안 되는 것, 할 수 있는 것과 할 수 없는 것을 구분하는 것보다 편안하게 균형을 이루면 마침내 음식으로부터 자유를 얻을 수 있다.

핵심 습관 6. 음료수를 손에서 놓아라

단 음료는 쉽게 손이 가지만 칼로리가 높고 영양분도 많지 않다. 청량음료, 과일 음료, 스포츠 음료, 에너지 음료 등 다양한 이름의 음료가 사람들이 먹는 설탕의 약 40%를 차지하는 것으로 추정된다. 이 음료의 대부분에는 고과당 옥수수 시럽 형태의 설탕 외에도 인산칼륨, 염산피리독신, 캐러멜색 성분 등 많은 화학물질도 포함돼 있다. 반면 단백질, 섬유질, 건강에 좋은 지방 등은 전혀 들어 있지 않다.

350ml 탄산음료 1캔은 약 150kcal로, 거의 설탕에 가깝다. 카페인이 들어 있는 음료는 일시적으로 활력을 높여주는 것처럼 보인다. 〈미국 임상영양저널〉에 발표된 여러 과학적 연구[55]에서는 성인은 물론 청소년과 어린이를 막론하고 설탕이 들어 있는 음료를 섭취하는 것이 그들의 체중 증가 및 대사 문제와 관련이 있다고 보고하고 있다.

인공감미료는 더 나쁘다. 많은 연구에 따르면, 비록 인공감미료에 칼로리가 없다 하더라도 사람들이 더 많이 먹고 더 살찌게 만드는 원인인 것으로 드러났다. 이 연구 중 하나인 샌안토니오 심장 연구San Antonio Heart Study는 1980년대에 7~8년 동안 3,682명의 성인을 대상으로 시행한 조사에서 인공감미료 음료를 마신 사람들이 지속적으로 체중이 증가했음을 발견했다.[56] 연구원들은 이 결과를 토대로 체중 증가가 음식 보상과 관련된 뇌 회로와 연관이 있을 수 있다는 이론을 정립했다. 우리가 단맛을 느낄 때 우리 뇌는 칼로리가 들어오기를 기대하는데, 칼로리가 예상하는 만큼 들어오지 않으면 만족감을 느끼지 못해 더 많이 먹는다는 것이다. 또 인공감미료가 지속적인 설탕 갈망과 단것에 대한 의존을 조장할 수 있다는 문제도 함께 제기됐다.[57]

더 최근의 연구에서는 스테비아stevia와 나한과羅漢果 같은 천연감미료 식품에 들어 있는 에리트리톨erythritol을 주목했는데, 저칼로리 천연감미료조차도 젊은 성인의 체중 증가를 유발할 수 있다는 것을 보여준다.[58] 또 다른 이론은 인공감미료가 음식을 먹은 후에 장내腸內 미생물gut microbiome(음식을 소화하고 다른 좋은 일을 하도록 돕는 박테리아와 곰팡이)에 포만감을 감소시켜서 더 많이 먹고 더 살이 찌게 만드는 방식으로 변화시킨다고 주장한다.[59]

앞서 우리가 물을 더 많이 마시는 것이 저체중과 관련 있다고 말한 것을 기억하는가? 이보다 더 좋은 방법은 없다. 단 음료를 물로 바꾸는 것이야말로 기분 좋게 목표에 도달하도록 도와주는 최고의 비결이다.

핵심 습관 7. 마인드풀 식사

마인드풀 식사mindful eating는 자기 인식을 하며 먹는 것이다. 안개 먹기나 폭풍 먹기와는 달리 목적을 가지고 먹는 것이다. 우선 마인드풀 식사를 하기 위한 세 가지 방법을 소개한다.

❶ **습관적으로 먹기보다는 의도적으로 먹어라.** 어떤 음식을 먹기로 결정하기 전에 정말 그 음식을 원하는지 생각해 보라. 여전히 그 음식

을 먹기로 결정할지도 모르지만, 이제는 그 음식을 의도적으로 먹게 된다. 그것이 큰 차이를 만들 것이다.

2. 다른 일을 하면서 먹기보다는 **주의를 집중해서 먹어라.** 음식을 먹는 경험 자체와 먹는 음식의 감각적인 경험에 주의를 기울여보라. 천천히 씹고, 음미하며 즐겨보라(음식이 마음에 들지 않더라도 계속 주목하라). 이것이 바로 마인드풀 식사이며, 덜 먹게 될 가능성이 높다.
3. **연습하면 완벽해진다.** 마인드풀 식사를 더 자주 연습할수록 더 쉬워지며, 마침내 사려 깊게 먹는 것이 건강한 습관이 될 것이다.

눔의 목표는 사람들이 숫자를 세거나 측정하지 않고, 선입견을 버리고, 아무런 걱정 없이 먹는 법을 배우도록 돕는 것이다. 우리의 몸은 현명하다. 우리의 몸은 우리가 필요로 하는 것, 우리가 원하는 것을 잘 알고 있다. 우리가 무엇을 먹어야 하는지 알기 위해 몸에 채널을 맞추려면 숙련된 기술이 필요하지만, 누구나 배울 수 있다.[60]

그것은 '마음 챙김'에서 시작된다. 마음 챙김은 삶을 살아가면서 젊어져야 하는 몸을 존중하는 것으로 진화한다. 몸이 우리에게 전달하는 것이 진실이고 의미 있는 것이라는 사실을 배울 수 있다. 자, 우리는 이미 그 사실을 깨닫고 있다.

이제 음식에 대해 할 말은 다 했다. 하지만 우리는 음식 외에도 건강에 영향을 미치는 많은 것이 있다는 사실을 알고 있다. 다음 장에서는 운동, 수면, 스트레스, 호르몬, 환경 등 건강에 영향을 미치는 다른 요인에 대해 알아볼 것이다. 먹는 것 외의 나머지 인생에 대해서 말이다.

06

어쩌면 음식은 중요하지 않다

인생은 명사가
아니라 동사다.

-미국 사회학자 샬롯 퍼킨스 길먼Charlotte Perkins Gilman

우리가 더 기분이 좋아지고, 더 건강하고, 더 즐겁게 살기 위해 노력할 때 음식이 중요한 건 분명하다. 하지만 음식이 전부는 아니다. 우리 인생은 매우 복합적이다. 삶을 구성하는 모든 부분을 옳다고 생각하는 방식으로 균형을 유지하도록 노력해야 한다. 어떤 것을 무시하거나 놓치거나, 반대로 어떤 것을 지나치게 강조해서도 안 된다. 건강, 체중 관리, 행동에 관한 어떤 책이라 하더라도 전체적인 균형 없이는 진정으로 완벽하지 못할 것이다. 어느 한 가지만으로는 목표를 달성할 수 없기 때문이다. 이 장에서는 건강을 달성하기 위한 눔의 네 가지 기둥에 대해 이야기할 것이다. 하지만 먼저 개인적인 균형 감각에 대해 살펴보도록 하자.

삶이 얼마나 균형 잡혀 있는가는 자기효능감에 큰 차이를 만든다. 이것은 자신이 삶에 얼마나 많은 통제력을 가지고 있다고 생각하는지 그리고 긍정적인 변화를 만드는 자신의 능력을 얼마나 믿는지에 대한 것이기 때문이다. 즉, 삶의 어느 일부를 소홀히 하고 다른 부분에만 지나치게 많은 시간을 쓰고 있다면 그것이 행복, 자신감, 습관을 바꾸고 동기부여를 하는 능력에 영향을 미칠 수 있다.

당신의 삶의 균형은 어떠한가? 이 질문에 답할 수 있도록 훈련 과정을 거쳐보자. 그것을 인생의 수레바퀴Wheel of Life라고 부른다.

우리 인생의 수레바퀴

삶의 모든 부분이 건강과 삶의 방식(목표를 세우고 습관을 형성하거나 습관을 바꿀 수 있는 능력까지 포함해서)에 어떻게 영향을 미치는지에 대한 아이디어를 얻기 위해서는, 그것들을 한데 모아서 각 영역별로 얼마나 잘하고 있는지를 주기적으로 평가하는 것이 유용하다. 인생의 수레바퀴

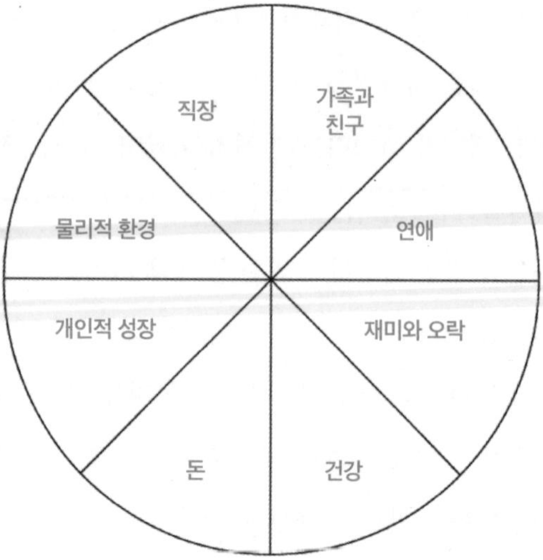

인생의 수레바퀴

는 여러 형태로 인생 코치들이 자주 사용해 온 인기 있는 개념에서 따온 것이다. 성공동기부여연구소Success Motivation Institute의 설립자인 폴 마이어Paul Meyer가 1960년대에 처음 만든 이 인생의 수레바퀴는 오늘날까지도 다양한 형태로 변형돼 인생 코칭 도구로 사용된다. 하지만 인생의 수레바퀴를 작성하기 위해 별도의 인생 코치를 둘 필요 없다. 이제 자세히 설명해 줄 테니까 말이다.

인생의 수레바퀴의 각 영역은 삶의 한 부분을 나타내며, 모든 영역에서 노력이 필요하다. 예를 들어, 시간 대부분을 직장 생활과 돈에 쏟아붓고 건강이나 즐거움에는 거의 관심을 두지 않는 등 불균형이 발생하면, 타이어가 펑크 난 차를 타는 것처럼 인생이 울퉁불퉁해질 수 있다.

인생의 수레바퀴에 공기를 가득 채우려면 다음의 모형을 사용해 보라. 파이의 각 조각은 만족도에 따라 5단계로 구성돼 있다. 당신은 수레바퀴의 각 영역에서 얼마나 만족하는가? 예를 들어, 가족과 친구가 삶에서 어떤 역할을 하는지 생각해 보라. 약간 만족스럽다면, 가족과 친구를 나타내는 첫 번째 파이 칸의 원 중앙에서 시작해 1번 선까지 색칠한다. 가족과 친구에게 만족해서 그 부분이 더할 나위 없이 훌륭하다고 생각한다면 파이 칸 전체를 색칠하면 된다. 어느 정도만 만족할 경우 그 수준까지 칠한다. 1번 선까지 색칠하는 것은 '약간 만족'이고, 5번 선까지 색칠하는 것은 '완전 만족'을 나타낸다.

각 파이 조각에 동일한 작업을 수행한 다음, 차트가 얼마나 균형 잡힌 상태로 나타나는지 확인해 보라. 이 연습을 통해 인생 수레바퀴의 균형을 어떻게 재조정해야 할지 통찰력을 얻었는가? 막혔다고 느끼거나 무시해 온 영역이 있는가? 수레바퀴의 균형을 조금 더 잘 잡기 위해 할 수

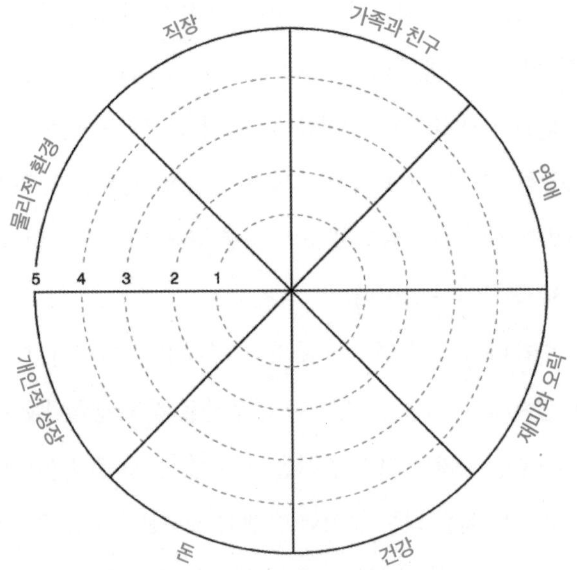

있는 일은 무엇인가?

이 연습을 통해 우리는 삶의 다양한 부분에 대한 계획을 세울 때, 어떤 부분에는 훨씬 더 많은 관심을 기울이고 다른 부분에는 거의 관심을 기울이지 않는다는 것을 깨닫게 된다. 삶의 일부 영역에 충분한 관심을 기울이지 않는다는 것을 발견하게 되면, 어디에 에너지를 소비하고 있고 어떻게 에너지를 바꾸고 싶은지에 대해 인식할 수 있다.

물론 어떤 특정 분야에 더 많은 에너지를 쓴다 해도, 그것이 잘못된 것은 아니다. 우리는 저마다 삶의 균형 감각을 가지고 있기 때문이다. 미카엘리데스 박사는 인생의 수레바퀴가 모든 분야에서 완전하게 균형을 이룰 필요는 없다고 조언한다.

"중요한 건 당신이 필요하다고 생각하는 곳에 에너지를 쏟는 것이지요. 이것이 당신에게 맞는 방식으로 수레바퀴를 조화롭게 만드는 방법입니다. 일과 삶, 또는 사람들이 균형을 맞추려고 노력하는 다른 어떤 분야를 지나치게 걱정하는 것은 실제로 더 많은 고통을 초래할 수 있습니다. 어떤 것을 '하기로 돼 있다'거나 '꼭 해야 한다'는 그림을 그리는 것은 현실적이지 않지요. 당신이 덜 관심 있는 부분에는 에너지를 덜 쓰고, 더 관심 있는 부분에 더 많은 에너지를 쓰는 것은 당연하다는 것을 마음속으로 이해하는 것이 이 연습에 접근하는 더 현실적이고 유용한 방법이 될 것입니다."

이 주의 사항을 염두에 두고, 인생의 수레 바퀴가 어떻게 채워지는지 하나의 예를 보자. 보다시피, 이 사람은 가족과 친구에 대해서는 완전히 만족하고 있고, 연애, 건강, 개인적인 성장에 대해서는 꽤 만족하며, 직장이나 재미와 오락에 대해서는 그다지 만족하지 않는다. 이 사람은 앞

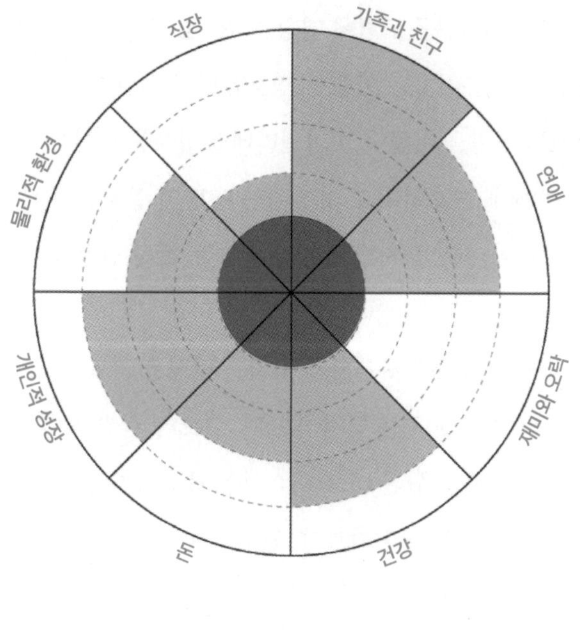

으로 원하는 직업을 찾는 데 조금 더 많은 에너지를 쓸 수 있다고 결정할 수도 있고, 인생의 현 단계에서는 재미와 오락에 더 관심을 기울여야 한다고 인식할 수도 있다. 수레바퀴의 균형을 맞추는 것은 완벽하게 살기 위해서가 아니라 인생을 자신의 것으로 만들기 위해서다. 따라서 균형을 맞추는 것은 삶의 만족도를 크게 향상시키며, 삶의 만족도가 높아지면 자기효능감, 개인의 힘, 자기 돌봄의 중요성을 더 잘 느낄 수 있다.

건강에 영향을 미치는 다른 요인들

삶의 균형이 우리의 삶에 많은 영향을 미치지만, 건강, 몸무게, 행동, 성격 등 우리 삶의 큰 그림에 영향을 미치는 요인은 무척 많다. 그중 하나가 유전자다. 유전자는 체중, 체형, 키, 머리 색깔 등 많은 것뿐만 아니라 건강에도 영향을 미친다. 미카엘리데스 박사는 말한다.

"유전자는 매우 중요하지요. 유전자는 운명의 일부를 이루면서 다양하게 영향을 미칩니다. 하지만 유전자가 모든 것을 결정하는 것은 아닙니다."

아마도 행동과 성격에 유전자가 미치는 영향은 그렇게 크지 않을 것이다. 대부분의 경우 50%를 넘지 않으며, 그보다 훨씬 적다.[1] 건강에 유전자가 미치는 영향은 훨씬 더 적다.[2] 사실 유전자가 건강에 미치는 영향은 구체적인 사안에 따라 다르다. 연구에 따르면, 체중과 마찬가지로 건강도 생활 방식,[3] 환경, 장내 미생물의 구성[4]과 더 관련이 있다.

하지만 유전자도 신체에 어느 정도 영향을 미치기 때문에, 자신의 독특한 체질을 이해하는 것이 중요하다고 미카엘리데스 박사는 조언한다.

"우리는 체형, 뼈 구조, 근육이 형성되는 방식을 바꿀 수는 없습니다. 우리가 바꿀 수 있는 것과 바꿀 수 없는 것을 이해해야 할 필요가 있지요. 매개체 같은 외부의 영향 요인이 '반드시 그렇게 될 것'이라고 내버려두기보다는, 무엇을 바꿀 수 있고 무엇을 바꿀 수 없는지 구별하는 것이 중요합니다. 당신이 할 수 있는 것은 독특한 자기 체질에서 가장 건강한 버전을 만드는 것이며 그것이 가장 중요합니다."

또 다른 큰 영향 요인은 환경이다. 미카엘리데스 박사는 "우리는 '본성이냐, 후천적 양육이냐'에 대해 많은 생각을 하지요. 당신이 자란 환경은 유전자가 자신을 어떻게 표현할 것인지에 영향을 미칩니다. 체질적 스트레스 반응diathesis stress response이라는 이론이 있습니다. 바로 스트레스가 유전적 성향을 활성화시킬 수 있다는 이론이지요. 당신이 어떤 성향에 대한 유전자를 가지고 있다고 해서, 반드시 그 성향으로 발전하거나 그런 인물이 되는 것은 아닙니다. 환경이 그 유전자를 활성화시킬 수도 있고 활성화시키지 않을 수도 있습니다. 스트레스가 높으면, 그렇지 않은 경우에는 활성화되지 않았을 수도 있는 건강 상태 유전자가 활성화될 수 있기 때문이지요. 이것은 유전자와 환경 사이의 복잡한 상호작용의 한 예일 뿐입니다"라고 말한다.

환경은 우리 행동에도 영향을 미친다. 다시 미카엘리데스 박사의 말을 들어보자.

"예를 들어, 당신이 목표를 공유하거나 유지하려는 생활 방식을 습관화한 사람들에 둘러싸여 지내면서 건강한 환경을 조성할 수 있다면, 건강한 습관을 유지하는 것이 더 쉽습니다. 반대로 당신의 목표 달성을 지원하기 위해 환경을 설정할 수도 있습니다."

미카엘리데스 박사는 목표를 공유하지 않는 사람들과 함께 지내는 경우를 예로 들면서 다음과 같이 제안한다.

"당신이 그런 사람들과 경계를 설정하고 그 경계를 단호하게 주장하면서 오히려 그런 사람들이 따라 할 수 있는 행동을 시범으로 보인다면, 성공 가능성을 극대화할 수 있을 것입니다."

건강, 체중 그리고 행동에 영향을 미치는 또 다른 요인으로는 나이, 호르몬, 지리적 조건, 사회적 지위, 음식을 먹을 수 있는 여유, 직업, 가족이나 친지들이 목표를 얼마나 지지하는지 그리고 자기효능감(자신의 건강, 체중, 행동에 대해 얼마나 많은 통제력을 가지고 있다고 생각하는지) 등을 들 수 있다. 이 모든 것이 우리에게 영향을 미치는 요인들이다. 하지만 눔은 한발 뒤로 물러서 큰 그림을 보면서, 건강에 영향을 미치는 네 가지 주요 기둥이 있다는 것을 발견했다. 이 네 가지 주요 기둥은 자신을 어떻게 느끼는지, 얼마나 건강한지 그리고 건강과 체중 목표를 얼마나 쉽게 달성할 수 있는지에 지대한 영향을 미친다. 네 개의 기둥은 다음과 같다.

1. 영양 섭취
2. 운동
3. 수면
4. 스트레스 관리

지금까지 우리는 영양에 대해 이야기했다. 그만큼 영양은 중요하고 건강에 관한 한 1위를 차지할 가치가 있다. 우리 몸의 모든 세포는 우리가 먹은 음식으로 구성돼 있다. 하지만 먹는 것에만 신경 쓰고 나머지 세 기둥을 소홀히 한다면, 지붕이 무너지고 말 것이다. 지금부터 다른 세 기둥에 대해 자세하게 살펴보자. 그것들은 무엇이고, 어떻게 작동하며, 어떻게 사용할 수 있는가? 우리라는 큰 그림에 어떻게 맞춰야 할까?

특별한 운동

영양 다음으로 건강에 중요한 것은 운동이다. 먹는 것이 우리를 만들기도 하지만, 운동도 우리를 만든다. 우리의 몸은 운동으로 만들어졌다. 운동은 근육을 튼튼하게 하고, 심장을 뛰게 하며, 폐가 일하게 하고, 관절을 움직이게 만든다. 운동은 뼈를 더 밀도 있게 만들고, 뇌를 잘 작동하도록 만든다.

인간은 운동을 하면서 진화했다. 우리 조상이 하루 종일 앉아만 있었다면 어떻게 살았을지 상상해 보라. 현대사회는 많이 움직이지 않고도 필요한 것을 얻을 수 있다. 그 모든 것이 멋진 첨단기술 덕분이지만, 첨단기술은 몸에는 아무런 도움이 되지 않는다. 미카엘리데스 박사는 "우리 몸은 오늘날 우리가 살고 있는 세상에 맞추어져 있지 않습니다. 인류가 앞으로 더 번창하기를 원한다면, 약간의 조정이 필요할 겁니다"라고 말한다. 그런 조정 중 하나가 의도적으로 더 많이 움직이는 것이다.

운동은 특별한 이점이 있다. 어떤 운동은 간접적으로 체중 감량에 도움이 되지만, 대부분의 운동은 몸과 마음에 아주 좋은 영향을 미치기 때문에 돈으로 환산할 수 없는 가치가 있다. 운동이 주는 놀랍고 멋진 것들에 대해 알아보자.

- **운동은 세로토닌serotonin과 도파민dopamine을 증가시킨다.** 세로토닌과 도파민은 기분을 좋게 하고 분위기를 고조시키는 호르몬으로, 우리가 더 행복하고 더 능력 있다고 생각하게 만들어주고 스트레스를 덜 받게 해준다. 국제전문학술지 〈프런티어즈 인 사이콜로지〉에 발표된 '유산소 운동을 하면 뇌에서 무슨 일이 일어나는가'라는 연구에 따르면, 세로토닌은 격렬한 운동 후 도취감runner's high을 느끼게 하며, 도파민은 사람들이 운동하는 동안 피곤함을 느끼지 않도록 돕는 것으로 나타났다.[5]
- **운동은 코르티솔cortisol을 줄여준다.** 세로토닌이 기분을 좋게 하는 호르몬이라면, 코르티솔은 스트레스를 느끼게 하는 호르몬이다. 코르티솔이 혈류로 흘러 들어가면 불안하고, 긴장하고, 짜증나고, 심지어 배고픔을 느낄 수 있다. 코르티솔 수치는 운동하는 동안 잠시 올라가지만(결국 운동도 스트레스이기 때문에), 규칙적으로 운동하면 코르티솔의 평균 순환을 줄여주어 스트레스를 약화시킨다.[6]
- **운동은 스트레스를 줄여준다.** 사실 운동을 하면 단순히 코르티솔만 감소하는 것이 아니다. 운동은 우리 신체가 스트레스를 다루는 방법을 향상시킨다. 연구에 따르면, 운동은 사람들이 스트레스를 다루는 것을 돕는다.[7] 또 스트레스를 받을 때 생기는 나쁜 감정으로부터 우리를 보호한다. 〈프런티어즈 인 사이콜로지〉에 발표된 한 연구에서는 규칙적으로 운동하는 사람과 규칙적으로 운동하지 않

는 사람이 어떻게 사회적 스트레스 테스트에 반응하는지를 비교했다.[8] 스트레스 테스트를 받기 전에는 운동하는 사람이나 운동하지 않는 사람이나 운동이 기분에 영향을 미치지 않는 듯 보였다(운동하는 사람들의 심박수가 낮기는 했지만). 그러나 스트레스 테스트 후에는 운동을 하지 않은 사람의 기분이 훨씬 더 빠르고 극적으로 떨어졌다. 스트레스가 그들의 심사를 훨씬 뒤틀리게 만든 것이다! 반면 운동하는 사람은 스트레스 테스트 후에도 긍정적인 기분을 유지할 수 있었다.

- **운동은 숙면을 취할 수 있도록 도와준다.** 많은 연구에 따르면, 운동은 낮에는 정신을 더 집중하게 해주고, 밤에는 쉽게 잠들게 해준다. 잠자는 동안 깨는 일도 줄여주고 아침에 일어나면 충분히 쉬었다는 느낌을 갖게 해준다. 이 주제에 대한 34개의 연구를 분석한 결과에 따르면, 운동이 수면의 효율성과 지속 시간을 증가시키는 것으로 나타났다.[9] 또 운동이 수면에 좋은 영향을 줄 뿐 아니라 반대로 수면이 운동에 좋은 영향을 미친다는 결론을 내렸다. 그러니까 운동과 수면은 서로 돕는 셈이다!
- **운동은 주요 만성질환의 위험을 낮춰준다.** 〈캐나다 의학협회 저널 Canadian Medical Association Journal〉에 발표된 '신체 활동이 건강에 미치는 영향'에 대한 연구에 따르면, 운동은 심장질환, 뇌졸중, 고혈압, 당뇨병, 암, 관절염, 골다공증, 폐질환의 위험을 낮춰주며, 나이가 들어도 활동적이고 허약해지지 않도록 돕는다.[10]
- **운동은 식탐을 조절해 준다.** 과학자들에 따르면, 운동은 하루 종일 먹는 음식과 건강과 관련한 선택에 가장 중요한 영향을 미치는 요

인이며, 특히 아침에 운동을 하는 경우 더욱 그러하다. 2020년에 〈스포츠 및 운동에서의 의학과 과학Medicine&Science in Sports&Exercise〉에 발표된 연구에 따르면, 러닝머신에서 12주 동안 매일 운동을 한 사람들은 고지방 정크푸드에 대한 욕구가 현저히 감소하고, 먹어서는 안 되는 음식을 훨씬 더 잘 자제하는 것으로 나타났다.[11] 그들은 운동하지 않는 사람들보다 건강한 음식을 선택했고, 전체적으로 더 적은 칼로리를 섭취했으며, 하루의 나머지 시간에도 더 활동적이었다. 특히 아침 운동은 이런 분위기를 조장한다!

그런데 체중 감량에 있어서는 운동이 주목받지 못한다. 그렇다고 화를 내면서 헬스클럽 회원권을 취소하기 전에, 운동이 간접적으로 체중 감량에 도움이 된다는 점을 믿어야 한다. 물론 운동을 하면 칼로리를 연소시켜 더 배고프게 만들기 때문에 음식을 더 먹는 경향이 있다. 따라서 운동을 하고 더 많이 먹으면 칼로리 측면에서 나가는 것보다 들어오는 것이 더 많지만, 운동으로 얻는 다른 장점을 생각하면 운동이 체중 감량에 도움이 되는 건강한 습관을 기르도록 도움을 준다는 것은 명백하다.

체중 감량이 목표라면, 최선의 방법은 건강한 식습관과 운동을 병행하는 것이다. '여성의 영양과 운동(NEW)'이라는 연구에서는 1년 동안 칼로리를 줄이는 식단, 적당한 강도의 유산소 운동 그리고 이 두 가지를 병행한 경우의 체중 감량 효과를 비교하는 무작위 대조 연구를 수행했다.[12] 1년 후, 운동만 한 여성들은 평균 2.4%의 체중을 감량했고, 칼로리를 줄인 여성들은 평균 8.5%의 체중을 감량했고, 이 두 가지를 병행한 여성들은 평균 10.8%의 체중을 감량한 것으로 나타났다.

체중 감량은 칼로리가 부족할 때 발생하기 때문에(들어오는 것보다 나가는 에너지가 더 많을 때) 운동이 균형을 잡는 데 도움이 된다는 것은 의심의 여지가 없다. 하지만 많은 에너지를 연소시킨 다음 더 많은 에너지를 섭취하거나 운동을 했다고 오후에는 몸을 덜 움직인다면, 체중은 제자리걸음을 할 수밖에 없다. 그렇다 해도, 건강까지 제자리걸음을 하는 것은 아니다. 건강에 관한 한 운동이 최고의 방법이다.

눔 코치 Q&A

운동에 동기부여를 주는 팁이 있을까?

운동에 대한 의욕을 유지하는 것이 쉬운 일은 아니다. 동기부여를 높일 수 있는 두 가지 특별한 팁을 소개한다.

1. **월요일을 절대 그냥 보내지 마라.** 월요일은 한 주의 시작이다. 주말이 끝나고 우리는 다시 일을 시작한다. 집, 사무실, 학교 등 모든 일상이 본격적으로 시작되는 날이다. 첫날을 적극적인 자세로 시작하는 것은 한 주의 나머지를 활기 있게 보내는 데 도움이 된다. 한 주의 첫날이 월요일이 아니더라도, 한 주 동안의 활기와 생산성을 위한 분위기를 조성할 수 있다.

2. **함께할 짝을 찾아라.** 때로는 이 여행을 혼자 하는 것처럼 느낄 수 있다. 하지만 당신은 혼자가 아니다. 산책을 가거나, 운동을 하거나, 또는 서로에게 도전할 친구를 찾는 것은 매우 고무적이고 엄청난 동기부여를 느낄 수 있다. 친구와 함께하면 지지를 받는 것도 힘이 되지만, 다른 사람의 노력에도 동기부여가 될 수 있다.

어떻게 운동할 것인가

우리는 무엇을 해야 한다고 말하지 않을 것이다. 좋은 소식은 어떤 운동이든 유익하다는 것이다. 조용한 곳에서 자전거를 타든, 공원을 활기차게 한 바퀴 걷든, 동네 축구를 즐기든, 속도를 높이는 어떤 운동이든 모두 좋은 운동이다. 음식도 다양하게 먹으면 많은 영양소를 섭취할 수 있는 것처럼, 다양한 운동은 많은 도움이 된다. 무슨 운동을 하든 아무것도 하지 않는 것보다는 낫다. 실제로 땀 흘려 운동하는 것까지는 아니더라도 앉아 있는 시간만 줄여도 좋은 점을 발견할 것이다.

앉아 있는 시간 줄이기

하루 종일 앉아 있는 건 운동을 하지 않는 것보다 훨씬 더 해로울 뿐만 아니라, 등, 목, 어깨 통증, 고혈압, 높은 콜레스테롤 등과 같은 갖가지 신체적 질병과도 관련이 있다.[13] 그러므로 하루 종일 주기적으로 움직이며 30분 또는 최대 1시간 이상 계속 앉아 있는 것을 피하면 건강상의 위험을 크게 줄일 수 있다. 현대사회는 앉아서 생활하는 것을 쉽게 만들고 대부분의 사람이 책상에 앉아 많은 시간을 보내는 직업을 가지고 있지만, 이런 생활 방식으로 인한 건강 훼손을 막기 위해 더 많은 움직임을 만드는 몇 가지 방법이 있다.

- 움직이면서(또는 적어도 앉지 않은 상태에서) 일할 수 있도록 설계된 스탠드형 또는 러닝머신이 달린 책상treadmill desk을 사용해 보라.
- 자주 일어나 휴식을 취하며 걷거나 기지개를 편다. 이는 건강에 좋

을 뿐만 아니라 더 생산적이고 기분도 좋아진다. 30분마다 또는 1시간마다 5분씩 휴식을 취하라. 이것이 어렵다면 최소한 10:2 규칙(2시간마다 10분 운동)을 훈련하라.

- 가능하다면 휴식 시간에 계단을 오르거나 걷는다. 전화 통화를 할 때도 걸으며 통화할 수 있다. 적어도 한 시간에 한 번은 일어나서 운동하도록 알람을 설정하라.
- 목적지에서 좀 떨어진 곳에 주차하거나 한두 정거장 먼저 버스에서 내린다. 더 좋은 방법은 처음부터 걸어서 오가는 것이다.
- 여가 시간에 더 많이 움직이고(하이킹, 자전거, 스키, 스케이트, 춤 등 많다) 더 활동적인 사교 시간을 갖도록 노력하라.

유산소 운동

하루 종일 꾸준히 움직이는 것 외에도 유산소 운동이 필요하다. 어떻게 해서든 심장박동수를 높이는 것이 중요하다! 심장 운동은 심장과 폐, 뇌, 기분, 심지어 결심까지 강화시켜 준다. 오스틴에 있는 텍사스대학교의 한 연구팀은 2019년 규칙적으로 운동을 하지 않거나 칼로리를 줄이지 않는 젊은 성인 2,680명을 대상으로 실험을 했는데, 이들에게 몇 주 동안 규칙적인 유산소 운동을 시켰더니, 굳이 식단을 바꾸라고 강요하지 않았는데도 과거에 좋아했던 튀긴 음식, 탄산음료 같은 정크푸드를 멀리하고 살코기, 과일, 채소 같은 음식으로 선호도가 바뀌었다는 사실을 발견했다.[14] 그들에게 유일한 변화는 유산소 운동을 한 것뿐이었다. 유산소 운동에는 다음과 같은 것들이 있다.

- 경쾌하게 걷기
- 조깅 또는 달리기
- 자전거 타기
- 체육관 기구를 이용한 운동: 타원형 운동기구(팔과 다리를 동시에 움직이는 기구_옮긴이), 러닝머신, 실내 자전거 운동, 계단 오르기 기구, 노 젓기 기구
- 킥복싱
- 춤, 댄스 피트니스 교실, 줌바(춤과 에어로빅을 결합한 경쾌한 음악에 맞춰서 하는 운동_옮긴이)
- 제자리 뛰기, 제자리 조깅, 무릎 높게 올리기, 팔 굽혀 펴기, 등산 등
- 당신을 움직이게 만드는 운동 비디오나 온라인 수업

역기 등 근력 운동

유산소 운동은 심장 근육을 강화시켜 주지만, 역기를 들어 올리는 근력 운동은 다른 형태로 도움을 준다. 역기를 드는 운동은 몸을 더 튼튼하게 해주고 물건을 잘 들 수 있게 해주고 넘어질 경우 다칠 가능성을 줄여준다. 유산소 운동보다 복부지방을 더 빨리 연소시키고,[15] 과도한 혈당을 낮추는 데도 도움이 된다.

근육은 나이가 들면서 줄어드는 경향이 있다. 적절한 운동을 하지 않는 사람들은 10년마다 근육량의 3~8%를 잃는다고 한다. 역기 들어 올리기 운동을 하면, 그런 손실을 방지하고 정지 상태에 있는 신진대사율을 7%까지 증가시킬 수 있다.[16] 우리가 아무것도 하지 않을 때 에너지를 태우는 신진대사 기능은 정지 상태가 된다. 많은 연구에 따르면, 근력

운동은 각종 운동을 더 잘하게 해주고, 걷는 속도를 증가시키며, 뼈를 더 튼튼하고 조밀하게 만들고, 만성 요통을 해결하는 데도 도움을 주며, 뇌를 더 잘 작동하게 하고, 신체 이미지를 개선해 자존감을 높여준다.[17, 18] 역기 운동을 일주일에 몇 번만 해도 놀라운 효과가 나타난다. 역기 운동을 하는 데 꼭 역기가 있어야 할 필요는 없다. 우리의 체중 무게 정도의 물건을 드는 것도 괜찮다. 근력 운동의 몇 가지 예를 소개한다.

- 체육관에 있는 역기와 유사한 기구들
- 프리 웨이트 기구: 바벨, 덤벨, 케틀벨
- 웨이트 트레이닝 볼(메디슨 볼medicine ball이라고도 함)
- 무거운 배틀 로프battle rope
- 탄력 밴드resistance bands
- 체중을 지탱하는 요가 운동, 플랭크plank(바닥에 팔과 발을 대고 복부를 단련시키는 등척성 수축 운동_옮긴이), 업워드 도그upward dog(개가 서 있는 자세_옮긴이), 다운워드 도그downward dog(개가 기지개를 펴는 자세_옮긴이), 균형 잡기balance pose 등
- 특정 부위의 체중을 들어 올리는 미용 체조, 팔 굽혀 펴기, 윗몸 일으키기, 다리 들어 올리기legraises, 턱걸이, 벽에 기대어 앉은 자세 취하기wall sits 등

스트레칭

유연성은 근력만큼 중요하다. 유연성이 있어야 더 우아하고 쉽게 움직일 수 있고, 넘어져도 덜 다친다. 구부릴 수 있으면 부러질 가능성이

적은 것과 같은 이치다. 유연성은 동작의 범위를 크게 해주기 때문에 허리를 굽혀 손이 발가락에 닿거나 등을 긁는 동작을 더 쉽게 할 수 있다. 유연성은 굳은 몸을 완화시켜 주고 관절을 더 잘 움직이게 해준다. 유산소 운동이나 역도 운동 후에 스트레칭을 하면 나중에 통증을 덜 느낀다.

유연성을 키우기 위해 인기 있는 운동은 요가다. 요가에는 신체의 모든 부분을 스트레칭시키는 다양한 동작이 포함돼 있다. 〈국제요가저널 International Journal of Yoga〉에 게재된 한 연구에서 10주간의 요가 훈련이 대학 운동선수에게 어떤 영향을 미치는지 조사했는데, 요가를 한 운동선수들이 요가를 하지 않은 대조 그룹에 비해 유연성과 균형이 크게 향상된 것으로 나타났다.[19] 요가는 근력, 조정 능력, 균형 능력, 기분을 향상시켜 주기 때문에 일상생활에도 큰 도움이 된다. 많은 연구에서 요가가 우울증, 불안, 스트레스, 불면증을 개선하는 효과가 있음을 보여준다.[20] 또 유산소 운동으로 볼 수 있는 요가의 형태도 있다.

미국 스포츠의학 학회American College of Sports Medicine에서는 먼저 몇 분간 심장 운동을 한 다음 15초에서 30초 동안의 스트레칭을 2~4회 반복할 것을 권장한다. 정기적으로 유산소 운동과 역기 운동을 한다면, 일주일에 2~3일은 스트레칭으로 마무리하자.[21] 처음에는 동작을 전문가에게 보여주면서, 스트레칭을 제대로 하는지 확인할 필요가 있다.

고강도 인터벌 트레이닝

유산소 운동, 역기 운동, 스트레칭은 이미 기존에 잘 알려진 운동이지만, 최근 새롭게 떠오르는 운동이 있다. 바로 고강도 인터벌 트레이닝(HIIT)이다. HIIT는 'high-intensity interval training'의 약자로, 말 그대로 집중적이지만 시간을 절약하는 운동이다. 전력을 다하는 고강도, 그다음에는 중간 강도나 회복 수준의 저강도 운동을 번갈아 가며 수행한다.

예를 들어, 걷거나 조깅을 하는 경우 15초 동안은 최대한 빨리 달리고, 2분 동안은 중간 속도로 달리다가 숨이 되돌아오고 회복될 때까지 천천히 달리는 식이다. 이것을 계속 반복한다. 시간이 지남에 따라 1분간 빨리 달리기, 1분간 중간 속도로 달리는 이른바 1:1의 비율로 운동할 수 있다. 참고로 2:1 비율, 즉 고강도로 빨리 달리기가 회복 수준의 저강도보다 두 배는 더 길어야 한다고 말하는 HIIT 트레이너들도 있고, 반대로 회복 시간이 더 길어야 한다고 말하는 HIIT 트레이너들도 있다. 눔은 천천히 시작해서 도전의식을 느낄 만큼 점점 강도를 올려가며 맞추는 방법이 좋다고 제안한다. 회복 시간이 끝나면 정말로 완전히 회복돼 있어야 하기 때문이다.

이렇게 10분이나 15분만 운동해도 효과를 느낄 수 있을 것이다. HIIT 운동은 많은 양의 칼로리를 태우고 체력을 빠르게 향상시키기 때문에[22] 시간이 많지 않을 때 완벽한 선택이다. HIIT는 많은 시간이 걸리지는 않지만 쉽지 않기 때문에, 천천히 시작하고 부상을 방지하기 위해 고강도 운동을 더 길게 자주 하는 것이 좋다. HIIT를 많이 할수록, 점점 더 쉬워지기 때문에 고강도 운동 시간도 점점 더 길어질 수 있다. 하지만 숙달됐다 해도 20분 이상 지속할 필요는 없다. 고강도 운동이 효과를 내는 시간이 그 정도이기 때문이다.

고강도 운동의 효과는 꽤 높다. 〈영국 스포츠 의학 저널British Journal of Sports Medicine〉에 발표된 메타 분석에 따르면, HIIT가 심장 대사 증진에 큰 효과가 있는 것으로 나타났다. 단기적으로(HIIT 운동 12주만에) 혈중 산소 수준(유산소 용량 측정치), 확장기 혈압(혈압 측정치의 낮은 수치), 공복 혈당이 크게 개선됐다.[23] 장기적으로는(HIIT 운동을 12주 이상) 허리둘레, 체지방률, 휴식 중 심박수, 수축기 혈압(혈압 측정값에서 높은 수치)이 크게 개선됐다.

HIIT는 자전거, 러닝머신, 타원형 운동기구, 실외 달리기/걷기뿐만 아니라 좋아하는 어떤 종류의 심장 운동에도 적용할 수 있다. HIIT를 시도해 볼 수 있는 방법은 다음과 같다.

- 온라인에서 HIIT 운동에 대한 요령을 배울 수 있다.
- HIIT의 한 유형인 타바타Tabata를 해보라. 타바타는 HIIT와 같지만 고강도와 회복을 2:1 비율로 하는 것이다. 그래서 여타의 HIIT 유형보다 더 집중적이다. 타바타에 대한 온라인 강좌를 듣거나 트레이너와 함께 시도해 보거나 혼자서 시도해 본다.
- 자신만의 HIIT를 개발하라. 마음에 드는 유산소 운동을 골라 2~3분간 워밍업을 하고 최고 강도로 20초간 그리고 10초 동안 호흡을 가다듬는다. 이를 몇 회 반복한다. 중간에 회복 시간을 갖고 1~2분간 고강도 운동을 반복한다.

운동 계획을 세워라

이제 계속 앞으로 나아가겠다는 영감을 받았는가? 아주 잘했다! 시간이 지나면서 가장 효과적인 운동을 찾아 규칙적으로 해야 하므로, 목표를 정하는 것이 중요하다. 목표를 세울 때는 구체적이고specific,

측정 가능하며Measurable, 달성 가능하고Attainable, 관련성이 있으며Relevant, 기한이 있어야Time-based 한다는 SMART 원칙을 명심하라. 매일 체육관에서 한 시간씩 운동하겠다는 막연한 계획을 세우는 것이 아니라, 현재 위치에서 시작해 점차적으로 조정해 나가야 한다. 예를 들어 운동을 시작하려는 사람이라면 다음과 같이 목표를 세운다.

- 매일 점심시간에 10분씩 산책하기
- 이번 주는 오전에 세 번 체육관 가기
- 이번 주에 새로운 댄스 교실 등록하기
- 엘리베이터 대신 계단 이용하기
- 이번 주에 새로운 형태의 운동(예를 들어 HIIT) 시도하기

운동이 습관으로 자리를 잡으면, 그때그때 상황에 맞춰 시간과 강도를 높여가며 목표를 조정할 수 있다. 운동 계획을 세우면서 그 운동이 가져다줄 유익한 점을 생각하면 동기부여를 지속시키는 데 도움이 된다.

바빠서 시간에 쫓길 때도, 짧은 시간이라도 운동하는 것이 전혀 운동을 하지 않는 것보다 훨씬 낫다는 것을 잊지 마라. 15분간 빠르게 걷기, 몇 번의 웨이트 트레이닝이나 체조, 몇 회의 HIIT(10분 동안 두세 차례 나누어 운동한다) 정도만 해도 건강한 결정을 내릴 수 있는 마음 상태를 유지하기에 충분하다. 그러면 기분도 정말 좋아질 것 같지 않은가?

달콤한 숙면

건강의 네 기둥 중 세 번째는 수면이다. 수면은 하루의 마지막에나 하는 전혀 별개의 행위로 보일 수 있지만, 다른 기둥과 밀접한 관련이 있다. 얼마나 잘 자느냐가 얼마나 잘 먹으며, 얼마나 잘 운동하며, 얼마나 스트레스를 받는지에 영향을 주기 때문이다. 수면은 그만큼 중요하다.

우리가 어떤 식으로든 일상의 행동을 바꾸려 한다면, 뇌의 앞부분을 더 많이 사용할 필요가 있는데, 이는 그곳이 집행 기능을 관장하기 때문이다. 미카엘리데스 박사는 수면의 중요성을 강조하면서 이처럼 말한다.

"수면이 부족하면 기본적으로 뇌의 앞부분이 꺼지게 됩니다. 그러므로 수면이 부족하면 두 다리로 달려야 하는 경주에서 한쪽 다리로만 달리는 셈이지요."

수면이 우리가 먹는 방식에 어떤 영향을 미치는지 이해하기 위해서는 두 가지 중요한 호르몬에 대해 알아야 한다. 바로 그렐린ghrelin이라는 배고픔 호르몬과 렙틴leptin이라는 포만감 호르몬이다. 보통 이 두 호르몬은 우리가 음식을 원할 때와 원하지 않을 때에 따라 오르락내리락한다. 하지만 우리가 어떻게 사느냐에 따라 이 호르몬이 서로 균형을 맞추는 데 영향을 미칠 수 있다. 그런데 수면 부족이 이 미묘한 균형을 깨뜨리는 주요 원인 중 하나다. 충분한 수면을 취하지 않으면 그렐린 수치가 증가하고 렙틴 수치가 감소하기 때문에[24] 평소보다 배가 고프고 식사 후에도 포만감을 덜 느끼게 된다. 그래서 우리는 잠을 제대로 못 자면 훨씬 더 많이 먹는 경향이 있다. 연구에 따르면, 수면이 부족하면 칼로리가 높은 음식에 대한 욕구가 크게 높아지는 것으로 나타났다.[25] 〈심리신경

내분비학지Psychoneuroendrocrinology〉에 발표된 연구에서도 밤에 잠을 제대로 잔 사람보다 제대로 자지 못한 사람이 아침과 간식을 더 많이 먹는다고 보고하고 있다.[26]

또 수면 부족은 운동 의지를 방해할 수 있다. 수면 부족이 근력을 약화시킨다는 여러 연구가 있다. 이 연구에 따르면 충분한 수면을 취하지 않으면 운동하기가 더 어려워지고[27], 사람의 기분을 저하시켜 부상의 위험이 높아질 수 있다.[28] 또 운동을 하려는 에너지와 동기를 저하시켜[29] 운동을 거르고 싶게 만든다. 수면이 부족하면 낮에 운동하는 것보다 낮잠을 자는 게 더 낫다고 생각하게 만들기 때문이다.

수면이 부족한 사람은 낮 동안에 몸을 훨씬 덜 움직이려고 하는 경향이 있다. 이는 몸이 에너지를 보존하려고 노력하기 때문이다. 사람은 운동을 하지 않더라도 하루 동안 상당한 칼로리를 쓰는데, 이를 비운동 활동 열생성NEAT(Non-Exercise Activity Thermogenesis)이라고 한다.[30] 덜 움직이면 에너지를 덜 사용하게 되는데, 이런 상태가 되면 칼로리 부족 상태가 되기 어렵고 목표 달성이 더 어려워진다.

뿐만 아니라 수면 부족은 스트레스를 악화시킨다. 2019년 병원 레지던트를 대상으로 조사한 연구에 따르면, 24시간 비상대기 근무를 한 레지던트와 충분한 수면을 취한 레지던트를 비교한 결과 스트레스가 많기로 유명한 레지던트 업무 수행에서 수면이 부족한 레지던트들이 스트레스 호르몬인 코르티솔이 크게 증가했고 기분, 인지 능력, 심박 변이도heart rate variability(스트레스로부터 심장이 얼마나 잘 회복하는지를 측정하는 척도)가 크게 저하되는 것으로 나타났다.[31]

매일 하루에 7시간 이하의 수면을 취한다면, 우리에게도 이 모든 일들이 벌어질 수 있다. 좀 더 일찍 잠자리에 들면, 식욕, 호르몬, 동기, 기분, 스트레스 수준을 다시 회복할 수 있으며, 스스로를 위해 노력하는 모든 일을 더 쉽고 즐겁게 할 수 있을 것이다. 그러니 가능한 한 7시간에서 9시간의 수면을 취하도록 하라.

뇌실습

수면 위생 개선하기

잠을 잘 자겠다고 말하는 것은 쉽지만, 실제로 잠을 잘 자는 것은 쉽지 않다. 가장 좋아하는 TV쇼를 끝까지 보고 싶은 충동 때문일 수도 있고, 소셜미디어 화면을 끝없이 내리고 싶은 유혹 때문일 수도 있고, 해야 할 일을 다 끝내야 하기 때문일 수도 있고, 스트레스로 머리가 복잡해 잠을 못 이룰 수도 있다. 이 외에 일찍 침대에 들어가 불을 끄고도 잠을 자지 못하는 이유는 수없이 많다.

하지만 잠자기 직전에 무슨 일을 했는지와 수면 환경(이것을 수면 위생sleep hygiene이라고 부른다)이 수면의 질에 영향을 미칠 수 있다. 당신의 수면 위생은 어떠한가? 잠을 잘 자기 위해 몸과 뇌에 긴장을 풀고 나른한 정신 상태에 들어갈 때라는 신호와 함께 수면 위생을 개선할 수 있는 몇 가지 방법을 소개한다.

- **일을 멈추는 시간을 정한다.** 낮에 일정한 시간을 정해놓고 컴퓨터 화면을 보거나 일을 하거나 문제를 해결하려고 노력한다. 그리고 그 시간이 끝나면 일을 멈춘다. 내일 할 일 목록을 만들어 내일 볼 수 있는 곳에 붙여두고 오늘은 더 이상 신경 쓰지 않는 것도 방법이다.

- **몸과 뇌에 이완 반응의 신호를 보낸다.** 따뜻하게 목욕이나 샤워를 하고, 파자마를

입은 채 차를 마시거나, 편안한 음악을 듣거나, 책을 읽는다. 이 행동을 매일 같은 순서로 한다면 긴장을 푸는 데 도움이 된다.

- **잠자기 좋은 환경을 조성한다.** 깨끗하고, 조용하고, 어두운 침실은 숙면을 취하기에 가장 좋은 환경이다. 모든 전자제품과 전등을 끄고, 온도조절기도 줄인다. 연구에 따르면, 사람들은 낮은 온도에서 더 잘 자는 경향이 있으며 너무 따뜻하면 수면을 방해하는 것으로 나타났다.[32] 수면 무호흡증을 가진 사람들에 대한 연구에 따르면, 사람들이 24℃보다 16℃에서 훨씬 더 잘 잔다는 것을 보여준다.[33] 특히 푸른 빛을 방출하는 스크린(TV나 PC 등)은 우리를 졸리게 하는 호르몬인 멜라토닌melatonin을 억제할 수 있다.[34] 그러니 잠자기 한두 시간 전에는 TV나 PC 화면을 보지 않는 것이 좋다.

스트레스 관리

건강의 네 번째 기둥은 스트레스 관리다. 그리고 그것은 매우 중요하다. 스트레스는 삶의 모든 것을 더 어렵게 만들 수 있다. 우리 몸은 단기적인 스트레스는 스스로 처리하도록 설계돼 있다. 하지만 스트레스가 멈추지 않고 계속 이어지면 몸을 망가뜨릴 수 있다.

미카엘리데스 박사는 "스트레스가 항상 나쁜 것만은 아닙니다. 사람들은 스트레스라는 단어를 부정적으로 생각하지만, 그것은 생리학적 기능이며 내부 레이더가 위험 신호를 잡아낸 것뿐입니다. 다만 스트레스가 너무 지나치거나 오래 지속될 때 문제가 생기죠"라고 말한다.

우리 몸이 스트레스에 반응하는 데는 목적이 있다. 뇌가 위협을 감지하면 교감신경계 모드로 전환되면서 코르티솔과 아드레날린 같은 스트레스 호르몬이 분비된다. 이 호르몬은 위협과 싸우거나 위협에서 도망치게 하는 신체적 변화를 일으키는데, 우리가 교감신경계 모드를 '투쟁-도피 반응fight-or-flight response(생존본능 반응으로 상대방이 만만하면 싸우고, 감당 못 할 상대면 도망친다_옮긴이) 모드'라고 부르는 이유도 바로 이 때문이다. 투쟁-도피 반응 모드가 되면 우리 몸은 더 강하고 더 빨리 달릴 수 있도록 전환된다. 시력과 청력은 위협 감지를 위해 최대한 날카로워지고, 심장박동수, 호흡수, 혈압은 모두 증가한다. 간은 에너지를 내기 위해 더 많은 포도당을 방출하고, 모든 반사 작용은 더 빨라진다. 그러니까 당신은 일시적으로 슈퍼맨으로 변하는 것이다.

하지만 중요한 게 하나 더 있다. 위협이 사라지면, 그러니까 싸워서 이겼거나 성공적으로 도망쳤거나 달리는 차에서 뛰어내렸거나 누군가의 목숨을 구했거나 힘든 발표나 테스트가 끝났거나 힘든 대화를 마치고 나면, 뇌는 위협이 지나갔음을 감지하고 부교감신경계 모드로 다시 전환된다. 혈액은 내장으로 돌아가고, 근육은 이완되며, 심박수와 호흡은 느려지는 등 모든 것이 정상으로 돌아가 이제 안심하고 낮잠을 잘 수도 있다. 그래서 우리는 부교감 모드를 '휴식-소화 모드'라고 부른다.

미카엘리데스 박사는 우리 몸이 항상 교감신경계 모드, 즉 투쟁-도피 반응 모드에 머물러 있어서는 안 된다고 말한다. 우리 몸은 짧은 시간 동안 슈퍼 히어로가 될 수는 있지만, 곧 그런 긴장 상태에서 회복돼야 한다. 그래서 다시 기본 상태로 돌아가야 한다. 우리가 침착하고, 냉정하고, 집중된 상태에 있을 때도 여전히 우리는 멋진 존재다.

만약 우리가 회복 시간을 충분히 갖지 못한다면, 스트레스가 만성화될 수 있고 스트레스 반응 시스템이 과도하고 민감하게 반응해 위험하지 않은 모드에서도 스트레스 반응이 나타날 수 있다. 그것은 건강에도 좋지 않다. 과학자들은 이를 '부적응' 반응이라고 부른다.[35] 코르티솔 같은 스트레스 호르몬이 혈류에서 너무 오래 지속되면 신진대사도 느려질 수 있다.[36] 그러면 우리 몸이 칼로리를 태우지 못하고 이를 지방으로 저장하게 되고, 이는 혈당과 인슐린 수치를 증가시킨다.[37] 혈당과 인슐린은 우리 몸이 더 많은 순간 에너지를 필요로 할 때는 높아져야 하지만, 항상 높은 상태로 유지돼서는 안 된다. 그러면 배고픔과 과식으로 이어지고 시간이 지나면 장기까지 손상시킬 수 있다. 또 높은 혈당과 인슐린은 염증을 증가시키고 건강한 면역 반응을 방해할 수 있다. 불안과 우울증 같은 기분 문제뿐만 아니라, 심장질환, 고혈압, 관절 통증, 두통, 신체 조정 능력 저하 등과 같은 다른 신체적 건강 문제까지 야기한다. 만성적인 스트레스는 심지어 뇌의 일부를 수축시킬 수도 있다![38]

한 연구에서는 만성적으로 스트레스를 받는 여성들이 스트레스를 받지 않은 여성들보다 하루에 104kcal를 덜 태운다는 사실을 발견했다. 다른 모든 것이 동일하다고 할 때, 이것만으로도 1년 동안 체중이 5kg 증가할 수 있는 수치다.[39] 만성적인 스트레스는 칼로리 밀도는 높고 영양 밀도는 적은 음식에 대한 갈망으로 이어진다.[40] 결국 불안이나 우울증이 있는 상태에서 더 많은 감정적인 식사를 하게 되고, 몸이 필요로 하는 것보다 더 많이 먹는 결과를 초래한다.[41] 미카엘리데스 박사의 말을 들어보자.

"우리가 살아가면서 받는 모든 스트레스를 완전히 제거하는 방법은 없습니다. 그리고 그것이 건강 목표도 아니고요. 스트레스를 받는다는 것은 우리가 인간이라는 증거일 뿐입니다. 스트레스가 없는 세상을 상상해 보세요. 아무것도 이루어지지 않을 겁니다!"

미카엘리데스 박사는 스트레스와 싸우기보다는 스트레스를 해결해야 할 어떤 일이 일어나고 있다는 것을 알리는 경보로 받아들이라고 조언한다.

"가끔의 스트레스는 좀 더 주의를 기울이고 배워야 할 것이 있음을 보여주는 것입니다. 한 걸음 뒤로 물러서서 무엇이 스트레스를 유발하는지 그리고 무슨 일이 일어나는지 직시해 보세요. 우리의 경고 시스템은 항상 켜져 있습니다. 스트레스는 그 상태에서 회복해서 부교감신경 시스템을 작동시켜야 한다는 신호임을 인식하십시오. 그렇게 하기 위해 무엇이 필요한지 생각해 보십시오."

만성적인 스트레스를 줄이고 관리할 수 있는 심리적 전략을 몇 가지 소개한다.

- **기분이 좋지 않더라도 좋은 척하면 정말 기분이 좋아진다.** 기분이 좋지 않더라도 웃으며 긍정적인 생각을 하거나, 재미있는 비디오나 코미디를 보거나, 아이들과 이야기를 하거나 애완동물과 노는 것처럼 즐거운 일을 한다면 실제로 좀 더 편안해질 것이다. 웃는 것만으로도 스트레스 반응을 역전시킬 수 있다.[42]

꿀실습

긍정적인 생각

다른 많은 것처럼 긍정적인 생각도 습관이다. 긍정적인 생각을 더 많이 연습할수록, 더 잘하게 된다. 다음은 자동으로 떠오를 때까지 의도적으로 연습할 수 있는 긍정적인 생각의 몇 가지 예다. 긍정적인 생각이 필요할 때는 이 목록을 참조하라.

- 나는 정말 열심히 노력하고 있어!
- 힘들지만 할 수 있어.
- 이제는 휴식을 취해도 좋아.
- 모든 것이 잘될 거야.
- 몇 가지 생각을 할 뿐이지, 그 생각이 나를 지배하게 하지는 않을 거야.
- 일부러 그런 건 아니지만 괜찮아. 누구나 실수할 수 있으니까.
- 중요한 건 과거가 아니라 앞으로 무엇을 하느냐가 아닐까!
- 도움을 요청해도 부끄럽지 않아. 그러니까 친구지!
- 오늘은 멋진 날이 될 거야!
- 나는 오늘 하루 최선을 다 했어.
- 나는 내 자신이 자랑스러워.
- 나 잘했지!(우리가 끼어든다면 이렇게 말할 것이다. 그래 당신 아주 잘했어!)

- **시각화의 힘** 미카엘리데스 박사는 시각화에 대해 다음과 같이 설명한다. "시각화는 당신의 정신적 환경을 덜 위협적인 것으로 바꾸는 것입니다. 스트레스를 받고 있을 때, 몇 번 심호흡을 하고 몸을 편안하게 가져보세요. 길고, 느리고, 깊은 호흡을 하면 몸이 스트레스를 받지 않고 있다고 생각할 것입니다. 그다음 조용한 개울가에 앉아 휴식을 취하고 있다고 상상해 보세요. 지금 당신을 위협하는 것은 아무것도 없습니다. 모든 것이 좋은 상태입니다. 스트레스를 받고 있지 않다는 것을 시각화하면, 뇌도 휴식을 취할 수 있을 것입니다. 뇌를 진정시키고 뇌가 스트레스에서 벗어날 수 있는 기회를 주는 것이죠." 이런 휴식을 자신에게 주는 작은 휴가라고 생각해 보라. 다시 평온함을 찾게 됐다면 천천히 눈을 뜨고 하루를 계속하라.
- **항상 "네"라고 말할 필요는 없다.** '네'는 선택이다. 그러므로 꼭 필요하지 않다면 "아니요"라고 말해도 괜찮다. "독서 클럽에 가입하실래요?" "카풀에 참여하겠습니까?" "자원봉사할 수 있나요?" "내일 빵 바자회에 쿠키 30개를 가져올 수 있나요?" "추가 강좌를 듣겠습니까?" "이번 주말에 우리 일곱 아이들이 당신 집에서 자고 와도 될까요?" 이런 부담스러운 요청에 대답하는 법을 연습해 보자. 얼마든지 할 수 있다! "아니요, 괜찮습니다." "아니요, 괜찮습니다." 익숙해질 때까지 반복해서 연습하라. 고맙지 않은 일에 대한 걱정을 더는 것만으로도 큰 위안이 될 수 있다. 주저 말고 해보라!
- **괜찮아, 할 수 없지.** 눎은 "괜찮아, 할 수 없지oh, well"라는 말의 열렬한 팬이다. 이것은 체념이 아니다. 오히려 정반대다. "괜찮아, 할 수 없지"는 순간적으로 우리의 기분을 완전히 인정하고 받아들이는

것이며, 어깨를 으쓱하며 인내하는 것을 의미한다.

예를 들어 지금 스트레스를 받고 있다면 "괜찮아, 할 수 없지. 스트레스는 누구에게나 생기는 거니까. 일이 끝나고 집에 가서 쉬면 돼"라고 스스로를 다독인다. 지금 쿠키를 먹으면서 고민을 잊고 싶다면 "괜찮아, 할 수 없지. 얼마든지 그럴 수 있어. 하지만 쿠키를 먹는 대신 다른 일을 할 수 있을 거야. 산책이나 나가 볼까?"라고 생각해 보자. 때로는 현재의 감정을 인정하는 것이 계획을 바꾸는 것을 의미할 수 있다. 너무 피곤해서 오늘 저녁에는 체육관에 갈 수 없을 것 같다는 생각이 든다면 "괜찮아, 할 수 없지. 때로는 몸도 쉬고 싶을 테니까. 오늘은 체육관을 쉬고 집에 가서 일찍 자야겠다"라고 인정하자. "괜찮아, 할 수 없지"라는 말은 원하는 대로 일이 진행되지 않더라도, 상황을 단순히 받아들이고 실제로 일어나는 일을 처리함으로써 죄책감이나 압박감 등 모든 부정적 감정을 전환시키는 좋은 방법이다.

- **싱글태스킹도 실력이다.** 해야 할 일이 너무 많아 여러 가지 일을 동시에 수행하려고 할 때 우리는 스트레스나 압박감을 느낀다. 물론 우리가 살아가는 데 있어서 멀티태스킹이 필요한 경우도 있지만, 스트레스가 심할 때는 싱글태스킹single tasking으로 전환하면 스트레스 해소에 도움이 된다.

싱글태스킹은 한 번에 한 가지 일만 수행하는 것을 말한다. 예를 들어 회사에서 당신의 주의력이 열 개 이상의 일에 분산돼 있다고 가정해 보자. 많은 사람이 동시에 무언가를 원하거나, 동시에 여러 개의 컴퓨터 모니터로 프로젝트를 수행하는 등 한 번에 여러 가지 일을 해결하려고 한다. 하지만 그 일을 모두 미루고 우선순위를 정한 다음 한 가지 일을 제외하고 나머지 일은 제쳐두자. 그리고 우선순위로 정한 그 한 가지 일에 모든 주의를 집중하라. 그 일이 끝나면 다음 순위의 일로 넘어간다.

여러 연구에 따르면, 이른바 전환 비용switch cost 때문에 싱글태스킹이 실제로 더 효율적이라고 한다. 전환 비용이란 뇌가 멀티태스킹을 하는 동안 한 작업에서 다른 작업으로 계속 전환하는 데 보내는 시간을 말한다.[43] 우리가 한 가지 일에서 다른 일로 전환할 때 항상 몇 초 또는 몇 분의 조정 시간이 필요한데, 더 많이 전환할수록 더 많은 시간이 낭비된다는 것이다. 이런 전환 시간을 모두 합하면, 동일한 양의 작업을 완료하는 데 멀티태스킹이 싱글태스킹보다 시간이 40% 더 많이 걸리는 것으로 나타났다.[44] 싱글태스킹에서는 전환 비용이 발생하지 않는다. 게다가 일을 하면서 더 편안함을 느낄 수 있고, 일을 한 후에도 더 실감나게 성취감을 느낄 수 있을 것이다.

- **음식으로 기분을 북돋운다.** 어떤 음식은 실제로 우리 몸을 진정시키고 스트레스를 완화시키는 데 도움을 준다. 기분을 북돋아주는 음식을 간식으로 즐기면서 휴식을 취하면 코르티솔을 낮추고 긴장을 풀어주는 신체의 생화학 조절에도 도움이 된다.

실습

기분을 북돋아주는 음식

정말로 음식이 기분을 바꿀 수 있다. 과학자들은 몇몇 음식이 우리를 기분 좋게 하는 영양소를 포함하고 있다는 사실을 발견했다.[45]

- 견과류와 씨앗류
- 버섯
- 요구르트
- 귀리
- 굴
- 콩류 제품
- 녹차
- 올리브오일
- 흰 강낭콩, 렌즈콩 같은 콩과 식물
- 연어, 고등어, 참치 등 기름진 생선
- 시금치, 케일 등 잎이 많은 녹색식물

더 행복한 날을 위해 이런 음식을 섭취해 보라. 호두나 캐슈넛을 곁들인 요구르트, 아마씨를 곁들인 오트밀, 연어와 올리브오일을 곁들인 시금치 샐러드, 렌즈콩 수프가 스트레스를 완화하고 기분이 좋아지게 만들어줄 것이다.

삶은 균형을 이루는 일이다. 지금 건강을 우선시하거나 원한다 해도 삶의 다른 부분이 그 목표를 지지할 수도 있고 약화시킬 수도 있다. 그러므로 균형을 이뤄야만 기분이 좋아진다. 균형을 이루면 먹는 것에도 더 차분하고 통제된 접근법을 취할 수 있고, 운동에 필요한 에너지를 줄 수 있고, 더 잘 자고 스트레스를 관리할 수 있다. 한마디로 균형을 이뤄야 삶의 질을 높일 수 있다.

인생의 수레바퀴와 건강의 네 기둥을 연구하면서 비로소 자신이 전인격체임을 깨달을 수 있다. 우리는 건강 여행을 하는 사람이자 건강한 몸을 만들기 위해 전념하는 사람, 더 잘 자려고 노력하거나 명상하는 법을 배우려는 사람일 뿐만 아니라, 복잡하고 흥미로운 다양한 측면의 인격을 소유한 사람이다. 이 모든 부분을 밝게 빛나도록 가꿔나간다면 삶의 모든 것이 조금씩 쉬워질 것이다.

습관 바꾸기, 식습관 바꾸기, 운동 바꾸기 등 우리 삶을 변화시키는 것은 처음에는 매우 흥미롭다. 하지만 좋은 시기가 지나면 어떻게 될까? 그 모든 변화가 어렵게 느껴지고, 오래된 습관이 다시 우리를 부른다. 어떻게 하면 동기를 유지할 수 있을까? 알고 싶다면 다음 장을 읽어보자.

07

동기부여를 지속하는 법

챔피언은 제대로
할 수 있을 때까지
계속 연습한다.

-미국 테니스 선수 빌리 진 킹Billy Jean King

이제 동기부여에 집중해 보자. 어떤 목표를 세우고 목표를 이루기 위해 노력할 때 처음의 동기부여가 그대로 유지되지 않는다는 것을 우리는 잘 알고 있다. 이 책을 읽고 일부 기술을 실천하고 있다면, 초반의 동기부여는 하늘을 찌를 듯했을 것이다. 게다가 실제로 효과를 거두기 시작했다면 동기부여는 더 높이 치솟았을 것이다. 브라보! 하지만 어느 시점부터 동기부여는 처음만큼 왕성하지 않을 것이다. 이것이 현실이다. 이런 현상이 어떤 사람에게는 더 빨리 나타날 수도 있고, 또 어떤 사람에게는 늦게 나타날 수 있지만, 시간이 흐르면 결국 그렇게 된다. 하지만 그것이 실패를 의미하지는 않는다.

때로는 동기부여가 완전히 사라진 것처럼 보일 수 있다. 그런 때가 오면 동기부여가 항상 왕성해야 한다고 생각하는 사람들은 좌절감을 느낄 수 있다. 하지만 우리 모두 하루 24시간 365일 내내 의욕이 넘치거나 콧노래가 나오도록 뇌가 작동하지는 않는다. 미카엘리데스 박사의 말을 들어보자.

"더 힘들게 느껴지는 날들이 항상 오기 마련입니다. 당신의 숭고한 목표가 실패할지도 모른다고 느낄 때가 항상 있지요. 하지만 알아야 할 게 있습니다. 그렇다고 해서 실패는 아니라는 거지요. 당신이 잘못했다는 뜻도 아닙니다. 물론 포기해야 한다는 것을 의미하지도 않습니다. 우리를 포함한 모든 동기부여 전문가들은 '절대 포기하지 말라!'라고 말하지 않습니까? 동기부여에서 가장 중요한 사실은 그것이 항상 변할 수 있다는 것입니다. 우리는 매사에 왕성하게 동기부여가 되지는 않습니다. 만약 그렇다면 우리는 엄청 피곤할 것입니다. 동기부여가 올라갔다 떨어지는 것은 자연스럽고 정상적인 일입니다."

그렇다. 우리는 동기부여를 파도 같다고 생각한다. 물은 일련의 파도를 타고 해안으로 밀려온다. 파도는 때로는 높기도 하고 때로는 낮기도 하다. 그리고 때로는 사나운 허리케인이 몰아쳐 강한 바람이 파도를 휘젓기도 하고, 때로는 평온한 날씨에 바람이 전혀 불지 않는 경우도 있다. 중요한 것은 파도가 항상 일정하게 영원히 지속되지 않는다는 사실이다. 바다는 항상 변한다. 그러니 우리는 또 다른 파도가 올 것이라는 기대감을 가질 수 있다. 동기부여도 파도와 같다.

당신이 파도를 타는 서퍼라면 하나의 파도가 지나간 후에는 또 다른 파도가 오고, 그때마다 새로운 파도에 올랐다가 다시 떨어지곤 한다는 것을 잘 알 것이다. 이처럼 불안정한 현상이 지속되는 것을 동기부여 모델Motivation Model이라고 부른다.

놈의 동기부여 모델

눔의 동기부여 모델은 동기부여가 어떻게 작동하는지 보여주는 일종의 지도다. 이 모델에는 세 단계가 있다. 만약 어려운 일을 시도해 본 적이 있다면 이 모델에 공감할 것이다. 우선 동기가 변하는 모양을 살펴보자. 동기부여 모델이 작동하는 방식은 다음과 같다.

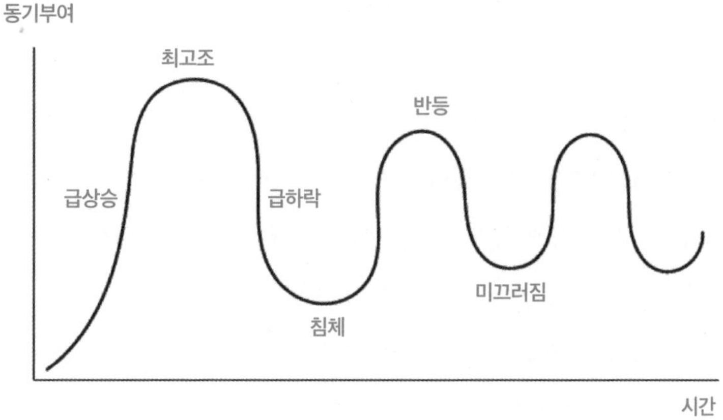

1단계

급상승The Hype 동기부여는 처음에는 급상승으로 시작된다. 바로 무언가를 성취하기로 결심했을 때의 단계다. 당신은 시작할 생각에 부풀어 계획을 세운다. 긴장되기도 한다. 약간 회의적인 생각도 들지만, 여러 정보를 수집하면서 흥분한 나머지 기분이 들뜨기 시작한다. 더 많은 계획을 세울수록 더 많은 생각을 하게 된다. "이번에야말로 성공할 거야!" 당신은 벌써 성공을 본 것 같다. 목표가 달성됐다고 상상하는 것은 재미있고 설레며 흥분되는 일이다. 결승선을 통과하는 자신, 건강에 좋은 음식을 좋아하고 요리하는 자신, 차분하고 맑은 정신으로 매일 명상을 즐기는 자신, 새로운 열정으로 가득 찬 자신, 무엇이든 할 수 있을 것 같은 자신감에 차 있는 자신을 그린다. 목표에 도달하기 위해 무엇을 해야 하는지 생각하면서 이렇게 중얼거린다. "내가 알아서 할 거야!"

최고조The Honeymoon 동기부여가 첫 번째 파도를 만난다면 1단계의 최고조 위치에 있는 것이다. 당신은 이미 목표를 달성하기 위한 노력을 시작했고 어쩌면 긍정적인 결과를 보았을 수도 있다. 그것은 동기부여를 더욱 고조시킨다. 아마도 당신은 첫 주에 벌써 1kg을 뺐거나, 체육관에서 의미 있는 소득을 얻었거나, 자연을 산책하면서 더 건강해지고 에너지 넘치고 기쁨에 넘쳐 있을지 모른다. 이 시기에는 모든 것이 아름답게 보인다. "나무가 이렇게 아름다운지 왜 예전에는 몰랐을까!" 당신 스스로에게 만족한 나머지 목표를 상향 조정할지도 모른다. 당신은 모든 게 낙천적으로 보이고 눈은 반짝반짝 빛나며 동기부여는 지붕을 뚫고 하늘을 찌를 듯하다. 하지만 이런 상태가 반드시 100% 현실적인 것은 아니다.

2단계

급하락The Plummet 최고조 상태가 지나면 2단계가 오는데, 대개 첫 번째 파도가 친 후에는 무서운 급하락이 뒤따른다. 이 시기가 되면 별처럼 반짝반짝 빛나던 눈이 현실을 직시하기 시작한다. 이제 최고조 상태는 지났다. 갑자기 목표가 더 어렵게 느껴진다. 목표에 도달하기 위해서는 오늘 밤 아무리 아이스크림을 먹고 싶거나 운동하고 싶지 않을지라도, 억지로라도 노력해야 한다고 생각한다. 그렇게 흥미롭게 보이던 목표가 멀리 있고, 어쩌면 성공할 수 없을 것이라는 불안감이 든다. 과연 이 운동복이 앞으로도 계속 편안할까? 어쩌면 내 꿈을 이룰 수 없을지 몰라. 그냥 포기하는 게 좋겠어. 최고조일 때는 모든 것이 너무 황홀했지만, 지금은 목표 달성을 위해 해야 할 그 많은 일을 생각하니 모든 환상이 다 깨져버렸다는 느낌이 든다.

침체The Lapse 동기부여가 급하락하면서 침체기가 찾아온다. 이때가 되면 심심찮게 체육관을 빼먹거나 식단 계획을 포기하기 시작한다. 지금까지 한 일이 너무 힘들어서 더 이상 계속하고 싶지 않다. 동기부여가 높을 때 보여주었던 꾸준함도 사라진다. 목표를 향해 노력할 의도는 여전히 있지만, 더 이상 재미가 없어지고 자신감도 없어졌다. 이때가 되면 타협하기 시작한다. "이런 힘든 일 대신 달리기나 해볼까? 하지만 5km까지 뛸 필요는 없을 거야." "2kg 빼면 되지 얼마나 더 뺄 필요 있나? 쿠키 없는 삶이 무슨 재미야?" 동기부여의 침체가 찾아오면 실패했다는 느낌을 받는다. "그럼 내가 그렇지 뭐. 난 항상 실패하니까. 전에도 실패했는데 이번에 또 실패한다고 이상할 건 없지."

하지만 이 침체기를 제대로 인식해야 한다. 침체기 다음에는 또 다른 파도가 밀려온다. 침체기에 빠지면 영원히 패배한 것 같은 느낌이 들지만, 그것은 행동 변화 과정의 자연스럽고 정상적인 부분이다. 소셜미디어에서 어떻게 보이든 모든 사람에게 침체기가 일어난다. 유명 인사나 건강 전문가라고 해서 다르지 않다. 동기부여 침체기를 겪을 때 중요한 것은 그 침체기를 통해 자신에 대해 그리고 목표에 대해, 무엇이 효과가 있고 무엇이 효과가 없는지를 배울 수 있다는 것이다. 침체기가 목표를 다시 평가하고, 점검하고, 가다듬을 기회를 제공해 줄 것이다.

목표를 달성하기 위해 언제나 쉬지 않고 열심히 노력하는 사람은 없다. 침체는 끝이 아니라 과정의 일부일 뿐이다. 침체기 뒤에 반등이라는 새로운 파도가 온다. 어쩌면 이 파도는 첫 번째 파도보다 더 강한 파동이 될 수 있다. 침체기가 얼마나 오래 지속되는지는 사람마다 다르지만, 대개는 자신에게 달려 있다. 다시 시작해야 한다고 느낄 때까지 하루, 일주일 또는 몇 달이 걸릴 수 있다. 물론 얼마가 걸리든 모두 정상이다. 모든 사람은 다르고, 다시 새로운 목표를 향해 가는 때도 다르다. 당신은 언제 새로 시작할 것인가? 침체기가 그저 일시적인 것이라고 생각한다면, 그저 서핑보드에 올라 다음 파도를 기다리면 된다.

3단계

미끄러짐과 재반등The Slip and Surge 첫 번째 침체기를 경험하면서 자아가 상처받았을 수도 있고 잠시 멈추었을 수도 있지만, 그다음 파도를 제대로 탄다면 다시 높이 올라갈 수 있다. 파도를 타면 높은 위치에서 주위를 둘러볼 수 있다. 주변의 바다를 확인해 보라. 어디에나 파도가 있다. 큰 파도, 작은 파도가 끊임없이 올라갔다 내려갔다 한다.

우리는 이 단계를 '미끄러짐과 재반등'이라고 부른다. 때로는 미끄러져서 계획대로 하지 못하기도 하고, 때로는 파도 위에 높이 올라타 새로운 습관을 시작하면서 멋진 기분을 느끼기도 하기 때문이다. 3단계인 '미끄러짐과 재반등'은 계속 반복된다. 이것이 동기부여의 모습이다. 어느 날 미끄러졌다가 다음 날 바로 재반등하기도 한다. 특히 내재적으로 동기를 부여받았다면, 결코 침체기에 머무르지 않는다. 내재적으로 동기부여를 받았다는 것은 특별한 이유로 깊은 동기부여를 받는다는 것을 의미한다. 내재적인 동기부여는 중요한 가치가 있기 때문에 그 동기를 끝까지 유지할 수 있게 해주고, 침체기를 겪은 후에도 새로운 반등의 원천이 될 수 있다. 호주의 긍정심리교육연구소Institute of Positive Psychology and Education의 한 연구원은 "내재적 동기부여는 사람들이 어떤 보상이 없는 경우에도 호기심과 흥미를 가지고, 자발적으로 도전을 찾고 운동을 하고 기술과 지식을 개발하려는 경향을 말한다"라고 정의한다.[1] 그러니 내재적 동기를 항상 가까이에 두라. 내재적 동기부여가 항상 일어나지 않는다 해도, 또 다른 재반등이 가까이 오고 있다는 것을 잊지 마라.

건강 행동 변화의 범이론적 모델

이 모델은 우리의 동기부여 모델을 이해하기 쉽게 만들어준다. 과학을 우리 삶에서 사용할 수 있는 정보로 변환하는 것이 우리의 방법이다. 과학이 증명해 주는 동기부여 모델을 우리는 건강 행동 변화의 범이론적 모델Transtheoretical Model이라고 부른다.[2] 동기부여 이론에 좀 더 깊이 들어가기 위해, 범이론적 모델이 무엇인지 그리고 행동 변화의 맥락에서 동기부여의 과정까지 무엇을 배울 수 있는지 살펴보도록 하자.

이 모델에 따르면, 우리 삶에 변화를 주기 위해서는 거쳐야 할 여섯 단계가 있다.

❶ **인식 전 단계**Precontemplation 미카엘리데스 박사는 이 단계를 다음과 같이 정의한다. "인식 전 단계는 자신이 하고 있는 일이 무엇이든 괜찮다고 생각하는 단계입니다. 그들은 앞으로의 변화에 대해서는 생각하지 않아요. 예를 들어 하루의 대부분을 책상 앞에 앉아 거의 운동을 하지 않는 사람들은, 비록 그들이 건강하지 않다는 것을 알면서도 크게 문제 되지 않는다고 생각합니다. 이 단계에 있는 사람들은 자신들의 습관을 바꿀 생각을 하지 않습니다."

❷ **계획 단계**Contemplation 이 단계는 잠재의식적 불안이 표면으로 떠오르기 시작하는 단계다. 이 단계에서 우리는 변화를 만들고 싶다는 생각을 하기 시작한다. 어쩌면 건강에 대한 두려움이 있거나, 최근에 활력이 떨어졌다는 느낌이 들거나, 원치 않게 체중이 늘어나는 등 불편함을 느끼고 있을 것이다. 그리고 다음과 같이 생각하기 시작한다. "음, 이제 가만있으면 안 되겠어. 뭔가를 해야 해." 그런 다음 어떤 종류의 변화를 만들고 싶은지 생각한다. 미카엘리데스 박사는 이 단계를 이렇게 설명한다. "이 단계의 특징은 양면성입니다. 당신은 그래야 한다는 생각과 할 필요 없다는 생각 사이에서 갈등하게 되지요."

❸ **준비 단계**Preparation 다음 단계는 준비 단계다. 미카엘리데스 박사는 이 단계를 "좋아요, 이제 변화하기로 결정했고 모든 준비가 돼 있어요"라고 설명한다. 이 단계는 단순히 생각하는 데 머무는 것이 아니라 실제로 변화를 만들기 위해 무언가를 시작하는 단계다. 예를 들어 식료품점에서 건강에 좋은 음식을 사거나, 담배를 끊기 위해 니코틴 패치를 사거나, 체육관에 등록하거나, 눔 앱에 가입한다.

아직 계획이 시작되지는 않았지만, 변화가 일어나고 있다.

❹ **실행 단계**Action 이 단계에서는 변화를 위한 행동을 실행한다. 운동을 시작했고, 패치를 부착했으며, 더 좋은 음식을 먹기 시작했고, 더 일찍 잠자리에 들거나, 스트레스를 적극적으로 관리하기 시작했다. 무엇을 목표로 하든 실제로 그것을 실행하고 있다.

❺ **유지 단계**Maintenance 이 단계는 변화를 유지하는 단계다. 당신은 니코틴 습관을 버린 후에도 계속 경계하고 있고, 건강해졌거나 살이 빠진 이후에도 계속 건강한 식습관을 유지하고 있다.

❻ **종료 단계**Termination 행동 변화의 마지막 단계로, '종료'라는 단어가 터미네이터처럼 불길하게 들리지만 실제로는 예전의 건강하지 못한 행동으로 되돌아가고 싶은 욕망이 완전히 없어졌을 때 달성되는 단계다. 이제 새로운 행동이 자동적으로 자리를 잡으면서 삶의 평범한 부분이 됐다. 터미네이터의 "다시 돌아올게I'll be back"라는 말이 다시 나올 여지는 없다. 옛 습관은 영원히 사라졌다.

미카엘리데스 박사의 말을 들어보자.

"많은 사람들은 이 행동 변화 단계가 한쪽 끝(1번)에서 시작해 다른 쪽 끝(6번)까지 순서대로 진행되는 것으로 생각합니다. 아름다운 직선처럼 말이지요. 하지만 대부분의 사람은 각 단계를 왔다 갔다 반복합니다. 물론 각 단계에 도달하는 시기도 다르지요."

우리는 이 단계를 반복해서 순환하는데, 그것은 완전히 정상적인 현상이다. 때로는 유지 단계에서 후진해서 준비 단계로 돌아가야 할 때도 있고, 유지 단계에 도달하기도 전에 준비 단계로 돌아가는 경우도 수차려 있을 것이다. 계획, 준비, 실행의 과정을 계속 반복하면서 오랜 시간을 소비할 수도 있고, 시간이 꽤 지났는데도 유지 단계에 도달하지 못할 수도 있다. 심지어 종료 단계에 한 번도 도달하지 못하는 사람도 있다. 하지만 그것도 괜찮다! 인생은 결과가 아니라 과정이니까.

어떤 모델이나 이론보다 더 중요한 것은 미끄러짐과 반등, 발전과 후퇴가 모두 과정의 일부라는 사실을 이해하는 것이다. 그것은 결코 실패의 증거가 아니다. 그것은 100% 정상이다. 누구도 피해갈 수 없는 과정일 뿐이다.

행동과 동기부여를 의식적으로 분리하라

미끄러짐이 자연스러운 과정의 일부라는 사실을 아는 것만으로도 위로가 될 수 있지만, 다음과 같은 걱정을 할 수도 있다. "미끄러짐이 계속된다면 과연 목표를 이룰 수 있을까?" "종료 단계에 도달하지 못하면 어떻게 하지?" 이 걱정을 위해 심리학자들이 알고 있는 작은 비밀을 하나 알려주겠다. 동기부여가 전부는 아니라는 사실이다.

미카엘리데스 박사는 당신이 무언가를 해야 한다는 동기가 없어졌다고 해도 얼마든지 그 일을 계속 수행할 수 있다고 말한다.

"당신은 동기와는 별개로 행동을 만들어냄으로써 행동과 동기부여를 분리할 수 있습니다. 그러면 동기부여의 파도가 당신을 힘들게 하지 않을 것입니다. 이를 '의식적 분리conscious decoupling'라고 하지요(하지만 이 말은 공식적인 심리학 용어는 아니다)."

미카엘리데스 박사는 이번에도 파도를 타는 서퍼와 잠수함의 비유를 사용한다.

"동기와 행동을 분리하면 잠수함처럼 파도 아래에서 꾸준히 전진할 수 있습니다. 서퍼는 동기부여의 파도를 타야 하지만, 잠수함은 바다 수면 위에서 파도가 일렁일 때도 꾸준히 전진하지요. 잠수함은 수면의 파도에 굴하지 않고, 그러니까 동기부여의 파도에 좌우되지 않고 고요한 물속에 깊이 잠겨 있으니까요."

미카엘리데스 박사는 이미 가지고 있는 다른 습관을 활용해 지속 가능하고 현실적인 결정과 행동을 만들 것을 제안한다. 그러면 행동과 동기부여를 분리할 수 있다는 것이다. 당신이 매일 아침 운동하도록 동기부여를 받았다고 가정해 보자. 그런데 이제는 동기부여가 시들해졌다. 그럴 때 전날 밤에 운동복과 신발을 눈에 잘 띄는 곳에 놓거나, 체육관 가방을 정리해 놓거나, 운동 나갈 시간에 운동할 때 듣는 음악이 나오도록 휴대폰을 설정해 놓으면, 기분이 좋든 싫든 아침 운동을 거르는 일이 훨씬 줄어들 것이다. 운동 나갈 준비가 돼 있다는 것을 바로 알 수 있게 해놓으면, 동기부여를 받든 안 받든 그냥 운동하러 나가게 될 것이다.

결정을 내리는 데 어떤 수고로움이 따른다면 그 결정은 동기부여의 파도와 함께 오르락 내리락 할 수 있지만, 이미 준비를 다 해놓았다면 그런 수고로운 결정을 내릴 필요가 없다. 이미 모든 게 결정됐으니까.

동기부여 SOS 플랜

우리가 앱에서 사용하는 또 다른 개념은 '동기부여 SOS 플랜'이다. 그러니까 동기부여가 떨어지기 전에 미리 계획을 세워서 목표 진행에 지장이 생기기 전에 모종의 행동을 취하는 것이다. 이 개념은 실행 의도implementation intentions라는 심리적 전략에 기초를 두고 있다.[3] 실행 의도가 정말로 효과가 있음을 보여주는 과학적 근거는 많다. 기본적으로 동기부여 SOS 플랜은 '~이면 ~한다if-then' 플랜이다. 이 전략은 우리가 바꾸려는 행동(옛 습관)을 둘러싼 일상적 패턴을 파악하기 위한 것이다. 예를 들어 '직장에서 기분 나쁜 하루를 보낸 후에는 스트레스를 받아 간식에 손이 가는 습관'이 있다고 하자. 이때 if-then 플랜을 세울 수 있다. "앞으로 직장에서 기분 나쁜 하루를 보내고 스트레스를 받는다면, 나는 (간식을 먹는 대신) 친구를 부를 것이다/코미디 쇼를 볼 것이다/산책하러 나갈 것이다." 이렇게 하면 의식적으로 동기부여를 받을 필요 없이 원하는 습관을 만들 수 있다.

동기부여 SOS 플랜은 세 부분으로 구성된다.

1. 경고 신호
2. 위험 구역
3. 대응

경고 신호는 동기부여가 약간 후퇴하기 시작하면서 무언가를 하거나 하지 않는 것을 말한다. 예를 들어 먹는 음식을 모두 기록하겠다는 목표를 세웠다고 가정해 보자. 우리는 먹는 음식을 모두 기록하는 사람들이 체중 목표에 도달하는 데 성공하는 경향이 있다는 것을 알고 있기 때문에 이 목표를 세웠다.

많은 연구에서 이 습관을 뒷받침하고 있다는 걸 알았기 때문에 그것이 동기부여가 됐고 실행해 보기로 결정한 것이다(뒷받침하는 과학 연구를 살펴보는 것은 동기부여를 유지하는 좋은 방법이다). 하지만 직장에서 정말 힘든 한 주를 보내고 토요일 아침에 생각해 보니 어젯밤에 먹었던 피자와 맥주를 기록하지 않았다는 것을 알게 됐다. 그것 때문에 하루 칼로리 섭취량을 초과했을지 모른다. 그래서 그냥 피자와 맥주를 건너뛰기로(기록하지 않기로) 한다. "오늘부터 제대로 기록하면 되지 뭐. 안 그래?"

이런 경고 신호가 문제라는 것을 깨달았을 때 **위험 구역**에 있는 것이다. 위험을 알리는 빨간 깃발이 나부낀다. 한 번 기록을 건너뛰자, 자연스럽게 주말 내내 먹은 음식을 기록하지 않게 됐다. 당신은 먹은 음식을 기록하지 않을 것이라는 사실을 인지하고, 기록했다면 먹지 않았을 음식까지 먹는다. 아마도 기록하지 않는 동안, 먹고 싶은 양보다 더 많이 먹었거나 계획했던 음식 대신 건강한 체중 목표와 맞지 않는 음식을 과감히 먹었을 것이다. 보는 사람도 없는 데 어때? 당신이 위험 구역에 있다면 목표 추구를 방해하는 무언가가 진행되고 있다는 것을 의미하기 때문에, 이때야말로 그것이 무엇인지 깊이 파고들어 볼 기회다.

대응은 당신이 위험 구역에 처해 있다는 것을 인식했을 때 어떤 행동을 하느냐다. 이것은 동기부여 SOS 플랜에서 SOS에 해당되는 부분이며, 실행 의도를 이끌어낼 수 있는 때다. 눔 앱에서는 이때 코치가 사람들에게 위험 구역에 있다는 것을 경고함으로써 개입한다. 물론 스스로도 할 수 있다. 먼저, 자신이 무슨 행동을 했는지 인식한다. "나는 스트레스를 받았을 때 먹는 것을 기록하지 않았다." 여기서 if-then 플랜을 세운다. 한두 번 먹은 음식을 기록하지 않는 것은 상관없다. 하지만 먹은 음식을 규칙적으로 기록하는 것이 목표라면, 며칠 이상 기록하지 않는 것은 원하지 않는 방향으로 가고 있음을 의미한다. 이때 if-then 플랜은 다음과 같을 수 있다. "2일 연속으로 먹는 음식을 기록하지 않으면 ~하겠다." 여기서 '~하겠다'에는 담당 코치에게 연락해 정상 상태로 돌아갈 수 있도록 지원을 요청하거나, 5분 동안 YBP에 대해 자세히 생각해 보거나, 먹는 음식을 기록하는 것이 왜 중요한지 그 이유를 쓰거나, 먹는 음식을 기록하는 것이 체중 감량에 얼마나 효과적인지를 보여주는 연구 결과를 15분 동안 읽거나 등등이 들어갈 수 있다.

당신의 동기부여 SOS 플랜이 무엇이 될지 생각해 보고, 경고 신호와 위험 구역을 모니터링해 줄 사람이 필요하면 도움을 요청하고, 위험 구역에 처했을 때 어떻게 대응할지 확인하라. 당신이 동기부여 SOS 플랜을 가지고 있으면 위험에 처했을 때 구조해 줄 수 있는 준비된 구명보트를 갖고 있는 셈이다. 다음에 당신의 동기부여가 떨어졌을 때도 그 구명보트에 올라타기만 하면 구조될 수 있다.

우리는 모두 보상을 좋아한다

솔직히 말해 모든 인간은(물론 개, 고양이, 쥐 등 모든 동물도) 보상받기를 원한다. 우리가 하는 모든 일에 대해 반드시 보상을 바라서는 안 된다는 말을 들어보았을지 모르지만, 보상을 원하는 생각이 그렇게 잘못된 것은 아니다.

사실 보상은 다양한 종류의 권리라고 할 수 있다. 미카엘리데스 박사의 말에 따르면, 보상에 대한 기대감이 기쁨을 유발하는 뇌의 신경전달물질인 도파민을 분출시킨다. 이 사실을 안다면 보상을 유용하게 사용할 수 있다. 예를 들어 계획한 어떤 일을 제대로 수행하면(운동을 하면) 더 재미있는 것(연인과 저녁 식사 데이트)으로 자신에게 보상을 준다고 계획했다면, 힘든 운동을 하는 동안에도 저녁 식사 데이트를 생각하며 도파민이 분출되고 그것이 운동에도 영향을 미쳐 운동을 더욱 보람 있게 만들 것이다. 멋있지 않은가? 이것을 습관적으로 할 수 있다면, 보상의 단서가 되는 도파민 분출을 새로운 습관과 연관시킬 수 있다. 좋은 기분을 느끼며 성취를 축하하는 것만으로도 우리로 하여금 훨씬 더 많은 것을 성취하고 싶게 만들기 때문이다.

보상을 바라는 것이 본질적인 동기부여를 감소시킬 수 있다는 연구 결과도 있지만, 회사에서 아주 작은 일을 잘해낼 때마다 칭찬을 받는다면, 보상은 일을 제대로 해내는 데 많은 도움이 된다. 그리고 최근의 연구에 따르면, 보상은 대개 내재적 동기부여에 아무런 영향을 미치지 않으며 심지어 그것을 증가시키는 것으로 나타났다.[4] 보상이 창의성, 혁신 그리고 열심히 일하려는 의지를 배가시킨다는 것이다.[5]

그러므로 건강을 위해 열심히 운동하는 경우에도, 사람들이 얼굴빛이 좋아졌다는 것을 알아차리거나 스스로 그것을 느낀다면 그 또한 보람이 될 수 있다.[6] 당신이 더 건강해졌다거나, 덜 피곤해진다거나, 운동을 더 잘하게 됐다거나, 기분이 더 좋아졌다거나, 모든 게 전반적으로 나아졌다는 것을 느낄 수 있다면, 그 자체로 큰 동기부여가 된다.

힘든 일을 성취하는 것도 보람을 느끼게 해준다. 이것을 '학습된 근면성learned industriousness' 이라고 부르는데, 이전에 열심히 노력한 것에 대해 계속 보람을 느끼는 경우 생기는 놀라운 일이다. 열심히 노력하는 것은 그 자체로 보상이 된다. 이것은 기분을 좋게 만들어줄 뿐만 아니라 자기효능감(나는 많은 일을 성취할 능력이 있다!)을 높여준다.

눔 앱에서 우리는 단기 강좌를 마치거나 학습 목표를 달성하는 등과 같은 특정 임무를 완료하면 눔 코인을 지급하는 등 다양한 보상을 준다. 또 성과보다는 학습 자체에 대한 목표로 방향을 전환하는 것도 유용할 수 있다. 이것이 목표 달성에 더 동기를 부여하기 때문이다. 예를 들어 성과를 목표로 하는 경우 '5kg 감량'과 같은 결과를 목표로 정하는데, 이는 할 수 있는 한 열심히 노력해도 달성할 수도 있고 달성하지 못할 수도 있다. 그러나 학습을 목표로 하는 것은 '건강한 음식 만드는 법 배우기' 같이 성장에 초점을 맞춘다. 그래서 학습 목표를 '숙달 목표mastery goal' 라고도 하는데, 특히 행동 변화와 같은 복합적 과제에서 성과 목표보다 더 많은 성공으로 이어진다.

눔 실습

체중계와 화해하기

목표 설정의 과학에 따르면, 발전 과정을 측정하고 추적하고 기록하는 것은 분명히 목표를 달성하는 데 도움이 된다.[7] 하지만 몸무게를 계속 재는 것도 포함될까? 체중계를 보는 것만으로도 끔찍한데?

체중계는 아주 재미있는 물건이다. 어떤 사람에게는 체중계가 큰 동기부여가 된다. 체중계는 진행 상황을 모니터링하고, 초기 단계에서 체중이 늘어나는지 알 수 있게 해주고, 건강한 체중 여행을 제대로 하고 있는지 구체적인 숫자를 제공해 준다. 하지만 또 다른 사람(건강 여행을 제대로 하지 못하는 사람)에게 체중계는 악몽의 대상이다. 아침에 본 체중계 숫자가 그들을 하루 종일 괴롭히고, 그들의 자존감에도 영향을 미치며, 그들의 재미를 망칠 뿐 아니라 심지어 그들을 우울하게 만든다. 당신이 전자에 해당되는지 후자에 해당되는지 이미 알고 있을 것이다. 당신은 어떤 사람에 해당되는가? 물론 여기에도 옳고 그름은 없다.

매일, 아니면 이틀에 한 번, 또는 매주 몸무게를 재는 것이 동기를 부여하고 목표를 달성하는 데 도움이 된다면, 그렇게 하라! 체중계는 생체 인식을 추적하는 데 사용하는 도구가 될 수도 있다. 연구에 따르면, 체중을 줄이려는 노력 차원에서 규칙적으로 체중을 재는 사람들은 체중 조절에 도움이 되는 행동을 지키려 한다는 점에서 체중 감량, 지방 감소에 성공하는 경향이 더 큰 것으로 나타났다.[8] 체중을 재는 것이 많은 사람에게 효과가 있다는 과학적 근거에 따라, 눔 앱에서도 체중 추적을 옵션으로 제시하고 있다. 일종의 노출 요법이 되기 때문이다. 체중계의 수치를 보는 것이 두려워 오랫동안 체중을 재지 않은 사람들은 차라리 규칙적으로 체중을 재는 것이 체중계에 대한 불안을 줄이는 데 도움이 된다는 것을 알아야 한다. 그것은 또 목표를 향한 진행 상황을 추적할 수 있는 좋은 방법이기도 하다.

자신의 몸무게를 재는 것에 자신이 없다면(아무런 진전이 없거나 오히려 체중이 더 늘어났을까 봐) 여전히 두려운 생각이 들 수도 있지만, 그래도 과감하게 몸무게를 재보는 것이 살을 빼려는 동기부여를 다시 강화해 줄 것이다. 몸무게를 재는 것이 왜 당신을 낙담하게 만들고 두렵게 만드는지 그 이유를 직시해 보는 것도 유용하다. 가만히 앉아서 어떠한 판단도 하지 말고 그저 생각하고 느끼면서 왜 그런 좌절감을 느끼는지 질문해 보는 자기 인식의 과정을 시도해 볼 수 있다.

그러나 실제로 짠 음식을 많이 먹었거나 생리통 때문에 많이 먹어 몸무게가 늘어났다는 사실을 알고 있어서 체중을 재는 것이 부담스럽고 좌절감을 느끼게 만든다면 굳이 몸무게를 잴 필요는 없다. 그럴 때 체중계는 당신을 돕는 도구가 아니다. 정말 원하지 않는다면, 굳이 그 이유에 대한 감정을 탐구할 필요도 없다. 심지어 체중계를 곁에 둘 필요도 없다.

동기부여가 된다면 체중계를 사용할 수 있지만, 그렇지 않으면 사용할 필요 없다. 어느 쪽이든, 우리는 당신이 놀라운 능력이 있다는 것을 잘 안다. 중요한 것은 목표를 달성하기 위한 나름의 행동을 실천하고 있다는 것이다.

하위 목표에 도달할 때마다 자신에게 보상을 주면 성취 욕구를 더 강화시킬 것이다. 과학은 그것이 미래에 더 많은 목표에 도달하도록 도울 것이라고 말한다.

한 연구에서 참가자들이 운동 목표를 달성하면 보상에 사용할 수 있는 점수를 주는 방식으로 운동을 게임화했다.[9] 연구원들은 이런 보상 방식이 참가자들의 운동 수준을 크게 증가시켰으며, 보상 점수를 여러 차례 바꾸면서 점점 더 가치 있는 보상을 얻는 고급 사용자들에게 효과가 가장 크다는 점을 발견했다.

그래서 눔 앱에서도 특정 임무를 완료하면 눔 코인Noom Coin을 지급하는 재미있는 방식을 사용하고 있다. 사람들에게 보상을 제공하는 방식으로 진행 상황을 객관적으로 보고 측정할 수 있도록 돕는 것이다. 눔의 공동 설립자인 아텀은 이렇게 말한다.

"목표를 추구하는 것이 게임처럼 느껴지면 더 재미있게 할 수 있지요. 게임은 어느 정도 도전할 만한 수준이 돼야 흥미롭기 때문에 너무 어렵거나 쉬워서도 안 됩니다. 그래야 자기효능감이 형성될 수 있으니까요. 게임은 수행해야 할 것이 많아야 하고, 재미도 있어야 하며, 긍정적인 강화 원칙에 따라 운영돼야 합니다. 아무 이유도 없이 사람들에게 보상(점수)을 줄 수는 없으니까요. 그런 보상은 보람을 느낄 수 없습니다. 하지만 당신이 힘들게 임무를 완수하고 그로 인해 무언가를 얻으면, 그것이 동기부여가 될 수 있습니다. 이것이 바로 우리가 눔 코인을 사용하는 목적입니다. 당신 스스로 목표에 도달할 수 있도록 돕는 것이지요."

물론 모든 보상이 동일한 효과를 내는 것은 아니다. 내재적 동기부여를 구축하는 데 도움이 되는 보상(당신이 그 일을 하도록 아주 깊이, 개인적 동기부여를 하는 것)이 일반적으로 외재적 동기부여extrinsic motivation를 구축하는 보상(다른 사람들의 인정을 받는 것)보다 동기부여를 더 오래 유지시킨다. 이런 점을 고려해, 당신이 그 행동에 정말 참여하고 싶게 만드는 보상을 만들어보라. 목표를 추구하는 일을 올바른 방법으로 게임화하면 실제로 큰 효과를 거둘 것이다.[10]

원하는 모든 것이 하위 목표가 될 수 있다(몸무게가 1kg 줄었다! 1km를 완주했다! 먹고 싶은 대로 먹었는데도 기분이 나쁘지 않았다!). 그것이 무엇이든 하위 목표를 달성하면 자신의 성공을 축하하라. 간단한 보상이라도 좋다. 하위 목표를 달성할 때마다 작은 장신구를 사거나 사소한 특권을 부여하라, 하위 목표가 좀 더 중요한 것이었다면 더 큰 것(휴가, 온천, 눈독 들였던 스웨터 등)도 좋을 것이다.

보상을 위해 큰 돈을 쓸 필요는 없다. 자신을 돌보는 것 자체도 큰 보상이다. 낮잠을 자거나, 좋아하는 영화를 보거나, 드라이브를 하거나, 당일치기 여행을 해보라. 그림을 그리거나, 새로 시작한 시트콤을 보는 것도 좋다. 웃음은 건강에 좋으니까! 이런 자기 돌봄 보상으로도 스트레스를 줄이고, 기분이나 고통에 대한 내성을 향상시킬 수 있으며, 건강한 면역 반응을 높일 수 있다.[11]

또 더 건강한 행동을 보상으로 줄 수도 있다. 이건 일석이조다. 필라테스, 줌바, 발레 강좌에 등록하거나 체육관에서 개인 트레이너를 고용해 보는 것도 좋다. 갖고 싶어 했던 새로운 주방 도구나 새로운 요리책을 구입할 수도 있고, 걷거나 달리는 속도에 맞는 음악 목록을 만들거나, 새로운 건강식 배달 서비스를 주문하거나, 새로운 건강식 레스토랑에 가거나, 건강식 레시피로 음식을 만들어보라.

눔 코치 Q&A

음식으로 보상해도 될까?

뭐? 음식으로 보상을 한다고? 그건 금기 아닌가? 건강에 종사하는 사람들은 대개 음식을 보상으로 주는 것은 안 된다고 생각하지만, 우리는 그렇게 생각하지 않는다. 음식과의 관계를 정립하는 것은 음식을 경원시하라는 의미가 아니다. 그것은 무엇을 '해야 한다'거나 '해서는 안 된다' 중 하나를 선택하는 것이 아니라, 정말 원하는 음식을 균형 있게 그리고 건강한 방법으로 먹는다는 목표를 의미한다. 음식과의 관계 정립은 언제 마음껏 먹어도 되는지 혹은 그래서는 안 되는지를 스스로 결정할 수 있다는 것을 의미한다. 음식은 삶에서 즐거운 부분이다. 음식은 즐길 대상이지, 두려워하거나 부자연스럽게 제한할 대상이 아니다.

그래서 음식 보상은 당연히 해도 좋다. 사실 매일 먹으면 좋지 않은 특별한 음식(단것)이 특별한 날에 맛보고 즐길 수 있는 좋은 보상이 될 수 있다고 생각한다. 당신이 그렇게 하기로 결정했다면, 가끔은 음식 보상을 즐기는 것이 잘못된 일이 아니다.

우리는 음식 보상이 가치가 있다고 생각한다. 카페에서 맛있는 초콜릿 케이크 한 조각을 나누거나, 피자 한 조각을 먹거나, 창가에 앉아 아름다운 딸기 컵케이크를 마음껏 먹어도 된다. 이것은 TV를 보면서 무심코 칩 한 봉지를 먹는 것과는 다르다. 그런 것을 보상이라고 볼 수 없으니까. 음식 보상은 의도적이고 특별한 것이며, 보상으로 먹으면 더 맛있게 느껴질 것이다. 게다가 좋은 재료로 직접 보상 음식을 만든다면 더 좋을 것이다!

보상을 보람 있게 만들어라

보상이 실제로 큰 효과가 없다면 그것은 보상이 충분하지 않기 때문일지 모른다. 항상 같은 보상을 사용하면 익숙해져서 그 정도의 보상에는 도파민이 충분히 분출되지 않을 수 있다. 아니면 그 보상이 마음에 들지 않는 것일 수도 있다.

매슬로의 욕구 단계에 대해 들어보았을 것이다. 심리학자 에이브러햄 매슬로Abraham Maslow가 1943년에 처음 개발했고[12] 1960년대와 1970

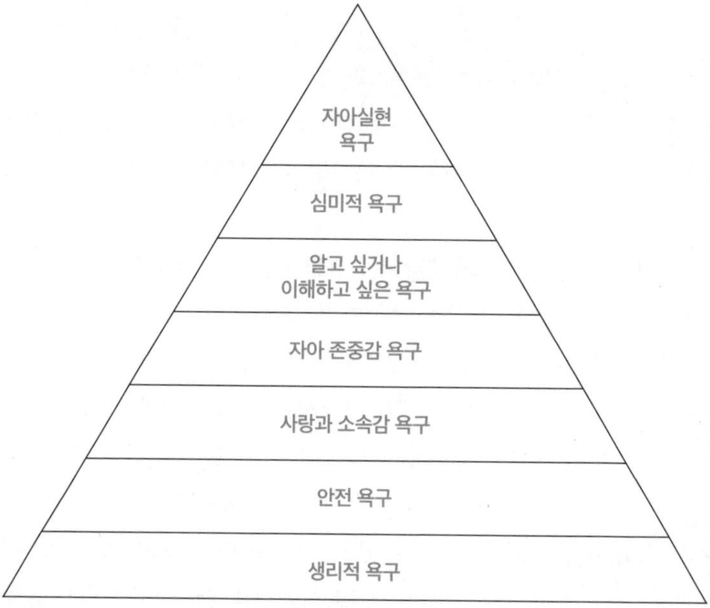

매슬로의 욕구 단계

년대에 걸쳐 확장된 이론으로,[13] 사람들이 필요한 것들을 얻기 위해 동기부여가 되는 순서를 보여준다. 피라미드의 맨 아랫부분은 인간의 가장 기본적인 욕구로, 매슬로는 인간은 무엇보다도 먼저 이 욕구를 얻기 위해 동기부여가 된다고 말한다. 각 단계의 욕구가 충족되면, 다음 단계의 욕구를 추구하는 동기가 부여된다는 것이다.

모든 사람이 이 순서대로 동기부여가 된다고 생각하는 것은 아니다. 소위 배고픈 예술가들은 가장 기본적인 생리적 욕구가 충족되지 않더라도 심미적 욕구나 자아실현 욕구에 의해 동기부여가 될 수 있다. 그러나 또 어떤 사람은 그것은 말도 안 되는 얘기라고 주장한다. 예술가가 정말 굶어 죽을 지경이라면, 어떤 고상한 예술보다 음식이 더 동기부여가 되지 않겠느냐는 것이다.[14] 또 어떤 사람은 이 피라미드가 중요한 것을 빠뜨리고 있다고 불만을 제기하기도 한다.

우리는 굳이 이런 논쟁에 끼어들고 싶지는 않다. 우리는 욕구가 반드시 피라미드 아래에서 위로 직선으로 올라가는 게 아니라고 생각하지만, 흥미로운 것은 더 높은 차원의 욕구 추구가 어떻게 생리학적 욕구에서 벗어날 수 있느냐 하는 것이다. 특히 건강에 관해 생각할 때 이는 더욱 흥미롭다.

바로 요점을 말하자면 이것이다. 당신이 정말로 배가 고프다면, 어떻게 다른 것에 집중할 수 있단 말인가? 다이어트 문화의 잘못된 점은 심미적 욕구(좋게 보이는 것), 자존감 욕구(자신에 대해 긍정적으로 생각하는 것), 자아실현 욕구('진정한 당신'이 되는 것, 잠재력에 도달하는 것)같이 더 높은 욕구에 호소함으로써 사람들로 하여금 덜 먹도록 장려하는 것이다. 하지만 당신이 항상 배가 고프다면 어떻게 그런 높은 단계의 욕구를 추구할 수 있단 말인가? 우리는 매슬로조차 그럴 수 없다는 것에 동의할 것이라고 생각한다.

매슬로도 기본적인 욕구가 충족되지 않으면 이 기본적인 욕구를 성취하려는 동기부여가 가장 강하다고 말한다. 그래서 피라미드의 단계를 올라가 자존감을 높이고, 관계를 키우며, 관심사를 추구하고, 아름다움을 감상하는 것에 의해 동기부여를 받기 전에, 먼저 몸에 연료를 공급하기 위해 충분히 먹어야 하고 건강을 돌봐야 한다.

자, 그럼 처음 질문에 답해보라. 어떻게 하면 보상을 더 보람 있게 만들 수 있을까? 일단 먹어라. 접시를 완전히 비울 동기를 찾아라. 그래야 피라미드를 올라가 생활 방식, 습관, 음식과 운동과의 관계에 대한 더 미묘한 측면을 연구할 수 있다. 그래서 우리는 먹는 것이 기본적인 생리적 욕구라기보다는 자아실현 욕구에 더 가깝다고 생각한다.

당신이 피라미드의 어디에 있든지, 그곳이 가장 큰 동기부여가 되는 곳이다. 물론 언제까지 1층에 갇혀 있을 필요는 없다. 일단 배고프지 않으면, 비로소 사랑, 자기 가치, 호기심, 기쁨의 추구가 음식보다 훨씬 더 흥미로운 욕구가 될 것이다. 좋은 음식을 먹고 밖으로 나가서 세상이 제공하는 모든 것에 영감을 받으라!

지원군을 부르자!

보상은 긍정적인 강화의 한 형태다. 긍정적 강화란 조작적 조건 형성operant conditioning이라는 심리학 이론에 따른 두 가지 강화 유형 중 하나다.

- 긍정적 강화는 어떤 일을 하면서 좋은 것을 얻기 때문에 그 일을 자주 하게 만드는 것을 말한다. 예를 들어 체육관에 갈 때마다 좋은 친구들을 만나 즐거운 사교 시간을 보낸다면, 체육관에 계속 갈 가능성이 높다. 이것이 대부분의 사람이 보상을 생각할 때 가장 많이 떠오르는 생각이다.
- 부정적 강화는 어떤 일을 하면 싫어하는 일이 일어나지 않기 때문에 그 일을 자주하게 되는 것을 말한다. 예를 들어 친구가 계속 체육관에 가자고 조르는데 당신은 그것이 정말 싫다. 그게 귀찮아서

라도 그와 함께 체육관에 간다. 그러면 친구는 당신을 더 이상 괴롭히지 않는다. 이 경우, 당신은 좋아하지 않는 것을 중단함으로써 보상을 받는 것이다.

이 두 가지 강화에 대한 연구에 따르면, 두 가지를 결합하는 것이 새로운 행동을 정착시키는 데 효과적인 방법이라는 것을 보여준다.[15] 그러나 이 두 가지 강화가 서로 부딪히면 대개 긍정적인 강화가 이긴다. 많은 연구에서 자신에게 음식을 대접하는 것(긍정적 강화)이 일의 중단(부정적 강화)보다 더 효과적인 강화임을 보여준다.[16] 그러나 부정적인 강화도 효과가 있을 때가 있다. 당신이 어떤 일을 하려는지에 따라 두 가지 중 하나 또는 두 가지를 결합해서 활용할 수 있다. 두 가지를 모두 관리할 수 있다면 가장 큰 강화 전략 효과를 거둘 수 있을 것이다.

즉석 동기부여 팁

이 장에서 제공하고자 하는 마지막 도구는 우리가 가장 좋아하는 즉석 동기부여 팁Quick Motivational Tips(QMT) 목록이다. 이것은 한순간에 동기를 증진시키기 위해 할 수 있는 작은 일들로, 사용하기도 쉬우니 가상의 눕 공구함에 넣어두고 수시로 사용하기 바란다.

QMT 1. 지난 일에 신경 쓰지 마라

인생이 항상 우리가 원하는 대로 되는 것은 아니다. 당신도 항상 원하는 길을 가는 것은 아니다. 그러나 미끄러짐과 반등이 과정의 일부라는 것을 알고 있다 해도, 계획을 가지고 있는데 그대로 되지 않으면 여전히 좌절감을 느낄 수 있다. 그것이 현실이다. 건강 식단을 짜놓고도 가끔 과식할 때가 있다. 꾸준히 운동하기로 결심했어도 가끔은 운동을 빼먹기도 한다. 그러지 않기로 마음먹고도 때로는 자신도 모르게 화를 낸다. 하지만 괜찮다. 자신에게 약간의 친절을 베풀어도 좋다. 뜻대로 되지 않았다고 해서 스트레스를 받거나 그에 대해 끊임없이 생각하고 후회하지 말고 이미 지나간 일은 신경 쓰지 마라. 죄책감과 수치심은 방해만 될 뿐이다. 과거에 어떻게 했느냐보다 더 중요한 것은 앞으로 어떻게 할 것이냐다. 지나간 일이 아니라 앞으로 일에 집중하고 자신을 관대하게 대하라. 누구도 완벽한 사람은 없으며, 우리는 모두 의도에 반하는 행동을 한다. 당신이 자신에게 연민을 느낀다면, 훨씬 더 빨리 그리고 더 쉽게 목표를 달성할 수 있을 것이다.[17]

QMT 2. 충분히 쉬어라

우리는 모두 휴식이 필요하다. 휴식이 필요할 만큼 열심히 일해왔다면 그 또한 좋은 일이다! 그러나 어느 정도의 노력과 스트레스는 동기부여가 되지만, 너무 무리하면 문제가 된다. 하루에 한 번, 적어도 15분 동안 충분히 휴식을 취하라. 긴장을 풀고, 심호흡을 하라. 좋아하는 음악을 듣거나 밖에 나가서 짧은 산책을 하고 신선한 공기를 마셔라. 사소한 이야기라도 친구와 재미있게 나눠보라. 휴대전화로 게임을 해도 좋고 재미있는 비디오를 보며 크게 웃어보라(웃음은 건강에 좋다). 일만 하고 쉬지 않으면 누구나 지루해지기 마련이다.

QMT 3. 목표를 다른 사람에게 알려라

누가 당신의 성공에 대해 듣고 싶어 하는지 생각해 보았는가? 바로 친구들이다! 우리가 사람을 좋아하는 이유 중 하나는 그들이 서로를 열심히 성원한다는 것이다. 당신이 하위 목표를 만나거나 슈퍼 목표를 취소하거나 어떤 일을 멋지게 수행할 때, 사람들에게 그에 대해 말하는 것을 두려워하지 마라. 성공을 지나치게 자랑해서도 안 되지만 지나치게 겸손할 필요도 없다. 그저 솔직하게 말하라. "내가 해냈어! 5km를 완주했어! 5kg을 뺐어! 의사 선생님이 이제 건강하대! 하이파이브!"

당신이 그토록 노력해 온 일을 해내고 소셜미디어에 글을 올리면 "축하해, 친구!" "최고!" 같은 댓글이 쏟아지고 당신은 큰 동기를 부여받을 것이다. 또 사람들에게 성공을 알리고 나면 더 책임감을 느끼고, 좋은 일을 계속할 수 있으므로 장기적 동기부여에도 도움이 된다.[18]

QMT 4. 성공을 마음속에 그려보라

앞에서 목표를 달성하면 삶이 어떻게 달라질지 상상하게 했던 것을 기억하는가? 성공을 상상하는 것만으로도 동기부여가 된다. 동기부여가 식는 것을 느낄 때마다, 한 박자 쉬고 눈을 감고 YBP를 상기하면서 당신이 이미 성공했다고 상상해 보라. 영광, 만족, 에너지 그리고 자신감이 솟구치는 것을 느껴보라.

또 동기부여를 돕기 위해 다른 시각적 단서를 사용할 수도 있다. 먹기로 결정한 건강한 음식, 또는 먹지 않기로 선택한 음식, 혹은 예전에는 많이 먹었지만 지금은 절제하기로 한 음식 등의 사진, 운동하고 있는 모습의 셀카, 급격히 줄어든 체중계 수치(체중계 수치가 동기부여가 되는 경우),

점점 건강해지는 모습, 또는 아름다운 자연이나 친구와의 즐거운 시간을 보내는 사진을 찍어 잘 보이는 곳에 붙여놓고 삶에서 정말 중요한 것이 무엇인지 상기해 보라.

눔 코치 Q&A

매일 몸무게를 재는 것이 싫은데도 그렇게 해야 할까?

눔은 결코 그렇게 하라고 강요하지 않는다. 눔 프로그램의 모든 부분은 본인의 선택에 달려 있으며, 항상 본인에게 효과가 있는 것을 권장한다. 그러나 우리는 진행 상황을 모니터링하는 유용한 도구로서 몸무게를 잴 것을 권장한다. 매일 몸무게를 재면 체중 감량이라는 큰 그림을 작게 볼 수 있다. 한순간에 큰 그림을 보는 것은 어려울 수 있으니까! 단, 몸무게는 지방 감소와 관련이 없는 요인에 의해 매일 변동한다는 것을 알아두자.

QMT 5. 다음 질문을 하고 그에 답해보라

행동을 변화시키는 방법으로는 깨우침, 마음 챙김 그리고 자동 행동을 멈추고 더 의도적이고 의식적인 행동을 하는 것 등을 들 수 있다. 이를 행하기 위한 좋은 방법은 스스로에게 질문하는 것이다. 특히 실제로 좋지 않은 것이었는데도 그 당시에는 기분 좋게 느껴졌던 옛 습관으로 돌아가고 싶을 때 이런 질문을 해보라. 그럴 때 스스로에게 던질 수 있는 편리하고 쉬운 질문 다섯 가지를 소개한다. 숨을 들이쉬고, 최종 결정을 내리기 전에 다음 질문에 답해보라.

❶ 내가 지금 **왜** 이 일을 하는 거지? 이 일을 하려는 진정한 이유, 감정, 하루가 어떻게 흘러갔는지, 나에게 영향을 미치는 모든 것을 생각해 보라.

❷ 이 일이 지금은 하고 싶지만 나중에 후회할 일이라면, 이 일 대신 **무슨 일**을 할 수 있을까? 산책? 음악 감상? 크로스워드 퍼즐? 그냥 싫다고 할까? 여기서 선택할 수 있는 것은 무엇일까?

❸ **누가** 이 일을 하라고 하는가? 친구? 음식 강매자? 불안감? 두려움? 지루함? 분노?

❹ **언제** 이 일을 해야 한다(또는 하지 않아야 한다)는 생각이 드는가? 지금 당장, 아니면 나중에 결정해도 될까?

❺ 내가 지금 이 일을 한다면(또는 하지 않는다면) 나중에 **어떤 기분**이 들 것인가? 지금 이 유혹에 저항하면 나중에 어떤 기분이 들까?

이런 질문을 한 후에도, 계속 무슨 일을 할 것인지 하지 않을 것인지 결정할 수 있다. 어떤 결정을 하든, 그러니까 컵케이크를 먹든 운동을 건너뛰든 화를 내든 낮잠을 자든 상관없다. 요점은 그 행동이 자동적으로 이루어지도록 내버려 두지 않았다는 것이다. 당신은 일련의 과정을 거쳐서 의식적으로 그런 결정을 내렸다.

이 장을 마무리하면서 이제 동기부여를 얻었다고 느끼거나 적어도 동기부여가 가장 필요할 때 긍적적이면서 실질적인 동기부여를 얻는 방법을 알게 되기를 바란다. 물론 우리는 동기부여 외에도 더 많은 지혜를 가지고 있다. 먼저, 생각이 왜곡돼 의도에 반하면 어떤 일이 일어나는지에 대해 살펴보기로 하자. 목표를 방해하고, 때로는 목표의 방향을 바꿔

버리는 이런 생각의 왜곡이 무엇이며 우리에게 어떤 영향을 미치는지 알게 되면 그것을 해결하고 우리가 가고자 하는 목표에 다시 집중할 수 있을 것이다.

08

생각의 왜곡에서 벗어나는 법

생각은 곡예사다.
늘 수시로 변하기 때문에
신뢰할 수 없다.

-미국의 작가 베스 스트리터 알드리히Bess Streeter Aldrich

우리가 최선의 의도와 가장 효과적인 심리적 전략을 가지고 있다 해도, 여전히 목표를 달성할 수 없다고 방해하는 적수와 마주치게 된다. 그 적수, 그렇게 강하고 위협적으로 보이는 그 적수는 바로 우리의 마음이다. 가끔은 앞이 잘 보이지 않고 때로는 무섭게 보여도, 우리는 이 시점에서 우리 마음에 대한 탐험을 해볼 필요가 있다. 생각에 관한 한 때로는 보이는 것이 다가 아니기 때문이다.

우리의 뇌는 최첨단 컴퓨터도 무색하게 만들 정도로 복잡하고 인상적인 기관이다. 하지만 컴퓨터가 프로그래밍을 방해하는 바이러스에 감염되는 것처럼 우리 뇌도 심리학자들이 '인지 왜곡cognitive distortions'이라고 부르는 것에 감염될 수 있다(실제로 자주 그렇다). 인지 왜곡(눔에서는 이를 '생각의 왜곡'이라고 부른다)은 뇌의 발전을 저해하는 비이성적인 생각이다. 그것은 감정에 악영향을 미쳐 하려는 일을 더 어렵게 만든다.

미카엘리데스 박사는 "생각의 왜곡은 우리가 원하는 방식으로 행동하는 것을 방해하는 사고 패턴으로, 목표에 도달하려는 우리의 능력을 제한하는 믿음"이라고 말한다. 생각의 왜곡은 편향되거나 과장되거나 부정확한 사고 패턴이지만, 우리로 하여금 현실에 근거하지 않은 결론을 도출하도록 영향을 미친다.

생각의 왜곡은 매우 흔하게 일어난다. 미카엘리데스 박사는 "우리 모두 생각의 왜곡을 자주 경험하기 때문에 어떤 식으로든 생각의 왜곡에서 벗어나기 힘듭니다. 생각의 왜곡은 그 순간에는 생각이 왜곡되는 것으로 느껴지지 않기 때문에 다루기가 매우 어렵습니다."라고 말한다.

미카엘리데스 박사는 모든 생각의 왜곡은 우리로 하여금 객관적으로 생각하지 못하게 만드는 감정과 연결돼 있다고 말한다.

"예를 들어 당신이 책을 읽으려고 코 앞에 바짝, 그러니까 눈에서 불과 2~3cm 떨어진 곳에 책을 펼쳐놓았다고 합시다. 책이 바로 눈앞에 있고 아무것도 당신을 가리고 있지 않지만 실제로 책에 써 있는 단어들을 읽을 수 없지요. 이것이 바로 생각의 왜곡입니다. 생각과 너무 가까이 있으면 그 생각이 어떤 것인지 알 수 없습니다. 약간의 거리를 두어야만 제대로 관찰할 수 있고 그것이 생각의 왜곡임을 알게 되지요."

생각의 왜곡은 대개 우리에게 도움이 되지 않고 방해가 되지만, 우리는 그것을 잘 알 수 없다. 그러면 어떻게 해야 책을 뒤로 밀어내고 단어를 제대로 볼 수 있을까? 생각의 왜곡을 제대로 알아야만 책의 내용을 제대로 분석하고 현실성 있게 평가할 수 있다. 미카엘리데스 박사의 말처럼 우리 모두는 생각의 왜곡을 자주 겪는다. 그것은 자연스럽고 인간적인 것이다. 하지만 생각의 왜곡은 우리의 발전을 좌절시키고, 자기효능감을 방해하고, 동기부여를 약화시킨다. 몇 가지 예를 살펴보자. 당신도 가끔 이런 생각을 한다는 것을 알고 있었을지 모른다. 생각의 왜곡을 알게 되면, 진실이라고 알고 있는 것(실제 팩트)과 단지 그 순간에만 진실이라고 착각했던 것 사이의 차이를 이해하는 데 도움이 될 수 있다.

- 이런! 사탕 먹어버렸네! 사탕은 몸에 나쁜데!
- 사람들은 자기들 멋대로 나를 판단하지!
- 접시에 있는 음식은 남기지 말고 다 먹어야 해.
- 접시에 있는 음식을 다 먹었는데도 시간이 남네. 나는 먹는 걸 통제하지 못한다니까!
- 계단을 오르고 있는 저 멋진 사람은 분명 내 몸을 비웃고 있을 거야.
- 내가 뷔페 식당에서 접시를 들고 몇 회전 돌면 사람들은 나를 먹보라고 생각하겠지?
- 나는 정말 게으른 사람이야.
- 나는 의지력이 전혀 없어.
- 어차피 나는 과체중이 될 운명이야.
- 그건 도저히 못 먹겠어.
- 오늘 아침 운동을 했으니 할 만큼 다 한 셈이야.
- 냉장고 앞에 서서 아이스크림을 먹으면 그 아이스크림에는 칼로리가 없을 거야(잠깐, 그게 사실이 아니라고?).
- 하룻밤 사이에 1kg이 늘었어! 이제 목표 달성은 물 건너갔군.

이런 비슷한 생각들을 해본 적이 있지 않은가? 그때 생각을 왜곡했다는 것을 기억하는가? 우리에게 익숙한 이런 생각의 왜곡이 지금은 진실이 아니라는 것을 분명히 느낀다 해도 그 순간에는 얼마나 현실적이고 진실인 것처럼 느꼈는지 생각해 보라. 물론 나중에는 그것이 사실이 아니라는 것을 깨달았을 것이다. 또는 적어도 그것이 사실인지 확실하게 알 수 없다는 것을 알게 됐을 것이다. 물론 나중에 돌이켜보는 것도 도움이 되지만 생각의 왜곡이 일어날 때 바로 인식할 수 있다면 훨씬 더 도움이 된다. 그러면 사실을 보다 객관적으로 분석할 수 있다.

생각의 왜곡의 유형

생각의 왜곡을 좀 더 체계적으로 분별하기 위해 유형별로 살펴보자. 이 유형들은 꽤 자주 발생하는 생각의 왜곡으로 심리학적으로도 인정된 것들이다.

'모 아니면 도'식의 이분법적 생각

"좋은 거야!" "나쁜 거야!" "난 절대 할 수 없어!" "나는 성공했어!" "나는 실패했어!" "이건 언제나 진실이야!" "이건 절대 사실이 아니야!" 이런 말들이 '모 아니면 도all-or-nothing'식의 이분법적 사고에 집착하는 생각의 왜곡이다. 그들은 회색지대, 미묘한 차이, 중간지대를 전혀 고려하지 않는다. 이런 생각은 세상(또는 문제)을 이해하기 쉽게 만들지는 모르지만, 현실의 미묘하고 복잡한 본질적 특성을 무시한다.

미카엘리데스 박사는 '모 아니면 도'식의 사고가 아마도 가장 흔한 생각 왜곡 유형일 것이라고 지적한다.

“그러니까 당신은 완벽한 다이어트를 하고, 매일 운동하고, 동시에 스무 가지 일을 하는 등 모든 것을 잘하는 사람이거나, 아니면 아무것도 할 수 없어서 시도조차 하지 않는 사람이거나 둘 중 하나라는 생각이지요.”

이 같은 이분법적 생각의 왜곡을 인식하기 위해서는 좋다, 나쁘다, 항상, 절대, 성공, 실패 같은 단어나 ‘내가 ~를 했으니 ~하는 것이 좋을 거야’라거나 ‘내가 ~하지 않았으니 ~하는 게 좋을 거야’ 같은 표현을 쓰는지 살펴보라. 이런 종류의 생각 왜곡으로 건강과 관련된 구체적인 예는 다음과 같다.

- 탄수화물은 나쁘기 때문에 절대 먹으면 안 돼.
- 채소는 몸에 좋으니까 매 끼니마다 먹어야 해.
- 잠을 8시간 자지 못하면 하루 종일 기분이 엉망이야.
- 너무 많이 자면, 게으른 사람이야.
- 내가 먹는 모든 음식의 칼로리(또는 탄수화물이나 지방 함유량)를 계산하지 않으면 다이어트에 실패할 거야.
- 오후 7시 이후에는 절대 먹으면 안 돼. 살이 찔 테니까.
- 나는 매일 16시간 동안 금식을 해야 해.
- 나는 하루에 4시간마다 먹어야 해.
- HIIT/심장강화운동/근력운동을 하지 않는다면, 제대로 운동했다고 할 수 없지.
- 나는 하루 종일 책상에 앉아 있기 때문에 결코 살을 뺄 수 없을 거야.
- 매일 1시간 동안 운동하지 않으면 금방 살이 찔 거야.
- 식사 후에 디저트를 먹지 않았으니, 다이어트에 성공한 거야.

- 식사 후에 디저트를 먹었으니 다이어트에 실패한 거야.
- 어제 피자를 주문해 먹었으니 다이어트는 포기하는 게 좋겠어.

'모 아니면 도'라고 생각한다는 것을 인식했으면, 중간 단계의 생각을 할 수 있는지 판단해 보라. "탄수화물은 무조건 나쁜 거야"라고 생각하는 대신 "정제된 탄수화물은 영양분은 적고 칼로리 밀도만 높기 때문에, 건강한 체중 목표를 향해 노력하고 있는 나는 식단에서 탄수화물을 가급적 제한하는 게 좋을 거야"라고 생각하는 것이다. '탄수화물은 나쁜 것'이라고 단순하게 생각하는 대신 탄수화물에 대한 '객관적 사실'을 평가하는 것이다. 이것이 더 현실에 기반한 생각으로 보이지 않는가?

부정적으로 편향된 생각

부정적으로 편향된 생각은 상대방이 부정적인 말보다 긍정적인 말을 더 많이 했는데도 그 반대로(긍정적인 말보다 부정적인 말이 더 많았다고) 느끼는 생각 왜곡 유형이다. 예를 들어 상사로부터 성과에 대해 칭찬을 듣고 단지 한 가지 개선이 필요하다는 지적을 받았는데, 칭찬에 기뻐하는 대신 개선이 필요하다는 지적에 집착하는 것이다.

과학자들은 인간이(어린아이조차도) 긍정적인 말보다는 부정적인 말에 더 쉽게 반응하는 경향이 있다고 말한다. 이런 경향을 '부정성 편향negativity bias'이라고 부르는데, 아마 옛날에는 이것이 인간의 생존에 유용했을지 모른다.[1] 실제로 부정적인 자극이 긍정적인 자극보다 더 유용하다는 이론도 있다. 예를 들어 뜨거운 난로를 만지면 손에 화상을 입는다는 사실을 알게 되는 것이 강아지를 쓰다듬으면 기분이 좋다는 사실을 알게 되는 것보다 더 유용하다는 것이다. 강아지를 쓰다듬는 것은 좋은 느낌을 주지만 그 생각이 우리에게 어떤 유익함을 가져다주지는 않는다. 하지만 화상을 입고 싶지 않다면 뜨거운 난로를 만져서는 안 된다는 것이 훨씬 더 중요한 일이라는 것이다.

그러나 부정성 편향이 유용한 목적을 가지기도 하지만, 나쁜 영향을 미치기도 한다. 부정성 편향은 우리의 발전, 목표 달성, 행복을 방해하기도 하며, 우울증 증상과도 관련이 있다.[2]

부정성 편향을 극복하는 좋은 방법은 노래 제목처럼 '긍정적인 것을 강조하는 것accentuate the positive(닥터 존Dr. John이라는 가수가 부른 동명의 노래 제목이 있음_옮긴이)'이다. 세상에는 항상 밝은 면이 있게 마련이다. 당신이 부정적으로 편향돼 있음을 인식한다면 그 일의 다른 면을 보는 연습을 일부러 하는 것이 중요하다. 모든 일에는 항상 다른 면이 있기 때문이다. 이런 식으로 낙관주의를 연습해 보라. 과학은 낙관주의가 신체적, 정신적 건강과 행복에 크게 영향을 미칠 뿐 아니라 건강한 습관을 보다 쉽게 성취할 수 있게 해준다고 말한다.[3]

능실습

해로운 긍정성도 있다

낙관주의를 실천하는 건 좋은 일이다. 연구에 따르면 긍정적인 사고와 높은 자존감 사이에는 연관성이 있으며, 이러한 특성이 힘든 시기에 우리의 회복력을 키워주기도 한다.[4] 하지만 낙관주의도 무분별하게 적용되면 긍정성에 해로울 수도 있다. 해로운 긍정성toxic positivity이란 어떤 일이 비이성적이거나 불쾌한 경우에도 모든 것을 긍정적으로만 생각하는 것을 지칭하는 용어다. 누군가가 당신에게 '긍정적인 면을 보라'거나 '적어도 당신은 여전히 ~해야 한다'라고 말하면서 슬픔이나 트라우마의 타당성을 훼손한다면, 그것은 해로운 긍정성이다. 해로운 긍정성은 다른 사람의 깊은 감정을 인정하지 않기 때문에 상처가 될 수 있다.

슬픔이나 부정적인 감정을 숨기기 위해 일부러 명랑하거나 행복한 행동을 하도록 강요하는 것도 스스로에게 해로운 긍정성을 부여하는 행위다. 이것은 결코 도움이 되지 않으며 우리의 진짜 감정을 억압하는 행위다. 부정적인 감정을 억압하기보다는 있는 그대로의 감정을 느끼고 당신을 지지하는 사람들에게 그 감정을 어떻게 처리하고 있는지 말하는 것이 훨씬 더 도움이 된다. 그것이 무조건 괜찮은 척하는 것보다 더 낫다.[5] 위험한 상황조차도 좋은 시각으로 보려고 노력하면서 그 상황에 머무는 것은 오히려 해를 끼칠 수 있다.[6] 또 다른 연구에 따르면, 나쁜 상황을 어떻게든 극복하려는 것은 그 상황을 통제할 수 없을 때만 효과가 있다고 한다.[7] 당신이 그 상황을 통제할 수 있을 때는 가짜 미소로 견디기보다는 그 상황을 바꾸는 것이 더 낫다는 것이다. 그러니 긍정적으로 생각하는 것은 좋지만, 긍정이 당신의 행동을 방해하게 해서는 안 된다.

비이성적인 비교 사고comparative thinking

오늘날 우리는 자신의 삶을 소셜미디어에서 보는 다른 이들의 삶과 비교하는 시대에 살고 있다. 이런 생각의 왜곡이 이 세상에 만연해 있는 것이다. 다른 사람의 삶에서 선택적인 면만 계속 보다 보면, 자신의 삶을 그들과 비교하기 쉽다. 그러나 비교는 우리 삶에서 기쁨을 훔쳐가는 도둑thief of joy이다. 자신을 다른 사람과 비교하는 것은 자기 인식을 왜곡하고 자신감을 파괴할 수 있다.

기분이 매우 좋은 상태에서 소셜미디어를 둘러보다가, 믿기 어려울 정도로 매력적인 다른 사람의 사진을 보고는 거울에 비친 자신의 모습과 비교하며 기분이 상한다. 또 꿈만 꿔보고 가보지 못한 이국적인 장소에 대한 여행기, 자신보다 훨씬 더 성공한 직업을 가진 모습들을 보고 자신이 더욱 초라하게 느껴진다. 또는 교실, 파티, 행사에 갔는데, 그들이 더 멋진 옷을 입고, 행복하게 행동하고, 인기 있어 보이고, 좋은 것을 가지고 있는 것처럼 보인다. 어떤 식으로든 그들이 당신보다 더 나아 보인다.

혹은 산책을 나가서 기분도 좋고, 건강함을 느끼고, 신선한 공기를 즐기며 자신을 자랑스럽게 생각하고 있는데, 멋진 몸매를 가진 사람이 땀도 거의 흘리지 않으면서 달리는 모습을 본다. 당신은 "저 사람은 철인 3종 경기 선수일 거야. 저 근육 좀 봐. 아마 체지방이 거의 없을 거야"라고 생각한다. 그러고는 자신의 걸음걸이가 갑자기 우스꽝스럽다고 느낀다. "저 사람에 비하면 내가 지금 하는 걸 운동이라고 할 수나 있겠어?" 지금까지의 좋은 기분이 완전히 사라진다.

당신이 소셜미디어를 보기 전에는, 파티에 가기 전에는, 철인 3종 선수인 그 사람을 만나기 전에는, 자신에게 완벽하게 만족하고 있었다. 당신의 신체적인 조건은 하나도 바뀐 게 없지만, 내면의 비평가는 즐거운 하루를 방해했을 뿐만 아니라 기분을 완전히 망쳐놓았다.

하지만 당신은 그 사람들의 실제 삶에 대해서는 잘 모른다. 왜 실체적 사실이 아니라 짐작에 기반해 그들을 자신과 비교한단 말인가? 그들이 겉으로 아무리 훌륭해 보이거나 당신이 갖지 못한 것을 많이 갖고 있는 것처럼 보여도, 그들의 마음까지는 알 수 없다. 특히 그 철인 3종 경기 선수에 대해 말하자면, 그는 어쩌면 1년 전에 당신이 있던 자리에 있었을 수도 있고 1년 후에 지금의 당신이 될 수도 있다. 당신은 잠시 쉬는 곳을 결승선과 비교하고 있는 것인지도 모른다. 그리고 어쩌면 다른 사람이 당신을 보고 자기 자신에 대해 더 나쁘게 생각할지도 모른다.

당신이 또 누군가와 자신을 비교하고 있다는 것을 알게 된다면, 관점을 자신의 성공에 맞추도록 하라. 당신이 할 수 있는 일은 남과 비교하는 것이 아니라 자신을 알고 자신을 위해 노력하는 것이다. 비교해도 좋은 유일한 것은 과거의 당신과 현재의 당신을 비교하는 것이다. 그것이 현실적으로 자신을 평가할 수 있는 방법이다.

상대방의 마음을 읽을 수 있다?

우리는 때로 다른 사람의 얼굴 표정이나 보디랭귀지를 정확하게 해석함으로써 그들이 무엇을 생각하고 있는지 추측하기도 한다. 하지만 실질적인 증명 없이 사람들이 당신을 어떻게 판단한다거나 당신에 대해 나쁜 생각을 하고 있다고 추측한다면 생각의 왜곡이 될 수 있다.

당신이 누군가가 무엇을 생각하고 있는지 안다면 정말 증거가 있는지 그리고 그 생각이 자존감이나 발전에 이로운지 아니면 해가 되는지 물어보라. 만약 그것이 해로운 추정이라면, 다른 사람의 마음을 실제로는 잘 알 수 없다는 것을 스스로에게 상기시키는 것이 도움이 될 것이다. 왜 불필요하고 부정적인 추정으로 에너지를 낭비하는가?

소위 다른 사람의 마음을 읽는다는 가장 일반적인 예는, 사람들이 당신의 외모나 행동을 보고 무슨 생각을 하고 있는지를 안다고 추정하는 것이다. 예를 들어 당신이 샐러드를 주문하면 다이어트에 열심인 사람으로 판단하거나 감자튀김이나 햄버거 같은 음식을 주문하면 그런 음식을 먹으면 안 된다고 생각한다. 또 체육관에 있는 사람들이나 친구들이 당신을 보고 웃는다면 당신의 몸무게가 불어난 것을 알아차리고 비웃었다고 생각하기 쉽다.

마음을 읽는다는 것은 투영의 한 형태로, 이는 자신의 감정을 다른 사람에게 투영하는 심리학적 용어다. 다음번에 다른 사람의 생각을 알겠다는 생각이 들면, 그들의 생각이 실제로는 당신이 자신에 대해 생각하는 것은 아닌지 생각해 보라. 누군가가 당신이 디저트를 주문하는 것을 보고 당신을 판단하고 있다는 생각이 든다면, 실제로는 자신의 선택(디저트 주문)에 자기비판적일 가능성이 높다. 체육관에 있는 사람들이 당신을 비웃고 있다고 생각한다면, 그것은 당신이 남의 시선을 지나치게 의식하고 있을 가능성이 높다. 다음번에 다른 사람의 마음을 읽고 있다는 생각이 들면, 당신이 자신에 대해 얼마나 긍정적인 생각을 하고 있는지 아닌지를 생각해 보라(만일 지나치게 자기비판적이라면, 그것은 도움이 되지 않는다!).

미래를 예측할 수 있다?

과거를 바탕으로 미래를 예측하는 건 인간의 본성이자 중요한 생존 메커니즘이다. 때로 이것은 우리 자신을 보호하거나 위험을 피하는 데 도움이 된다. 그러나 실제로 가능하지 않은데도 무슨 일이 일어날지 안다고 생각하는 건 전혀 도움이 되지 않는다. 사람들은 대개 불확실성을 좋아하지 않는다. 하지만 미래 예측과 부정성 편향이 결합되면, 부적응적 생각 왜곡이 생긴다. 다음은 가장 일반적인 미래 예측 왜곡의 예다.

• 나는 아무리 연습해도 1.6 km를 10분 내에 주파할 수 없을 거야.
• 일단 피자에 손을 대면 한 조각만 먹을 수는 없을 거야.
• 이 케이크를 먹으면 내일 바로 살이 찔걸.
• 저녁에 샐러드를 먹으면, 내일 바로 살이 빠질 거야.

물론 이런 왜곡된 미래 예측을 전혀 몰랐을 수는 있지만, 이런 식의 말이 자기실현적인 예언이 될 수도 있다. 당신이 연습하면 완벽하게 1.6 km를 10분 내에 달릴 수 있는 능력이 있다 해도, 스스로 그것이 불가능하다고 계속 말하면 할 수 있다는 것을 믿지 않고 그래서 더 이상 노력도 하지 않기 때문에 실제로 불가능해지는 것이다.

이런 유형의 생각 왜곡에 대응하는 좋은 방법은 현실을 직시하고 미래에 세 가지 길이 나타날 수 있다고 생각하는 것이다. 그러면 오직 한 가지 미래만 가능할 것이라는 예측으로부터 자유로워질 수 있다. 예를 들어 일단 피자에 손을 대면 한 조각만 먹고는 멈출 수 없을 것이라고 생각한다면, 다음 세 가지 결과가 일어날 수 있다고 생각하는 것이다.

❶ 피자 한 조각을 먹고 멈출 수는 없을 거야.
❷ 피자 한 조각만 먹고 더 이상 먹지 않을 수 있을 거야.
❸ 피자 두 조각을 먹으면 충분히 만족할 거야.

자, 이제 세 가지 선택지가 생겼다. 이제 당신은 피자 한 조각에 운명의 희생자처럼 느끼기보다는 세 가지 결과 중 하나를 선택할 수 있다.

정당화

정당화도 지금 당장 하고 싶지 않은 일에서 벗어날 수 있게 해주는 생각의 왜곡이 될 수 있다. 정당화는 목표를 향해 노력하는 것을 그만두게 하거나 지금 할 수 있는 일을 미루게 하는 일종의 탈선이 될 수 있다. 당신은 '~하려 했지만' 또는 '~때문에'라는 핑계를 대면서 행위를 정당화시키려 한다. 예를 들어 "운동을 하려고 했지만 시간이 없어서"라든가 "오늘 운동을 했기 때문에 두 그릇 먹어야 해"라고 말하는 식이다.

정당화는 단순한 자기기만에 불과하다. 앞에서 우리는 식탐을 극복하거나 새로운 습관을 연습하는 것 같은 어려운 일을 할 때마다 다음번에는 그 일이 조금씩 더 쉬워진다는 것을 살펴보았다. 그런데 반대의 경우도 마찬가지다. 식탐을 극복하거나 새로운 습관을 연습하는 것 같은 힘든 일을 하지 않기 위해 자기 변명(정당화)을 할 때마다, 다음번에는 변명하기가 더 쉬워진다. 우리의 뇌는 습관의 산물이기 때문에 지금 반복하는 행동은 나중에 되풀이할 가능성이 더 높은 일(습관)이 된다.

좋은 일이든 나쁜 일이든 어려운 일을 할 때마다 그것이 다음에는 더 쉬운 일이 된다는 것을 명심하라. 그러므로 변명으로 정당화하기보다 정보에 입각해 결정하면 자신의 행동에 더 큰 힘을 부여하게 될 것이다.

지나친 반추

생각의 왜곡은 같은 생각을 반복해서 생각하거나 강박적으로 같은 시나리오를 반복해서 재생하는 과정인 지나친 반추에서도 종종 일어난다. 지나친 반추는 믿을 수 없을 정도로 자주 일어나는 비생산적인 행위다. 물론 다음번에 제대로 하기 위해 지난 과거를 되돌아보거나, 실수를 인식하고 실수에서 배우는 것은 결코 잘못된 일이 아니다. 하지만 지나친 반추는 어떤 성찰이나 변화를 수반하지 않는다. 개가 꼬리를 물려고 빙빙 도는 것처럼 생각이 계속 돌 뿐이다.

지나친 반추는 걱정의 형태로 나타나 잠을 못 자게 만들고, 머릿속에서 맴돈다. 반추는 스트레스를 다루기에는 매우 비생산적인 방법이며 오히려 스트레스를 악화시킨다. 사람들은 종종 반추를 통해 문제를 해결할 방법을 찾는다고 생각하지만, 반추는 그저 생각에 그칠 뿐이다. 사실 반추는 집착에 가깝다. 많은 연구는 반추를 우울증, 부정성 편향, 사회 불안 그리고 폭식이나 음주 같은 건강하지 못한 습관과 연관시킨다.[8]

그렇다면 건강과 관련된 목표만이 아니라 다른 목표에서도 반추가 힘을 발휘하지 못하게 하려면 어떻게 해야 할까? 반추의 패턴을 깨뜨리기 위해 시도할 수 있는 몇 가지 기술을 소개한다.

✦ **반추에 10분의 시간만 허용한다.** 반추에 시간 제한을 둔다. 필요한 경우 타이머를 이용해도 좋다. 생각하고 싶은 것을 10분 동안만 생각한 다음 생각을 멈추고 그 생각과 관련 없는 행동을 하라.

✦ **무슨 일이든 한다.** "그냥 가만히 앉아 있지 말고, 아무 일이든 해!"라는 말과 "아무 일도 하지 말고 그냥 가만히 앉아 있어!"라는 말을 모두 들어보았을 것이다. 반추는 아무 일도 하지 않고 그냥 가만히 앉아 있는 것과 비슷하다. 반면 무슨 일이든 하면 반추를 분산시킬 수 있다. 똑같은 일을 반복하지 말고 반추하고 있던 문제에 도움이 될 수 있는 무언가를 실제로 계획해 보라. 만약 누군가에게 했어야 할 말을 계속 반추하고 있었다면, 그 사람에게 말하고 싶었던 것을

편지로 써보라. 물론 전송할지 여부는 당신에게 달려 있다. 하고 싶었던 말을 글로 쓰는 것만으로도 충분히 효과가 있다는 것을 알게 될 것이며, 실제로 그 편지를 보낼 수도 있다.

- **기분전환을 한다.** 영화를 보거나 기사를 읽거나 휴대폰으로 게임을 하는 등 집중할 거리를 만들면 반추를 막을 수 있다.
- **반추하고 있는 생각을 큰 소리로 말한다.** 당신이 신뢰하는 사람 앞에서 반추하는 생각을 큰 소리로 말하면 자신이 그 생각에 지나치게 빠져 있었다는 것을 깨달을 수 있다. 그 말을 들은 친구가 당신을 이해하고 동정하면 기분이 나아질 수도 있고, 괴롭히는 문제에서 벗어날 수도 있으며, 그 문제에 너무 가까이 있어서 보지 못했던 해결책을 깨닫게 될 수도 있다. 누군가에게 자신을 괴롭히는 것에 대해 말하는 것만으로도 반추에 빠진 모든 에너지를 되찾아 오고 더 이상 반추에 에너지를 빼앗길 필요가 없게 된다.
- **생각에 빠지지 말고 그저 물러서서 관찰한다.** 반추하고 있는 생각에서 한 발짝 물러나 감정적으로 벗어나도록 노력하라. 마치 다른 사람처럼 중립적으로 그 생각을 관찰하라. 그 생각이 당신의 머릿속에서 맴도는 것을 볼 수 있다고 상상해 보라. 그 생각이 어떻게 보이는가? 그 생각을 관찰하면서 기분이 어떤지 느껴보라. 그 생각에 휘말리지 말고 그 생각을 바라보라. 이것이 마음 훈련 기술이다. 인지 행동 치료와 마음 훈련 기술의 효과에 대한 열아홉 개의 연구에 따르면, 반복적인 생각을 보다 객관적으로 볼 수 있도록 생각에서 감정을 제거하는 것이 반추의 주기를 깨는 데 효과적이다.[9]

놈코치 Q&A

스트레스를 줄일 수 있는 방법이 있을까?

스트레스의 부정적인 영향을 피하는 가장 좋은 방법은 가능한 한 불필요한 스트레스를 예방하는 것이다. 스트레스를 억제하는 데 도움이 되는 두 가지 팁을 소개한다.

1. **"아니요"라고 답하는 훈련을 하라.** 우리는 "아니요"라고 말하는 것(거절)을 어렵게 생각하지만, "네"라고 말했을 때 어떤 결과가 벌어질지 그리고 그로 인해 원치 않는 스트레스가 얼마나 생길지에 대해 미리 생각해 보는 것이 중요하다. 원하지 않는 일을 해야 한다는 부담감을 느낄 때 사용할 수 있는 몇 가지 문구를 생각해 놓고 이를 연습해 보라. "마음은 하고 싶지만 건강이 허락하질 않네요" 같은 문구를 기억해 두자.

2. **작고 현실적인 목표를 설정하라.** 현재의 위치에서 너무 멀리 떨어져 있는 목표를 세우는 것은 스트레스의 원인이 될 수 있다. 당신이 성취할 수 있는 좀 더 작고 현실적인 목표를 세우는 것이 스트레스를 덜 받고 긍정적 강화를 이끌어낼 수 있다.

인지 융합과 인지 탈융합

인지 융합cognitive fusion은 당신이 생각과 완전히 융합돼 그것이 내면의 진실이라고 믿을 만큼 강한 감정을 유발할 때 일어나는 상황을 일컫는 심리학 용어다. 인지 탈융합cognitive defusion은 당신의 생각을 느낌이나 감정으로부터 분리하는 것을 의미하는 용어로, 그렇게 함으로써 그 생각으로부터 자신을 분리하고 그 생각을 객관적으로 더 명확하게 볼 수 있다는 이론이다.

생각 왜곡의 이면에 있는 감정을 생각 그 자체와 별개의 것으로 다루면, 그 생각에서 에너지를 제거하고 그 생각에 대한 이유를 확인할 수 있다. 미카엘리데스 박사는 "어떤 생각에 대해 논쟁하는 것은 그 생각에 에너지를 주는 셈이죠. 반면 그 생각을 충분히 인정해 주세요. 있는 그대로 생각을 받아들이며 그 생각 뒤에 있는 느낌이 맞는 것이라고 인정해 주면서 그 느낌이 어디에서 오는지 생각해 보세요"라고 조언한다.

예를 들어 '사람들이 모두 나를 나쁘게 판단해'라고 생각한다면 그 생각은 매우 개인적이다. 사람들이 자신을 판단하고 있다는 생각을 사실로 받아들이기보다는, 그런 생각을 하면 어떤 느낌이 드는지를 살펴보라. 걱정스러운가? 불안한가? 화가 나는가? 미카엘리데스 박사는 "지금 당신의 느낌은 그 생각이 야기시킨 것입니다. 그 생각에 귀를 기울이고 직접 경험해야만 상황을 바꿀 수 있지요. 그 생각을 있는 그대로 인정하면 그 생각을 놓아줄 수 있을 것입니다"라며 인지 탈융합을 통해 그 생각이 사실이 아니며, 이면에 있는 감정이 사실임을 깨달으라고 말한다.

우리가 그 생각 뒤에 있는 감정을 다루기 시작하면, 그 생각이 자신이 아니라는 사실을 깨닫고 생각을 잠재울 수 있다. 그 생각을 감정 전달자로서만 간주할 뿐, 진실이라고 착각하지 마라. 그냥 생각일 뿐이다. 미카엘리데스 박사도 '그것은 단지 생각일 뿐이다'라는 말을 되뇌며 그 생각을 제자리에 놔두라고 조언한다.

어떤 생각과 그 생각에 수반되는 감정을 분리하는 것이 쉬운 일은 아니지만, 다행히도 활용할 수 있는 심리적 전략이 있다. 이 전략을 '다시 말해봐Say it again' 전략이라고 부르는데, 그 생각을 수없이 반복해서 생각에 붙어 있는 감정이 완전히 힘을 못 쓰게 만드는 것이다. 그러면 그 생각의 문자만 남고 그 생각에 붙어 있는 감정은 느끼지 못할 것이다.

만약 많은 감정이 붙어 있는 생각의 왜곡을 겪고 있다면, 문을 닫고 거울을 보며 그 생각을 큰 소리로 말해보라. 몇 번이고 계속 반복하라. 그 생각을 말하면 말할수록 생각의 힘은 점점 더 고갈될 것이다. 그 생각을 계속 반복해 말하다 보면 그 생각이 비현실적으로 들리기 시작하고 그 사실을 더 확실하게 볼 수 있다. 그것은 단지 생각일 뿐이다.

예를 들어 "내가 지금 살을 빼지 못한다면, 나는 평생 살을 빼지 못할 거야"라고 생각한다고 하자. 거울 앞에 가서 그렇게 말해보라. 계속 반복하라. 말하면서 자신에게 귀를 기울여보라. 이제 그 생각이 어떻게 느껴지는가? 그게 정말 사랑하는 자신에게 할 말인가? 그 말을 믿는가? 그것이 사실이라는 증거가 있는가? 당신이 예언자라도 된다는 말인가?

그 말을 계속 반복하면서 그 생각에 수반된 감정을 느껴보라. 감정의 힘이 약해지면 그 생각이 우습게 느껴질 것이다. 솔직히 말해 도저히 입증할 수 없는 말이다. 어쩌면 그 반대가 사실일 가능성이 높다.

그 말은 당신이 지금 좌절해 있거나 부담감을 가지고 있다는 것 외에는 아무런 의미도 없다는 사실을 알게 될 것이다. 감정이 생각에서 완전히 떨어져 나가면 비로소 공식적으로 '탈융합'됐다고 볼 수 있다. 진실은 '지금은 살을 빼지 못하더라도 앞으로 살을 뺄 수 있다'는 것이다.

훈실습

생각을 이름으로 부르기

생각의 왜곡에서 자신을 분리하는 또 다른 전략은 3인칭 서술자의 역할을 함으로써 그 생각을 당신 밖에 있는 것으로 표현하는 것이다. 미카엘리데스 박사는 "생각을 당신 밖에 있는 것으로 볼 수 있도록 그런 생각을 하는 당신에게 이름을 붙여보세요. 예를 들어, '안드레아스는 연설을 하는 것이 몹시 불안해'라고 말하는 겁니다"라고 말한다. 자신을 제3자로 명명하면 그런 생각을 하는 자신을 외부에서 관찰하는 것처럼 볼 수 있다. 그러면 당신의 생각과 그 생각에 붙어 있는 감정을 분리시킬 수 있어 그 생각을 더 객관적으로 볼 수 있다.

생각의 왜곡을 관리하기 위한 기술들

어떤 생각이 생각의 왜곡인지를 판단하기 위한 가장 쉬운 리트머스 테스트는 스스로에게 '그 생각이 나에게 어떤 영향을 미치는가?'라고 질문하는 것이다. 미카엘리데스 박사는 "당신의 생각이 당신이 하려는 일을 방해하거나 자신에게 나쁜 기분이 들게 만든다면, 그것은 생각의 왜곡일 가능성이 높습니다"라고 말한다. 당신이 생각의 왜곡을 다루고 있다는 사실을 의식하면, 그 생각이 발전을 저해하지 않도록 할 수 있는 일은 많다. 생각의 왜곡을 무너뜨리는 심리적 전략을 소개한다.

생각 되짚어보기

마음속에 생각의 왜곡이 들어오면, 메타인지(생각에 대해 생각하는 것)가 생각의 왜곡에서 한 발짝 물러나 맥락으로서 생각을 볼 수 있도록 도와줄 것이다. 미카엘리데스 박사는 "메타인지를 사용해 그 생각을 이끈 일련의 사건들을 되돌아보세요"라고 제안한다. 그런 생각을 맨 처음 하게 만든 감정적 반응의 초기 촉발 요인은 무엇인가? 촉발된 직후 어떤 생각이 들었는가? 그리고 어떻게 행동했는가? 그다음에는 또 어떤 행동을 했는가? 일련의 사건을 소급해 추적하면 행동 패턴을 알아낼 수 있다. 특정 촉발 요인에 노출되면 항상 생각이 왜곡되는 패턴이 발생한다는 사실을 발견하면, 초기 촉발 요인으로 되돌아가서 왜곡되지 않은 새로운 반응을 형성할 수 있다. 예를 들어, 다음과 같은 연습을 해보라.

1. "맨 처음 당신을 기분 나쁘게 하거나 지나치게 반추하도록 만든 것은 무엇인가?"라고 물어보면 "큰 케이크 한 조각을 먹은 게 발단이었어"라고 대답할 수 있다.
2. "케이크를 먹게 만든 생각은 무엇이었는가?"라고 물어보면 "그 케이크는 건강에 좋지 않고 칼로리도 높아서 안 된다고 생각했는데, 다른 사람이 먹는 바람에 나도 어쩔 수 없이 먹게 됐지"라고 대답할 수 있다.
3. "케이크를 먹어야겠다고 생각했을 때 감정은 어땠는가?"라고 물어보면 "그건 일종의 반항심이었어. 케이크를 먹으면 안 된다는 규칙을 지키고 있었는데 그것이 너무 싫었고, 다른 사람들이 모두 케이크를 먹고 있었기 때문에 나만 먹지 못한다는 박탈감을 느꼈지. 그

래서 결국 먹어버리고 말았어"라고 대답할 수 있다.

4. "무엇이 당신의 반항심을 촉발했는가?"라고 물어보면 "케이크가 몸에 나쁘니 먹어서는 안 된다는 이분법적 흑백 사고를 가지고 있었던 거야. 그것이 바로 촉발 요인이 된 '생각의 왜곡'이었어"라고 대답할 수 있다.
5. "이 촉발 요인에 어떻게 대응할 수 있는가?"라고 물어보면 "이제 음식에 이분법적 사고를 강요하는 규칙을 만들지 않을 거야. 그 대신 내가 정말 배가 고픈지 정확하게 평가하고, 정말 케이크를 원하는지 아닌지에 의식적인 결정을 내릴 거야. 그러면 그 상황에 케이크를 덜 먹거나 아예 먹지 않기로 결정할 수도 있었을 테니까. 케이크를 금지하지 않았다면 케이크를 먹고 싶은 생각이 그렇게 크지도 않았을 거야"라고 대답할 수 있다.

물론 각자의 과정은 다르겠지만 이런 연습을 통해 어떻게 최종 행동에서 생각으로, 감정으로, 촉발 요인으로 되짚어가면서, 왜 촉발 요인에 그렇게 반응했는지 그다음에는 어떻게 다르게 할 수 있는지 결정할 수 있다. 그리고 이 연습을 통해 '케이크는 몸에 나쁘고 절대 그것을 먹으면 안 된다'가 생각의 왜곡이라는 사실을 알 수 있다. 왜곡된 생각을 할 수는 있지만 그것에 지배당해서는 안 된다.

생각 재구성하기

한 걸음 뒤로 물러서서 우리의 발전을 위협하는 생각을 현실적으로 이해하는 또 다른 유용한 방법은 인지 재구성cognitive reframing으로,

인지 재편cognitive restructuring 또는 인지 재평가cognitive reappraisal라고 부르기도 하는데, 마치 사진을 끼워 넣는 액자를 바꾸는 것처럼 생각의 맥락을 바꾸는 과정을 말한다. 같은 상황(액자)에 다른 사실(사진)을 적용하면 결과가 완전히 달라진다. 한 연구에 따르면, 인지 재구성(이 연구에서는 '인지 재평가'라는 용어를 사용했다)을 시도한 사람들이 스트레스를 받아도 부정적인 인식을 할 가능성이 더 낮은 것으로 나타났다.[10]

우리가 스트레스를 받으면 사물의 부정적인 면을 볼 가능성이 더 높기 때문에, 인지 재구성은 이러한 경향에 대항하는 훌륭한 방법이 될 수 있다. 인지 재구성을 하는 한 가지 효과적인 방법은 '그래, 하지만yes, but'이라는 심리적 전략을 구사하는 것이다. 작동 방식은 이렇다.

다음과 같은 생각을 하고 있다고 가정해 보자. "이번 주는 끔찍한 한 주였어. 지금 스트레스를 너무 많이 받아서 음식도 잘 먹지 못하겠어. 위안이 되는 음식이 필요해, 지금 당장!" 스트레스를 받으면 이런 반응이 나타나기 쉽다. 그러나 '그래, 하지만 전략'을 사용하면 맥락을 완전히 바꿀 수 있다. '스트레스 때문에 위로가 되는 음식이 필요하다'는 생각을 재구성해 다음과 같이 생각할 수 있다. "이번 주는 끔찍했고 나는 위로가 되는 음식이 필요해. 하지만 나는 단 음식/짠 음식/포장 음식이 기분을 더 나쁘게 한다는 걸 알고 있지. 그래서 뇌를 건강하게 만드는 영양가가 높은 음식이 필요해. 지금 당장!" 같은 시나리오지만 완전히 다른 구성을 보이고 있지 않은가?

지금 당장이 힘들다면, 문자 그대로 그 생각과 거리를 두라. 지금 하고 있는 일이나 하려고 하는 일을 멈추고 휴식을 취하라. 심호흡을 몇 번 해보고 그 일을 처음부터 다시 충분히 생각해 보라. 잠깐의 산책도 좋다.

생각을 재구성하는 데는 1분이면 충분하고, 이 짧은 휴식만으로도 처음 가졌던 피곤한 생각에 따라 행동하지 않고 생각을 재평가할 수 있다.

생각과 감정을 사실과 분리하기

생각이 반드시 사실은 아니다. 예를 들어 '잔디는 푸르다'라고 생각한다면 그것은 생각이지만 사실이다. 또 '나는 지금 스트레스를 받고 있다'라고 생각하는 것도 사실일 수 있다. 하지만 '저 푸른 잔디는 멋지구나!'라거나 '너무 스트레스 받아서 오늘은 운동 못 하겠어'라고 생각한다면 그것은 의견의 표현이고, 의견은 언제든 바뀔 수 있다.

생각과 감정을 사실과 분리하려면 '그것이 사실일까Is it true?'라는 심리적 전략을 사용할 수 있다. 자, 운동하는 데 너무 스트레스를 받는다고 하자. 운동이 스트레스를 해소하는 데 효과적이라는 것이 입증됐는데 그것이 정말 사실일까? 잘 생각해 보면, 사실은 주변의 상황 때문에 운동을 하고 싶지 않다는 생각이라는 걸 깨닫게 될 것이다. 생각이 사실이 아니라는 것을 깨달았다면 이제 두 가지 선택권이 있다. 하나는 "그래, 스트레스를 받은 건 맞아. 그렇다고 해서 집에 가서 소파에 드러누워야 한다고 지시하는 것은 아니지만, 오늘 하루는 운동을 건너 뛰어야지"라고 결정할 수 있다. 그리고 휴식이 필요하다고 생각하고 하루쯤 운동을 안 해도 괜찮다고 생각한다. 다른 하나는 이럴 때일수록 운동하는 것이 기분이 좋아진다고 생각하고 운동을 하기로 결정할 수 있다. 물론 당신의 생각이 사실이 아니라는 것을 깨닫기 전에는 선택권을 찾기 어렵다. 하지만 당신의 생각이 사실이 아닐 수 있다는 것을 깨닫게 되면 선택권이 없다는 환상에 사로잡혀 어느 한 가지 행동을 강요하지 않고 그 생각에 어떻게 반응할 것인가를 선택할 수 있다.

자기효능감 강화하기

생각의 왜곡이 일어날 때는 자기효능감이 큰 도움이 될 수 있다. 자기효능감은 자신이 무언가를 성취할 수 있다는 믿음이다. 즉, 목표에 도달하는 능력에 대한 자신감이다. 하지만 우리 모두는 가끔 자신감에 위기를 겪는다. 특히 피곤하거나 스트레스가 많은 하루를 보냈거나 약간의 좌절에 직면했을 때, 그리고 우리의 집행 기능이 고갈됐을 때 그렇다.

자신의 능력에 자신감이 없을 때, 우리는 '나는 할 수 없어' '나는 결코 성공하지 못할 거야' '차라리 그만두는 게 나을 거야'같이 맞지도 않는 예언에 기대거나 이분법적 흑백 논리에 빠지거나 부정성 편향 같은 생각의 왜곡에 빠질 수 있다. 그럴 때 긍정적인 심리적 전략을 시도해 보라. '나는 할 수 없어'라는 말 대신 '나는 할 수 있어'처럼 힘과 능력을 강조하는 생각을 형성하는 것이다. 자신에게 격려의 말을 하는 것은 생각의 왜곡을 둘러싼 부정적인 감정을 되돌리는 좋은 방법이다.

실제로 믿어질 때까지 다음과 같은 긍정적인 말을 계속하라.

- 어떻게 하는지 알아요.
- 이 일에 소질 있어요!
- 나는 강하고 힘이 있습니다.
- 나는 전에도 성공했기 때문에 이번에도 성공할 수 있어요.
- 내게 실패란 없어.
- 실패는 없다. 다만 피드백만 있을 뿐이다.

- 솔직히 나 꽤 멋지지 않나요? (그럼요, 그렇고 말고요!)

근본적 수용

마지막으로 말하고 싶은 기술은 매우 근본적인 기술이다. 근본적 수용radical acceptance이란 현재의 현실을 냉정하게 받아들이는 것이다. 그러니까 미래의 현실이 아니라 현재의 현실임을 명심하라. 자신감이나 추진력을 잃는 것을 두려워하거나 우울하게 생각하는 사람들에게는 어려울 수 있지만, 현실을 직시하라. 지금 현재가 바로 그 순간이다.

심리학에서 고통은 고통 자체에서 오는 것이 아니라 고통과의 싸움에서 오는 것이라는 개념이 있다. 근본적 수용은 변증법적 행동 치료(DBT)에서 외상 후 스트레스 장애post traumatic stress disorder 같은 만성적 고통과 트라우마를 치료하기 위해 사용된다. 많은 연구에서 사람들이 현실의 상황에 맞서 싸우기보다는 그 상황을 받아들임으로써 자신의 부정적인 경험을 완화시킬 수 있다는 것을 보여준다.[11] 현실의 상황과 맞서 싸우지 않는다면, 고통은 단지 고통일 뿐이며 그렇게 힘들지 않을 수 있다.

물론 근본적인 수용을 경험하기 위해 굳이 만성적인 고통이나 트라우마에 빠질 필요는 없다. 종종 현실과 싸움으로 일어나는 생각의 왜곡이나 강한 부정적 감정을 극복하는 데도 근본적 수용을 적용할 수 있다. 여기에는 인지 융합의 측면이 있다. 근본적인 수용은 우리가 가지고 있는 어떤 감정도 받아들이는 것이다. 우리의 복잡한 뇌는 우리가 지금 직면한 일을 직시하지 않거나 처리하지 않거나 믿지 않거나 느끼지 않으려는 변명과 이유로 가득 차 있다. 자신이 누구인지, 현재 상황이 무엇인지, 그에 대해 어떻게 느끼는지를 근본적으로 수용한다고 해서 자신의 감정을 변화, 성장, 진화 또는 재구성할 수 없다는 의미는 아니다. 전혀 그렇지 않다. 근본적 수용은 단순히 지금 존재하는 것을 있는 그대로 받아들인다는 것을 의미한다.

지금 몸 상태가 어떠하든, 어떤 상황에 있든, 돈이 얼마나 있든, 어떤 직업을 가지고 있든, 어떤 친구들이 있든 상관없이 우리는 자신을 사랑할 수 있다. 우리는 얼마든지 자신을 위한 계획과 미래를 위한 계획을 가질 수 있을 만큼 충분히 자신을 사랑할 수 있다. 지금의 현실을 받아들이는 것은 그 모든 목표가 현실에 기반을 두고 있다고 생각하는 것이다.

근본적 수용의 첫 단계는 우리가 겪고 있는 고통 등 모든 환경을 완전히 받아들이는 것이다. 두 번째 단계는 자신에게 연민의 마음을 갖는 것이다. 만약 고통을 겪고 있는 아이를 위로하고 있다고 상상해 보라. 우리는 위로하는 이가 될 수도 있고 위로받는 아이가 될 수도 있다. 자신에 대한 연민의 마음은 갈등의 감정과 지금 이 순간의 진실을 피하지 못했다는 두려움과 불안감을 해소해 줄 수 있다.

처음에는 다소 무섭게 들리지만, 일단 자신이 누구인지, 지금 삶에서 일어나고 있는 일을 모두 받아들이면 큰 안도감을 느끼게 될 것이다. 이제 더 이상 생각의 왜곡은 없다. 우리는 생각과 감정과 경험으로 인생을 살고 계획을 세우는, 놀랍고 아름답고 불완전한 존재다. 다른 모든 사람도 마찬가지다. 그것이 바로 왜곡 없는 모습이다.

09

마음 훈련이 필요한 이유

"중요한 시간은
단 한 번뿐이며 바로
지금임을 명심하라.
현재는 우리가 지배할 수 있는
유일한 시간이다."

-틱낫한Thich Nhat Hanh

모든 행동 전략과 심리적 전략 중에서 아마 가장 강력한 것이 마음 훈련mindfulness일 것이다. 마인드풀 상태mindful가 된다는 것은 현재의 순간에 자신을 의식하는 것을 말한다. 중요한 것은 의식한다는 것이다. 우리는 삶을 그냥 사는 것이 아니다. 바로 이 순간에 집중해야 한다. 집중하는 것이 쉽지는 않지만, 신체적으로나 정신적으로 많은 면에서 도움이 될 수 있다. 집중한다는 것은 실제로 눈으로 보고 있고 일이 이루어지고 있는 실제 현실의 한가운데에 정확하게 자신을 배치하는 것이기 때문이다. 마음 훈련은 무언가를 행하는 것이 아니라 존재에 관한 것이다.

하지만 우리의 생각이 이것을 어렵게 만든다. 현재의 순간에 산다는 것은 과거에 연연하거나 미래에 머무는 것이 아니라 단지 현재에 존재하는 것으로, 말처럼 쉬운 일은 아니다. 하지만 메타인지는 생각에 대해 생각하는 과정으로, 집중을 더 쉽게 만들어준다. 우리는 우리의 생각이 아니라는 것을 깨닫고, 그 생각에 휩쓸리지 않고 지켜볼 수 있다면 현재 있는 곳에 마음을 집중할 수 있다. 우리 자신이 우리의 생각이고 그 생각이 우리를 통제한다고 생각하기 쉽지만, 한 발짝 뒤로 물러서서 생각과 감정으로부터 자신을 분리시킬 수 있다(인지 탈융합). 그러니까 우리는 생각의 승객이 아니라 생각의 감시자가 될 수 있다는 것이다.

우리가 생각이 아님을 상기하라! 쉽게 이해하기 위해 양말에 비유해 보자. 우리의 생각과 감정은 양말과 같다. 양말은 신고 나면 벗어서 세탁해야 한다. 양말을 신고 있을 때도 있지만, 벗고 있을 때도 있다. 그리고 때가 되면 양말은 낡고 닳아버린다. 그러면 그 양말을 버리고 새 양말을 신는다. 양말을 소유할 수 있지만 우리가 양말은 아니다. 우리는 양말에 의해 통제되지 않는다(그렇다면 이상하겠지). 만약 엄청나게 큰 양말을 신고 있지 않다면, 사람들은 당신을 양말로 판단하지 않는다(그 경우는 아마도 특별한 이유가 있기 때문일 것이다). 만약 사람들이 양말로 당신을 판단한다면, 이렇게 외칠 것이다. "나는 양말이 아니라고요!"

당신의 이성은 당신이 양말이 아니라는 것을 알고 있다. 양말은 생각이나 감정에 지나지 않는다. 마찬가지로 몸무게나 키, 눈 색깔이나 피부 톤이 당신이 될 수 없다. 당신은 생각이나 양말로 폄하되기에는 너무나도 복잡하고 멋진 사람이다.

우리는 이 사실을 잘 알고 있다. 우리는 생각과 감정을 관찰하며 그것들은 단지 왔다가 사라지는 것에 불과하다는 것을 알 수 있다. 이것이 바로 마인드풀 상태이며, 우리의 내면은 그런 마음을 지켜보며 항상 그런 상태를 유지하는 방법을 알고 있다. 그것은 자신을 함부로 판단하지도 않고 미워하지도 않으며 자신에 대해 부정적인 말도 하지 않는다. 그저 모든 경험과 상황을 자애롭게 바라보며, 꾸준히 노력하고 마침내 승리하는 것을 자랑스럽게 생각한다. 우리는 그것을 '높은 자아higher self'라고 부르기도 하고 '관찰자observer'라고 부르기도 한다. 그리고 그것은 지금 이 자리에 존재한다. 그것은 과거에 얽매이거나 미래에 머물러 있는 것이 아니다. 오히려 우리의 일부가 과거에 얽매이고 미래에 대해 생각하는 것을 가만히 관찰한다. 이 '관찰자'를 제대로 활용하면 마음 훈련의 기적을 경험할 수 있다.

만약 소파에 누워 운동을 생각한다고 가정해 보자. 생각이 빙글빙글 돌면서 다음과 같이 서로 논쟁하고 있을지 모른다.

"운동해야 해! 당장 일어나서 산책을 나가!"

"하지만 하기 싫은 걸. 피곤하다고!"

"그래도 일어나서 산책 나가면 활력이 생길 거야."

"하기 싫다고 했잖아! 지금이 편하다고! 쉬는 시간을 방해하지 마!"

"게으름뱅이 같으니라고!"

"피곤해!"

와, 마치 싸움터 같지 않은가(우리는 이런 느낌을 잘 알고 있다. 우리의 내면에는 이런 싸움터가 있으니까). 하지만 또 다른 비유를 들어보자. 학교 휴식 시간에 있던 일을 기억해 보라. 선생님이 학생들이 휴식 시간에 무엇을 하는지 지켜보다가 자신이 개입해야 할 일이 생기면 즉시 개입해서 "잠깐! 사이 좋게 놀아야지!"라거나 누군가 다치기라도 하면 "괜찮아, 그냥 무릎이 좀 까졌구나. 보건실에 가자. 곧 나아질 거야"라고 하지 않던가?

운동장에서 우리를 지켜보는 어른들은 학생들이 노는 일에 일일이 개입하지는 않는다. 그들은 한발 뒤로 물러나 학생들을 지켜보면서 정말 급한 일이 아니면 끼어들지 않는다. 당신의 관찰자도 이와 마찬가지다. 소파에 누워서 그 모든 생각이 논쟁하는 것을 보면서 그 생각을 중립적으로 관찰하는 관찰자를 불러오는 법을 배울 수 있다. "운동하는 것 하나 가지고 저렇게 다투고 있는 생각들을 봐, 재미있지 않니?"

관찰자가 반드시 문제를 해결하지는 않지만, 그런 생각들의 밀고 당기기 밖에 서서 침착하게 확실한 근거를 가지고 당신이 하는 일을 더 명확하게 볼 수 있는 위치에 서게 해주기 때문에 강력한 힘을 발휘한다. 결국 관찰자는 생각의 충돌이 그렇게 큰 갈등은 아니라는 것을 발견하게 될 것이다. 우리가 우리 안의 또 다른 자신과 논쟁하는 이유는 무엇인가? 우리는 왜 평화롭게 쉬려고 하는가? 아니면 왜 일어나서 무언가를 하지 않는가? 우리의 모든 내부 갈등은 휴식이나 운동의 이점을 제대로 이해하지 못하기 때문이다. 당신이 의도적으로 관찰자 역할을 맡으면, 모든 생각의 왜곡을 물리치고 마인드풀 생각으로 그냥 계속 쉴지 아니면 일어나 운동할지를 선택할 수 있다.

실제로도 가능할까? 사실 그렇게 하는 것이 쉬운 일은 아니다. 미카엘리데스 박사는 이렇게 말한다.

"마음 훈련은 생각보다 더 어렵습니다. 나도 몇 년 동안 그것을 가르치고 연습하고 나서야 무엇인지 제대로 이해할 수 있었으니까요. 그제야 그것을 느끼고 수용할 수 있었답니다. 마음 훈련은 단순하고 분명하게 들리지만 인간은 본디 산만한 존재이기 때문에 현재에 집중하라고 말하면 '그게 무슨 뜻이냐'고 묻곤 하지요. 사람들이 실제로 마음 훈련을 할 수 있도록 알기 쉽게 설명하기는 어렵습니다."

물론 잠시 동안은 현재의 순간에 집중할 수 있다. 하지만 어느새 마음은 과거로 혹은 미래로 방황하거나, 할 일에 대해 생각하거나, 무작위로 많은 생각이 당신을 방해할 것이다. "어제 본 TV쇼에 출연했던 사람 이름이 뭐였더라?" 이런 생각이 드는 순간, 현재 이 순간을 벗어나버리고 만다. 미카엘리데스 박사는 "당신이 현재 집중하지 않음을 깨닫는 순간만이 당신이 현재에 집중하고 있는 시간입니다"라고 설명한다.

우리가 마인드풀한 상태를 유지하기 위해 노력할수록 그 순간을 더 잘 만날 수 있다. 당신이 필요할 때 마인드풀에 잠기는 방법을 알면, 마음과 행동은 말할 것도 없고 삶까지 바꿀 수 있다. 그러므로 부단한 연습을 통해 습득할 만한 가치 있는 기술이다.

마음 훈련의 이점

마음 훈련이 아주 가치 있는 연습이라는 과학적 근거가 있다. 마음 훈련 연습은 자신의 주관적인 웰빙 감각을 향상시킴으로써(기분 좋은 날들이 더 많아진다!) 심리적 건강에 도움이 될 뿐만 아니라, 생각도 하지 않고 강한 감정에 반응하는 반사적 행동 성향('내가 왜 그런 말을 했지?')도 줄일 수 있다. 또 행동을 잘 통제할 수 있도록 도와준다('귀찮은 생각이 들긴 하지만 그래도 운동하러 나갈 거야').[1]

〈국제 환경 연구 및 공중 보건 저널〉의 2021년 연구는, 마음 훈련을 더 많이 할수록 더 큰 행복을 느끼게 될 뿐 아니라(불안감과 우울감은 줄어들고), 삶에 대해 더 큰 목적의식으로 보다 많은 활동에 참여하게 된다고 말한다.[2] 다시 말해 당신의 현재 상황과 하고 있는 일에 주의를 집중하면 삶을 더 좋게 만들 수 있다는 것이다.

마음 훈련은 자동 반사 행동을 막아주고 큰 그림(YBP)에 도움이 되지 않는 습관을 깨는 가장 직접적인 방법이다. 마음 훈련은 모든 걱정, 반추, 비난, 회피, 억압, 집착을 멀리 떨어져 바라보게 한다. 즉, 그런 왜곡된 생각을 없애는 것이 아니라 우리를 왜곡된 생각으로부터 멀리 떨어뜨림으로써 왜곡된 생각이 야기할 수 있는 감정적 반응 행동을 떼어내는 것이다(인지 탈융합).

멋지게 들리지 않는가? 우리도 그렇게 생각한다! 아마 마음 훈련이 변증법적 행동 치료(DBT)나 수용 전념 치료acceptance and commitment therapy(ACT) 같은 인지 행동 치료(CBT)의 하위 연습을 통한 최신 인지 행동치료 흐름의 주요 관심사가 된 것도 이 때문일 것이다.

자, 그럼 이제 본격적으로 마음 훈련 연습을 시작해 보자. 당신은 이제부터 마음 훈련이 제공하는 좋은 점들을 마음껏 즐길 수 있다. 물론 마음 훈련을 숙달하는 데 평생이 걸릴 수도 있지만, 여기서는 일상생활에서 연습하기 쉬운 것들만 해볼 것이다. 그러니 지금 당장 해보라.

마음 집중의 순간들

우리는 1시간 안에 선사禪師가 될 것이라고 기대하면 안 된다. 하지만 천천히 마음 훈련의 작은 부분들을 연습할 수 있다. 우리는 그 작은 부분을 마음 집중의 순간mindful moments이라고 부른다.

마음 집중의 순간은 하루 중 매우 짧은 시간에 불과하다. 그러니까 하던 일을 멈추고 느낌이나 주변에서 일어나는 일에 귀를 기울이는 단 1분 내지 2분, 아니면 불과 몇 초에 지나지 않을 수도 있다. 어쩌면 하고 있는 일을 멈추지 않고, 그 일에 완전히 집중하는 순간일 수도 있다. 미카엘리데스 박사는 마음 집중 순간에 대해 다음과 같이 설명한다.

"이것은 마음 훈련이 무엇인지 이해하고 그것을 시도하기 위한 첫 번째 단계입니다. 이 집중의 순간을 경험해 보면서 마음 훈련에 대한 호기심을 키울 수 있지요. 일단 호기심이 생기면, 그 호기심을 다른 상황에 적용할 수도 있습니다. 씨앗을 심고 자라게 하세요. 하지만 씨앗을 심는 것이 우선입니다. 마음 집중의 순간을 시도하는 것은 마음 훈련의 씨앗을 심는 것과 같습니다."

하루 동안 마음 집중 순간을 수시로 시도하면 우리 뇌의 주의 집중 능력을 훈련할 수 있다. 비록 짧은 순간이지만 규칙적으로 하다 보면 점점 더 쉬워질 것이다. 우리가 무언가를 더 많이 반복할수록, 뇌가 그 일을 하는 데 더 익숙해져서 더 쉽게 수행할 수 있기 때문이다. 다음은 마음 집중 순간을 시도하는 몇 가지 초보적인 기술이다. 각 기술은 길게는 10분, 짧게는 10초 동안 수행할 수 있다.

- 앉아서 눈을 감고 내면의 느낌에 집중하라. 숨을 들이쉬고 내쉬는 느낌에 주목하라. 목이 아프거나 어깨가 뻐근하거나 배가 고프거나 하는 등 모든 감각에 주목하라.
- 일어서서 간단한 스트레칭을 하고, 부드럽게 움직이면서 몸에 어떤 느낌이 오는지 주의를 집중하라.
- 감각이 느낄 수 있는 모든 것에 주목하라. 무엇이 보이고, 무슨 소리가 들리며, 무슨 느낌이 들고, 어떤 냄새가 나는가?
- 간식을 먹으면서 먹는 것에 대한 전체적인 감각적 경험에 주의를 집중해 보라. 그것을 먹기 전에 어떻게 보였는가? 냄새는 어땠는

가? 그것을 먹을 때의 맛과 느낌은 어땠는가? 그것을 먹고 나서 몸이 어떤가? 그것을 먹는 전체적인 과정에 주목하라.

- 잠시 산책을 하면서 날씨, 사람, 건물 등 주변의 모든 것에 주의를 기울여보라. 보고, 듣고, 냄새를 맡을 수 있는 것에 주목하라.
- 이를 닦거나 샤워를 하는 일상의 모든 과정에서 나는 소리, 질감, 냄새에 의도적으로 주의를 기울여보라. 그것은 소리를 듣는 것보다 더 어려울 것이다! 일상적이고, 습관적이고, 사소한 것에 주의를 기울이는 것은 흥미롭거나 새로운 것에 주의를 기울이는 것보다 훨씬 어렵지만 계속 시도해 보라. 이는 뇌를 위한 역기 운동과 같다.
- 운전 중 정지 신호에 정차할 때 주변의 모든 것에 주의를 기울여보라(그러나 주행 중에는 나무나 하늘을 바라보면 안 된다).
- 두 손을 꽉 쥐어본다. 때로는 근육을 사용하는 것만으로도 현재의 순간에 집중하게 할 수 있다. 근육을 사용하면 우리에게 몸이 있고 그 몸을 사용하는 방법을 알고 있음을 상기시켜 주지 않던가!

실습

마음 훈련 도전하기

미카엘리데스 박사는 마음 집중 순간에 좀 더 익숙해지면, 다음 세 가지 도전 과제를 시도해 보라고 권한다.

1. 마음 훈련을 조용하고 평온한 환경에서만 하는 것으로 생각해 온 이전의 개념에 도

전하라. 복잡하고 어수선한 곳으로 가보자. 사람들이 많이 다니는 거리나 자동차가 많이 다니는 번화가도 좋다. 한 걸음 뒤로 물러서서 모든 것을 받아들여보자. 개입하지 말고 그저 관찰한다. 주변에서 무슨 일이 일어나고 있을까? 마음 훈련은 단지 눈을 감고 모든 자극을 차단하는 것만을 말하는 것이 아니다. 오히려 자극을 관찰하는 것이다. 이 연습은 마음 훈련에 전혀 다른 사고방식을 경험하게 해줄 것이다. 명상이나 평화와 반대되는 상황에서 마음 훈련을 하는 것이다. 마음 훈련을 처음 경험할 때 이런 방법에 도전하면 마음 집중 순간을 더 자주 시도할 수 있게 된다.

2. 이와 정반대의 도전은 너무 익숙하고 지루해서 평소에는 거의 눈치채지 못하거나 알아보지 못하는 것에 마음을 집중하는 것이다. 식물, 의자, 조명기구, 머그잔 등 매일 보는 사물을 마치 전에 본 적이 없는 것처럼 집중해서 살펴본다.

3. 스트레스를 주는 것에 마음을 집중해 보라. 미카엘리데스 박사는 "내 앞에 있는 큰 컴퓨터 화면 안에는 작은 화면이 두 개가 더 있는데, 이 작은 화면에서 수많은 정보가 쏟아져 들어오지요. 하지만 내가 집중하지 못하도록 혼란스럽게 만드는 이 작은 화면을 한 발짝 뒤로 물러서서 관찰하는 기회로 삼는답니다"라고 말한다. 컴퓨터 화면, 작업 문서, 해야 할 일 목록 또는 청구서가 스트레스를 유발한다면, 오히려 그런 것에 주의를 집중해 보라! 스트레스를 받는 감정을 중립적으로 관찰해 보는 것이다. 스트레스가 어떻게 상승하는지, 그것이 무엇과 연결돼 있는지, 어떻게 사라지는지 관찰한다.

이 훈련은 스트레스를 해소하기 위한 것이 아니다. 우리를 스트레스로부터 분리시켜 그것을 영향을 미치지 않는, 별개의 것으로 보는 것이다. 그러면 그 스트레스를 유발하는 것이 무엇인지 인지할 수 있고, 자신을 분리시킴으로써 스트레스를 해소할 수도 있지만, 이 훈련의 요점은 스트레스를 유발하는 것을 스트레스 자체와 분리시켜, 그저 가지고 있거나 해야 하는 일로 보는 것이다. 이 훈련을 통해 스트레스 촉발 요인과 스트레스 자체를 전체적인 관점으로 바라볼 수 있다.

마음 훈련 기술

이제 우리는 주의를 집중해야 할 것이 많다는 것을 깨달았다. 하지만 무엇에 집중해야 하는지 어떻게 알 수 있을까? 내부적으로나 외부적으로나 모든 것을 한번에 수용할 수는 없다. 하지만 집중해야 할 것들을 나누어서 다른 시간에 다른 방식으로 마음 훈련을 연습할 수 있다. 지속적으로 마음 훈련을 연습하면서 집중을 유지하는 일에 익숙해지면, 흥미롭게 유지할 수 있는 몇 가지 방법이 있다.

마음 훈련 기술 1. 몸에 주의를 기울여라

육체는 마음이 담긴 그릇이며, 그 안에서는 항상 많은 일이 일어난다. 대부분의 경우 어디가 아프거나, 신체를 활용해 운동 또는 빨리 달리기를 할 때나, 무거운 것을 들 때가 아니면 몸에 대해 그다지 신경 쓰지 않는다. 심지어는 그럴 때조차 우리 중 많은 사람, 특히 정신적인 노력은 많이 필요하지만 육체적인 노력은 그다지 요구되지 않는 직업을 가진 사람들은 몸과의 연결이 다소 끊어질 수 있다. 그러면서도 몸이 우리가 기대하는 방식으로 작동하지 않을 때는 놀라곤 한다. 그런데도 우리 몸은 우리가 하는 일(무엇을 먹고, 어떻게 운동하고, 어떤 행동을 하는지)이 신체적으로 우리에게 어떤 영향을 미치는지에 대해 많은 것을 말해준다. 마음 훈련은 바로 몸이 우리에게 주는 메시지를 읽기 위한 열쇠다.

예를 들어 당신의 몸이 먹는 것에 어떻게 반응하는지 생각해 보라. 잠자기 직전에 피자 몇 조각을 먹으면 다음 날 속이 쓰리다는 것을 알아차릴 수 있다. 하지만 아침에 차갑고 단 시리얼 한 그릇을 먹어도 속이 더

부룩하다는 것을 알아차리지 못할 것이다. 하루 일과를 너무 바쁘게 보내느라 주의를 기울이지 못하기 때문이다. 또 연어 샐러드나 채소 위주로 저녁을 먹었을 때 얼마나 기분 좋고 에너지가 넘쳤는지를 아는 것처럼, 음식에 대해 긍정적인 반응을 느낄 때 우리는 금방 알아차릴 수 있다. 음식을 먹을 때 주의를 기울이고 음식을 먹은 후에 몸이 어떻게 반응하는지 마음 집중 순간을 시도하면 몸이 보내는 미묘한 메시지를 읽을 수 있다.

몸은 우리가 무엇을 먹는지만이 아니라, 어떻게 운동하는지에 대해서도 메시지를 보낸다. 발목이 삐끗하면 통증이 느껴지기 때문에 바로 알 수 있지만, 요가 수업 후에 둔탁한 허리 통증은 잘 느끼지 못할 수도 있다. 따라서 운동 후에 1분간의 마음 훈련만 해도 몸이 다양한 형태의 운동에 어떻게 반응하는지 느낄 수 있고, 앞으로 어떤 운동을 해야 할지 인도할 수 있다.

당신에게 복통을 준 말다툼, 가장 좋아하는 쇼 프로그램의 4회분을 한 번에 본 후에 생긴 두통, 또는 특별한 누군가가 당신을 외면했을 때 느꼈던 불편함에 대해 생각해 보라. 몸은 항상 우리에게 말을 건넨다. 몸이 보내는 신호에 집중하며 귀를 기울이면 몸을 더 잘 이해할 수 있고, 몸이 하는 일(먹고, 운동하고, 상호작용하고, 휴식을 취하는 등)을 더 기분 좋고 더 건강하게 느껴지는 방식으로 조절해 나가는 방법을 알 수 있게 될 것이다.

몸과 밀접하게 접촉해서 몸이 전달하려는 것에 더 많은 주의를 기울이려면 보디 스캔Body Scan을 시도해 보라.

1. 편안하게 서 있거나, 의자에 앉아 다리를 바닥에 붙이거나, 양반다리로 바닥에 앉거나, 요가 매트나 침대에 누워 편안한 자세를 취하고 눈을 감는다.
2. 심호흡을 하며 넷까지 센다. 넷에서 숨을 멈추고 넷을 센 다음 숨을 내쉰다. 몸이 편안해지는 것을 느껴보라. 그것이 어떤 느낌인지 주목한다.
3. 머리와 얼굴에 주의를 기울인다. 머리는 무엇을 느끼고 있는가? 얼굴은 어떤 표정을 짓고 있는가? 이마에 주름이 잡혔는가? 눈을 꽉 감고 있는가? 입술을 꽉 다물고 있는가? 턱을 물고 있는가? 얼굴이 뜨거워졌는가? 코감기로 콧물이 나는가? 머리가 무거운가? 아니면 머리가 어지러운가? 아찔한가? 두통이 있는가?
4. 숨을 내쉬고 얼굴 근육을 이완하며 머리와 얼굴의 긴장을 푼다.
5. 목에 주의를 기울여보라. 목에 근육이 뭉쳐 있는가? 통증이 느껴지는가? 숨을 내쉬고 목의 긴장을 풀어준다.
6. 어깨와 등 윗부분에 주목한다. 허리가 굽었는가? 어깨가 앞으로 기울어져 있는가, 뒤로 기울어져 있는가? 자세는 어떤가? 어깨가 귀까지 바짝 올라가 있는가, 아니면 축 처져 있는가? 어깨에 통증이 있는가? 숨을 내쉬고 어깨와 등 윗부분 근육을 풀어준다.
7. 양팔에 주의를 기울여보라. 상박근, 팔꿈치 관절, 팔뚝을 만져보라. 각각 어떤 느낌이 드는가? 무겁게 느껴지는가, 꽉 조이는 느낌인가, 얼얼한가, 무감각한가, 힘이 없는가? 심호흡을 하고 양팔의 긴장을 풀어준다.
8. 이제 손에 주의를 기울여보라. 단단하게 조여지는가, 아니면 힘이

없는가? 손이 시리거나 뜨겁거나 땀이 나는가? 손가락 하나하나가 어떤 느낌인지 주목하라. 느낌이 잘 오지 않는다면 손가락을 하나씩 꿈틀거려 보라. 아픈 데가 있는가? 심호흡을 하고 팔과 손에서 힘을 뺀다.

9 이제 가슴 차례다. 가슴이 답답한가, 아니면 편안한가? 심장이 뛰는 것을 느낄 수 있는가? 심장 뛰는 속도가 빠른가, 느린가? 숨을 내쉬고 긴장을 풀어준다.

10 배를 만져보라. 어떤 느낌인가? 배가 비어 있는가, 꽉 찼는가? 만족감이 느껴지는가? 아픈 데는 없는가? 더부룩한가? 배가 고픈가? 속이 메스껍거나 긴장되는가? 경직돼 있지는 않은가? 숨을 들이마시고 위를 확장시킨 다음 다시 숨을 내쉬며 배를 부드럽게 한다.

11 엉덩이에 집중한다. 아프거나 경직이 느껴지는가? 개방적이고 유연한 느낌이 드는가? 엉덩이로 숨을 들이마시는 것을 상상해 보라. 엉덩이를 가라앉히고, 긴장을 풀고, 지탱되도록 하라.

12 양 다리에 하나씩 주의를 기울여보라. 무겁거나 가벼운 느낌이 드는가? 다리 근육은 어떤 느낌인가? 다리가 불안하게 흔들리는가, 아니면 튼튼하고 단단하게 느껴지는가? 누우면 다리가 위를 향하는가, 옆으로 기울어지는가? 무릎과 발목은 어떤가?

13 발을 움직이고 발가락을 움직여본다. 아프거나 따끔거림이 느껴지는가? 가려움증이 있는가? 마비 증상이 있는가? 숨을 내쉬며 다리의 긴장을 풀고 통증을 완화시킨다.

14 이제, 천천히 의식을 내려놓고, 몸 전체를 느껴보라. 잠시 동안 그 상태를 유지하면서 숨을 쉰다. 몸을 여러 부분으로 구성돼 있는 하

나의 단위로 느껴보라.

⑮ 넷까지 세며 숨을 깊게 들이마신다. 숨을 멈추고 다시 넷까지 센 다음 숨을 내쉬며 넷까지 센다.

⑯ 준비가 됐다고 느끼면, 눈을 뜨고 일어나 기지개를 켜며 천천히 움직인다. 이제 마음 집중 순간을 터득했다!

마음 훈련 기술 2. 주변의 모든 것에 주의를 기울여라

주변에 무슨 일이 일어나고 있는가? 머릿속이 복잡할 때는 무슨 일이 일어나고 있는지 알아채기가 어렵다. 이럴 때는 차가 오는 것도 보지 못하는 위험에 처할 수도 있다. 물론 위험한 상황에 처하지 않는다 해도, 우리는 환경에 대해 인식함으로써 현재 상황에 더욱 집중할 수 있다.

여기서 환경이란, 당신이 있는 곳(길을 걷거나, 버스나 기차를 타거나, 공원에 앉아 있거나)과 주변의 사물과 사람을 모두 포함하는 개념이다. 환경에 대한 인식은 내면의 집중을 필요로 하는 신체의 인식과는 달리, 외부에 대한 관심이 요구된다. 마음 집중 순간을 통해 주변을 둘러보고 관찰해 보라.

우리 주변에는 우리가 알아차리지 못하는 일이 수없이 많이 일어나고 있다. 그 이유는 자동차를 운전하거나, 길을 건너거나, 누군가와 대화를 하는 등 우리의 주의를 분산시켜야 하기 때문이다. 하지만 우리가 환경에 주목하고 참여해야 할 때조차도 우리는 그렇게 하지 못한다. 우리는 지나간 과거나 오지도 않은 미래에 대해 생각하느라 너무 바쁘다. 과거에 했어야 할 일을 반추하거나 앞으로 해야 할 일을 미리 걱정하며 신경을 쓰는 것이다.

초점을 가까운 환경에 맞추면, 생각에서 벗어나 신선하고 놀라운 휴식을 되찾을 수 있다. 전에는 전혀 알아차리지 못했던 것이 기쁨이 된다는 것을 깨닫게 될 수도 있다. 우리는 너무 바쁘게 살면서 세상이 얼마나 흥미롭고 아름다운가를 잊고 살지는 않았는지! 또 가까운 환경에 초점을 맞춤으로써 "앞으로 내 방을 더 깨끗하게 청소해야지"라거나 "거리에 쓰레기가 얼마나 많은지 예전엔 전혀 몰랐어"와 같이 바꾸고 싶은 습관을 비로소 알아차릴 수 있다. 환경에 주의를 기울이면, 활력을 얻게 되고 새로운 관점을 갖게 되며, 어떤 환경이 좋고 감사한지 또 어떤 환경이 그렇지 않은지를 인식함으로써 삶의 질을 향상시킬 수 있다.

지금 여기의 현실에 기반을 두기 위해 다음의 기초 기술을 시도해 보라. 생각의 왜곡이라는 구름 위를 떠다니지 않고, 현재의 순간에 우리가 존재한다는 것을 강하게 느낄 수 있을 것이다. 어떤 것들은 다소 생소하게 느껴질 수 있지만, 지금 당장 효과를 느낄 수 있다.

✦ **정수리를 뭔가로 덮어보라.** 어떤 이유인지 이 단순한 동작이 마치 생각의 밸브를 닫고 현실로 돌아오게 하는 것처럼 진정시키는 효과를 가져올 수 있다. 정수리에 손을 얹고 어떤 느낌인지 주의를 기울여보라. 그리고 주위를 둘러보라. 이제 바깥 세상이 좀 더 잘 보이지 않는가?

✦ **밖에 나가서 잔디를 밟아보라.** 최고의 효과를 얻으려면 신발을 벗고 맨발로 해보자. 잔디 위에 맨발로 서는 것은, 몸과 땅이 직접 접촉하는 것이므로 접지earthing라고 부른다. 직접 해보면 그 가치를 알게 될 것이다.

- **물이나 모래 속에 손을 넣어보라.** 풀이나 꽃잎, 자갈 등도 좋다. 가까운 환경에 있는 사물을 만져보고 그 느낌에 주의를 기울여보라. 어떤 상황에 처해 있든 현실을 보다 더 강하게 느낄 수 있을 것이다. 수도꼭지에서 나오는 물, 자동차 키, 옷장 속에 있는 옷, 컴퓨터 키보드 등 주변에 있는 사물에서도 느낄 수 있다. 타이핑을 멈추고 손가락으로 1분 동안 키보드를 문질러보라. 질감을 이루는 모든 구성 요소를 하나하나 느껴보라.
- **당신을 진정시키는 냄새를 찾아보라.** 긍정적인 느낌을 주는 독특한 향기가 나는 사물을 찾아보라. 비누, 잔디, 방향제, 고양이 등. 후각은 기분, 스트레스 정도, 다른 사람과 관계 맺음 그리고 뇌의 작동에까지 영향을 미치는 것으로 알려져 있다.[3] 그런 냄새를 최대한 활용해 현재에 더 적극적으로 참여하고 있다는 것을 느껴보라.

마음 훈련 기술 3. 생각과 감정에 주의를 기울여라

우리의 생각과 감정은 서로 얽혀 있는 경우가 많기 때문에 이를 함께 다루기로 한다. 내면의 관찰자가 생각과 감정을 관찰하는 연습을 하도록 이끌어라. 가만히 앉아서 생각하고 느끼는 것이 무엇인지 주목하라. 그러나 그런 생각과 감정에 사로잡히지 말고 단지 당신이 가지고 있는 것에 불과하다는 사실을 명심하라.

예를 들어, '나 배고파(나=배고픔)'라고 생각하지 말고 '나는 배고프다는 느낌이 들어'라고 규정하는 것이다. '사과를 산다는 걸 깜박했네(나=깜박한 사람)'라고 생각하지 말고 '사과를 사는 것을 깜박했다는 생각이 들었어'라고 규정하는 것이다. '직장 동료에게 너무 화가 나(나=화 난 사람)'가 아니라 '직장 동료에게 화가 난 것 같은 느낌이 들어'여야 하고, '오늘 운동을 해야 했는데(나=운동 안 한 사람)'가 아니라 '오늘 운동을 해야 했다는 생각이 들었어'라고 생각하는 것이다.

이 연습을 한 번에 몇 분씩 훈련하라. 처음에는 이상하게 느껴질 수도 있지만 많이 할수록 쉬워지고, 생각과 감정을 분리시켜 더 이상 생각과 감정에 통제되지 않을 것이다. 또 이 훈련을 통해 사물을 보는 시야를 더 넓힐 수 있다.

마음 훈련 기술 4. 당신의 행동에 주의를 기울여라

"내가 뭘 하는 거지?" 행동에 대한 마음 훈련을 연습할 때 자신에게 묻는 질문이다. 하루 종일 주기적으로 자신에게 물어보라. "나는 지금 무엇을 하고 있지?" 지금 하는 일이 꼭 해야 할 일인가, 아니면 그저 하고 싶어서 하는 일인가? 그도 아니면 할 일을 놔두고 소셜미디어에 빠져 있거나, 다른 사람에게 자신을 비하하는 말을 하고 있거나, 아무 생각 없이 오래된 팝콘을 해치우는 등 전혀 도움이 되지 않는 일을 하고 있지는 않은가? 당신이 지금 하는 일이 정말 하고 싶은 일인지 스스로에게 물어보라. 정신적 휴식이 필요할 때 여전히 과거에 얽매여 있지는 않은지, 정말 정신적 휴식을 취하고 있는지? 좌절에 빠져 있을 때 화를 참지 못하는지, 아니면 문제를 해결하기 위해 노력하는지? 배가 고프지만 칼로리 걱정 때문에 일부러 굶을 것인지, 좋아하는 음식을 먹을 것인지?

행동에 주의를 기울이면 자신에게 도움이 되지 않는 습관에 빠질 때 자신을 바로잡도록 도와준다. "내가 지금 뭘 하고 있는 거지?"라고 계속 물으면 목표와 맞지 않는 행동을 할 때 그것을 멈추고 더 빨리 기분이 나아지는 다른 행동을 의식적으로 선택할 수 있다.

마인드풀 식사

먹는 얘기가 나오기를 기다리고 있었다고? 어차피 이 책은 건강과 체중에 관한 책이고, 먹는 것은 건강과 체중 두 가지 모두에 큰 영향을 미치는 요인이므로 마인드풀 식사야말로 꼭 배워야 할 기술이다. 신경써서 음식을 먹으면 다음과 같은 좋은 점이 있기 때문에 목표를 달성하는 데 큰 도움을 줄 수 있다.

1. 배가 부를 때를 더 잘 알아차리기 때문에 적게 먹게 된다.
2. 음식 맛이 좋지 않으면 이를 잘 알아차리기 때문에 더 좋은 품질의 음식을 먹거나, 마음에 들지 않는 음식 먹기를 멈출 수 있다.
3. 정말로 배가 고픈지, 아니면 지루함(안개 먹기)이나 스트레스(폭풍 먹기) 등과 같은 이유로 먹는지를 더 잘 알아차릴 수 있다. 그러면 먹는 것을 미루고, 정말로 먹고 싶은지 아닌지를 의식적으로 선택할 수 있다.

마인드풀 식사는 음식의 즐거움이 배가될 뿐만 아니라 먹는 일에 관한 한 외부적인 신호보다 내부적인 신호에 반응하도록 도움을 준다.[4] 마음 훈련과 식사에 대한 연구를 상세히 다룬 68개의 다양한 발표를 검토한 2017년 조사에 따르면,[5] 마인드풀 식사가 감정적으로 먹거나 스트레스로 먹거나 폭식을 하는 등의 외부적인 신호에 반응해 먹는 것에 대한 효과적 대처법인 것으로 입증됐다. 먹는 것에 주의를 집중하는 것만으로도 많은 효과를 기대할 수 있는 것이다!

하지만 각종 자극과 유혹이 많은 세상에서 마인드풀 식사가 쉬운 일은 아니다. 많은 사람이 화면을 보면서 먹거나(전화기 화면이든, 컴퓨터 화면이든, TV화면이든), 일을 하면서 먹거나(샌드위치를 먹으면서 일을 하지 않았는가?), 무언가를 읽으면서 먹는 등 먹으면서 다른 일을 하고 있다.

마인드풀 식사는 배고픔을 인지했을 때, 그것이 육체적인 배고픔인지 감정적인 배고픔인지를 평가하고 먹을 것을 의식적으로 선택한 다음, 그 음식이 어떻게 생겼는지 보고 즐기고 냄새를 맡고 맛을 보고 천천히 먹으면서 기분이 어떤지 주목하는(음식의 맛, 온도, 질감, 삼키는 느낌 그리고 위가 점차 만족해하는 느낌을 느껴보는) 것이다. 당신이 먹는 음식과 그 음식을 먹는 느낌에 집중하는 연습을 돕기 위해, 먹는 것을 마치 이벤트처럼 느끼게 하는 몇 가지 방법을 소개한다.

- **더 자주 음식을 만들어보자.** 음식을 직접 만들면 음식에 무엇이 들어 있고 그것을 준비하는 데 무엇이 필요한지에 더 집중하게 마련이다. 직접 요리하면 음식과 더 많은 신체적 접촉을 하게 되고, 재료와 품질에 대한 결정을 스스로 내리게 된다. 새로운 조리법을 실험해 보는 것을 좋아할 수도 있고, 파스타를 만들면서 물의 양을 성공적으로 맞췄을 때 성취감을 느낄 수도 있다. 자신의 음식을 직접 만드는 것은 성취감을 느낄 수 있는 쉬운 방법이기도 하다.
- **방해물을 제거하라.** 여기서 방해물이란 전화기, 컴퓨터, TV 등의

화면과 책, 신문을 말한다. 먹는 중에 일을 하거나, 화면을 보거나, 책을 읽지 마라. 먹을 때는 먹는 것에만 집중하라.

- **앉아서 식사하라.** 간단해 보이지만 의외로 사람들은 그렇게 하지 않는다. 먹는 시간을 멋진 이벤트로 만들 시간이나 기회가 없더라도, 식사 전에 반드시 자리에 앉아라! 참고로 운전 중 식사는 앉아서 먹는 것으로 간주하지 않는다.
- **심호흡을 하라.** 식사 전에 몇 번 심호흡을 하면 음식에 좀 더 주의를 기울이고 자신을 진정시키는 데 도움이 되며, 식사 속도를 느리게 해 과식을 알아차릴 수 있다. 그러면 당연히 음식 소화에 도움이 된다. 마음 훈련이 스트레스와 소화에 어떤 영향을 미치는지에 대한 연구에 따르면, 마인드풀 식사가 부교감신경계에 대한 통제력을 회복시킴으로써 만성적인 스트레스를 줄이는 것으로 나타났다.[6] 마인드풀 식사가 최적의 소화 기능을 확립하는 데도 도움이 된다는 의미다.
- **감각을 동원하라.** 음식을 입에 넣기 전에 그 음식이 어떻게 생겼는지 진지하게 살펴보고 냄새도 맡아보라. 그런 다음 입에 넣으면서 천천히 음미해 보라. 음식이 입안에서 어떻게 느껴지는지, 즉 온도, 질감, 씹을수록 어떻게 변하는지 주의를 기울여보라. 한입 한입 먹을 때마다 그것이 경험이 되게 하라. 음식이 더 이상 만족스럽지 않거나 더 이상 배고프지 않다는 것을 깨달으면, 먹는 것을 멈추고 충분히 먹었는지 생각해 보라. 이제 숟가락을 놓아야 할 때인가 아니면 더 먹고 싶은가?
- **입에 음식이 들어 있는 동안에는 포크를 내려놓아라.** 〈미국 영양 및

식이요법 학회 저널Journal of the Academy of Nutrition and Dietetics〉에 게재된 2013년 연구에 따르면, 음식을 삼키기 전에 더 오래 씹는 사람들이 느리게 먹기 때문에 식사 시간이 길 뿐 아니라 먹는 음식의 양도 더 적은 것으로 나타났다.[7] 음식을 오래 씹는 좋은 방법은 음식을 입에 넣고 씹는 동안 포크를 내려놓는 것이다. 포크를 손에 든 채 의식적인 성찰 없이 그저 계속 먹는 것보다 먹는 속도를 늦추고 마인드풀 경험을 향상시킬 수 있다.

✦ **삼키면서 성찰하라.** 음식을 삼키는 것이 단지 다음 한입을 더 먹기 위한 신호에 불과하다면 충분히 먹었는지를 알아차리지 못할 수도 있다. 그러므로 음식을 삼킨 후에는 잠시 멈추고 다음과 같이 성찰해 본다. '방금 먹은 음식의 맛은 어땠는가? 이제 그것으로 충분한가? 더 먹고 싶은가?' 단 1~2초의 성찰만으로도 먹는 속도를 늦추고 식사에 더 완전한 경험을 할 수 있으며, 충분히 먹었는지 아니면 생각 없이 눈앞의 음식을 모두 해치울 것인지를 결정하는 데 도움을 줄 수 있다.

✦ **연습, 연습, 연습!** 매 끼니, 한입 한입을 항상 명상하는 자세로 먹을 수 있겠는가? 물론 불가능하다. 하지만 마인드풀 식사를 거듭할수록 점점 더 쉬워진다. 그러므로 하루에 적어도 한 끼, 매 식사의 처음 5분 동안(또는 다른 규칙을 기준으로 해도 좋다) 마인드풀 식사를 연습하라. 중요한 것은 꾸준히 연습하는 것이다. 그래야만 가끔 생각할 때만이 아니라 규칙적으로 마인드풀 식사를 실천할 수 있다.

마인드풀 운동

먹는 것에 마인드풀을 적용시킬 수 있는 것처럼, 운동도 마인드풀 할 수 있다. 마인드풀 운동은 운동 경험을 향상시켜 운동을 더 즐겁고, 보람 있고, 효과적으로 만들어줄 것이다. 운동에 집중하면 더 많은 노력을 기울이기 때문에 어느 근육을 사용하는지, 호흡을 얼마나 열심히 하는지를 느낄 수 있고, 달리기 선수가 하이킥을 찰 때의 멋진 느낌도 느낄 수 있다. 또 마인드풀 운동은 부상을 피하는 데도 도움이 된다. 어딘가 아프거나 불안정해지기 시작하면 그것을 알아차릴 수 있기 때문이다.

운동 수업에서 강사에게 주의를 기울이고 지시를 충실하게 따르면 마인드풀 운동을 하기가 더 쉽다. 물론 체육관에서 러닝머신이나 기구를 사용하는 사람들이 운동하는 동안 음악이나 팟캐스트를 듣거나 쇼나 영화를 보는 것을 좋아해서 그 재미로 운동을 더 자주 하게 된다면, 우리는 그에 대해 어떤 문제도 제기하지 않는다!

다만 그런 미디어를 개입시키지 않고 몇 분 동안 운동에 전념하면 운동에서 더 많은 이점을 얻을 수 있다. 유산소 운동을 하든, 역기를 드는 근력 운동을 하든, 스트레칭을 하든, 숨을 들이마시고 내쉬는 것을 듣고 느껴보라. 관절과 근육이 움직이는 것을 느껴보라. 균형을 이루고 있음을 느껴보라. 이 모든 것이 훌륭한 피드백이 돼, 운동이 주는 이점에 진정으로 감사하게 해줄 것이다. 그리고 운동을 더 자주 하도록 영감을 줄 것이다!

명상을 통한 마음 훈련

대부분의 사람이 마음 훈련을 생각할 때 떠오르는 것(바로 명상)을 다루면서 이 장을 마무리하고자 한다. 명상 방법은 수백만 가지가 있지만(물론 우리가 실제로 세어본 적은 없다), 가장 쉬운 방법 중 하나는 명상을 통한 마음 훈련일 것이다. 사람들은 대개 '명상' 하면 고요함, 조용함, 모든 잡념을 완전히 없애는 것이라고 생각하지만, 사실 그것은 불가능하다(우리의 뇌 때문에). 따라서 눕의 명상을 통한 마음 훈련은 '생각을 관찰한다'라는 훨씬 더 달성 가능한 목표를 세운다. 그리고 당신은 이미 그 방법을 알고 있다! 하지만 명상을 통한 마음 훈련은 마음 집중의 순간을 넘어서 일관되고 규칙적인 방법으로 마음을 집중하는 훈련에 전념할 수 있는 기회를 제공할 것이다. 그러므로 명상을 통한 마음 훈련을 한 단계 높은 마음 훈련으로 생각하면 된다.

명상을 통한 마음 훈련은 매일 약간의 시간을 내어 관찰자와 연결하는 과정이며, 이는 정신 건강뿐만 아니라 육체 건강 목표를 달성하는 데도 도움이 될 수 있다. 앞서 말했듯 마음 훈련은 자기효능감을 높이고 스트레스를 줄여주는데[8] 이 두 가지 모두 목표를 더 쉽게 달성할 수 있게 해준다. 특히 체중에 관한 한, 그 효과는 매우 뚜렷하다. 2021년의 한 연구에 따르면, 마음 훈련에 기반한 스트레스 감소 프로그램이 일단 체중 감량을 한 사람들이 그것을 유지하기 위해 실시하는 건강 생활 프로그램healthy-living course보다 더 효과가 있다는 것을 보여준다.[9] 6개월 간의 추적 조사에 따르면, 마음 훈련을 수행한 그룹은 감량한 체중을 그대로 유지했지만, 건강 생활 프로그램 그룹은 체질량지수(BMI)가 3.4% 증가

한 것으로 나타났다.

명상을 통한 마음 훈련을 시작하는 방법은 다음과 같다.

1. 아침이나 저녁 시간 5분을 마음 훈련 시간으로 설정하라.
2. 앉거나 눕거나 산책을 하면서(움직이며 하는 명상) 생각을 관찰하는 과정에 전념하라.
3. 환경이나 내부 상태에 완전히 집중한다. 당신 주변의 모든 것(보고, 듣고, 냄새 맡고, 느끼는 것)에 주의를 기울인다. 또는 내부의 모든 것(몸의 각 부분이 무엇을 느끼는지, 긴장하는 곳이 어느 부분인지, 숨결이 어떻게 들락날락하는지)에 주목한다. 무엇을 알아차렸는지 주목하고 그 모든 것을 한번에 받아들여라.
4. 당신의 마음이 미래나 과거로 방황할 때마다(우리 대부분은 실제로 그럴 것이다), 또는 해야 할 일을 되새길 때마다, 또는 현재에 초점을 맞추지 않은 다른 일을 생각할 때마다, 지금 현재에 집중하는 마음으로 돌아가라. 어떤 판단도 하지 말고, 죄책감도 느끼지 말고 계속 연습하라. 현재가 가장 편안하게 느껴질 때까지 현재로 계속 돌아오는 연습을 하라.
5. 세상의 모든 측면에서 당신이 존재한다고 생각하라. 친절, 애정, 연민으로 당신을 보라.
6. 이 훈련을 매일 반복하라. 꾸준히 연습해야만 최대한 효과를 높일 수 있다.

이 명상을 통한 마음 훈련을 하루에 한두 번(10분에서 20분) 할 수 있다면, 스트레스도 덜 받고, 자신감과 만족감도 높아지고, 생산적이고 현명해질 것이라고 보장한다! 뇌 연구자들은 명상을 통한 마음 훈련이 뇌를 물리적으로 변화시켜 실제로 피질 두께가 두꺼워진다는 것을 보여주었으며[10], 이는 지능과도 관련이 있는 것으로 나타났다.[11]

마음 훈련은 자기 인식 및 자기 규제 능력뿐만 아니라, 자신의 욕구 이상을 보면서 더 큰 그림과 다른 사람의 욕구까지 생각하는 능력(연구자들은 이를 자기 초월self-transcendence이라고 부른다)을 키울 수 있다.[12] 이를 통해 당신의 목표로 가는 길을 더 명확하게 볼 수 있을 것이다. 삶에서 무엇이 중요한지 더 잘 이해하면 목표를 세울 수 있을 뿐 아니라, 자신을 더 잘 알게 될 것이다. 이것이 멋진 이유는 당신은 충분히 알 가치가 있는 사람이기 때문이다.

결론적으로 마음 훈련은 매우 좋은 훈련이다.[13] 마음 훈련은 지금 현재나 앞으로 남은 인생 동안 하려는 모든 것을 조금 더 쉽게 만들어줄 것이다. 이제 당신이 가고 싶은 곳에 대해 이야기해 보자.

10

습관 유지와 새로운 목표 사이

일이 그렇게 돼야 한다면
그것은 전적으로
내게 달려 있다.

-미국 작가 셜리 허튼Shirley Hutton

목표를 설정하고 있는 중이든, 아니면 설정한 목표를 이미 달성하고 새로운 목표를 만들고 있든, 이제 다음의 질문을 할 때가 됐다. 당신은 어디까지 왔는가? 이 책을 처음 들었을 때의 상황이 어땠는지 되돌아보라. 그동안 무엇을 배웠는가? 그리고 무엇을 바꿨는가? 옛 습관을 버리고 새로운 습관을 만들었는가? 비록 실수를 하기도 했지만(그것이 인생이다), 성취를 축하하는 것은 매우 중요한 동기부여가 된다. 때로는 얼마나 멀리 왔는지 뒤돌아보는 것도 도움이 된다. 자신에게 다음과 같이 물어보라.

- 옛 식습관은 무엇이었는가?
- 옛 운동 패턴은 무엇이었는가?
- 가장 큰 부정적 촉발 요인은 무엇이었는가?
- 최악의 생각 왜곡은 무엇이었는가?

✧ 가장 힘든 장애물은 무엇이었는가?

✧ 가장 어려운 좌절은 무엇이었는가?

예전에 습관적으로 했던 것 중 지금은 더 이상 하지 않는 것에 대해 생각해 보라. 그 기억의 길을 걸어본 후 지금과 비교해 보라.

✦ 어떤 새로운 식습관을 갖게 됐는가?

✦ 자신을 위해 어떤 새로운 운동 패턴을 만들었는가?

✦ 부정적인 촉발 요인을 어떻게 극복했는가?

✦ 긍정적 촉발 요인을 어떻게 설정했는가?

✦ 사고방식은 어떻게 바뀌었는가?

✦ 삶에서 어떤 장애물을 제거했는가?

✦ 변화를 만들어내는 당신의 능력을 어떻게 생각하는가?

✦ 어떤 변화가 가장 흥분되고 희망적이며 자신감 있게 만드는가?

지역사회를 대상으로 눔 프로그램을 수행하면서 그들의 삶에 어떤 변화가 있었는지 조사해 보면, 쉽게 예상할 수 있듯 많은 사람이 체중계의 수치를 말한다. 물론 그들이 체중 감량 목표를 달성하기 위해 눔에 온 것은 사실이다. 하지만 우리는 많은 사람이 NSVnon-scale victories에 열변을 토하는 것을 보고 놀라움을 금치 못했다(지금은 그것을 기대하는 것이 너무 좋다).

NSV는 체중계 수치를 뛰어넘는 의미 있는 승리를 뜻한다. 이는 체중계 수치와는 관계없이 눔과 함께하는 여정에서 얻은 값진 승리다.

NSV에는 더 많은 에너지가 생겼다, 더 질 좋은 수면을 취할 수 있게 됐다, 적응력이 더 좋아졌다, 통증과 고통이 줄어들었다, 자신감이 높아졌다, 자제심이 강해졌다, 자기효능감이 높아졌다, 나쁜 습관을 극복하는 것에 자부심이 생겼다, 마음 훈련을 더 많이 하게 됐다, 생각의 왜곡이 적어졌다, 개인적으로 더 강해졌다, 사회생활이 더 활발해졌다, 친구와 가족의 건강에 좋은 영향을 미치게 됐다 등등 모든 것이 포함된다. 예전과 다른 태도를 갖게 됐는가? 건강, 습관 형성, 또는 행동이 이전과 다르게 변했다고 생각하는가? 자신에 대한 믿음이 높아졌는가? 뇌, 몸, 직관에 더 귀를 기울이는가? 정말로 필요한 것이 무엇인지 알게 됐는가? 이 모든 발전을 생각하면 정작 체중계의 수치는 그렇게 중요하지 않은 것처럼 보인다. 크든 작든, 스스로 이룬 발전에 자부심을 갖기 바란다. 비록 이 책이 사고방식 하나만 바꾸었을 뿐이라도, 우리는 당신이 자랑스럽다!

이제 또 다른 질문을 해보자. 다음에는 무엇을 해야 할까?

다음 단계

체중 감량 목표에 도달했다고 다 끝난 것은 아니다. 건강은 평생 지속해야 하는 여행이기 때문이다. 대부분의 사람은 항상 목표를 위해 노력한다. 목표를 달성한 후에도(또는 달성하지 못하더라도), 자신에게 맞는 새로운 목표를 수립한다. 지금쯤 당신이 원하던 행복한 몸무게에 도달했거나, 처음으로 5km를 완주했거나, 거의 매일 채소를 먹는 식단으로 바꾸었을 것이다. 아마도 더 이상 TV를 보며 먹지 않고, 잠도 더 잘 자고 있을 것이다. 아마도 새로운 직장으로 옮기거나, 새로운 친구를 사귀거나, 체육관에 등록할 자신감을 얻었을 것이다. 아마도 미래의 건강과 삶에 새롭고 낙관적인 전망을 갖게 됐을 것이다.

당신이 계획한 것이 무엇이든, 시도한 것이 무엇이든, 큰 그림(YBP)이 무엇이든 앞으로도 계속 발전해 나가야 하고, 그것이 바로 즐거움이 아니겠는가! 우리가 살아오면서 무엇이든 "이제 다 끝났다"라고 생각한 적이 있는가? 그렇지 않기를 바란다. 그렇다면 우리 삶은 너무 무료해지기 때문이다. 우리 앞에는 항상 새로운 지평, 새로운 모험, 더 행복하고, 더 건강하고, 더 성취감을 느낄 수 있는 길이 놓여 있다. 당신이 계속 발전해 나감에 따라 더 이상 하지 않게 되는 것이 생길 수 있다(예를 들어 몸무게를 재거나 음식을 추적하는 것). 이제는 건강한 습관을 계속 따르고 있고 원하는 체중에 도달했다면, 그런 도구가 필요하지 않을지도 모른다. 생활 방식도 계속 진화하기 때문이다.

물론 그 도구를 좋아해서 앞으로도 계속 사용하고 싶을 수도 있다. 미카엘리데스 박사의 말을 들어보자.

"결국 눔 프로그램이 진행되는 동안 다양한 종류의 생활 방식을 통합하기 위해 시도한 일을 그만둘 수 없습니다. 당신이 계속 발전하면서 더 이상 할 필요가 없는 것이 생길 수 있지만, 이 프로그램은 음식에 대한 인식을 개선하고, 간단한 방식으로 음식의 다양한 구성 요소를 이해하기 위해 고안됐지요. 그러므로 이 프로그램은 단지 음식에 관한 것이 아니라 인생 수업이라고 할 수 있습니다."

그래서 주기적으로 몸무게를 재거나 음식을 추적하는 건 여전히 효과가 있고 삶의 일부가 될 수 있을 것이다. 연구에 따르면 이런 도구는 체중을 감량할 때뿐만 아니라 장기적으로 체중 감량을 유지하는 데도 효과적인 것으로 밝혀졌다.[1] 그렇다면 왜 굳이 그것을 중단할 필요가 있겠는가? 당신의 발전 상황을 추적하는 것은 전혀 문제가 되지 않는다! 어떤 도구와 전략은 마치 삶에 들어와 우리를 변화시키고 발전하는 데 도움을 주는 친구처럼 인식과 행동을 새로운 단계로 변화시켜 줄 것이다. 또 어떤 도구와 전략은 그것을 필요로 하는 한, 신뢰할 만한 오랜 친구가 될 수 있다. 그 도구와 전략을 얼마나 오래 사용할 것인지는 전적으로 자신에게 달려 있다.

그렇다면, 다음 목표는 무엇일까? 당신은 슈퍼 목표로 향하는 하위 목표를 빠르게 통과하고 있다. 꾸준히 발전하고 있지만 아직 목표에 도달하지 못했는가? 여전히 먹는 것을 더 개선해야 하는가? 좀 더 달려야 하는가? 더 건강해져야 하는가? 몇 kg을 더 빼야 하는가? 스트레스 관리를 훨씬 더 잘할 필요가 있는가? 그러면 이 프로그램을 그대로 유지하라. 아니면 이미 슈퍼 목표에 도달해서 새 목표를 찾고 있는가? 그렇다면 더욱 좋다. 이제 목표 달성의 달인이 됐으니 목표를 달성하는 방법을 잘 알게 됐다.

이제 더 나은 삶을 위해 무엇을 하고 싶은가?

뇌실습

당신의 문샷은 무엇인가?

당신의 가장 멋진 꿈, 가장 큰 꿈, 가장 나쁜 꿈은 각각 무엇인가? 문샷은 무엇인가? '문샷Moonshot'은 구글의 비밀 연구소가 만든 용어로 '상당한 잠재력을 가지고 있지만, 매우 적은 수의 용감한 기업가만이 관심을 갖는 특정 유형의 기술'이라는 의미다. 뇌에서 문샷은 대부분의 사람이 추구하지 못하지만 큰 이익을 줄 수 있는 목표를 말한다.

당신의 문샷은 무엇인가? 지금은 비록 가지고 있지 않다고 하더라도 그에 대해 진지하게 생각해 보면, 사실은 애초부터 가지고 있지 않았던 것이 아니라 단지 가능하지 않다고 생각했기 때문에 뇌 깊숙한 곳에 묻어놓았다는 사실을 깨닫게 될 것이다. 그것이 거기에 있는 것만으로도 의미가 있기 때문에 깊숙한 곳에 보관해 두고 있었을 뿐이다. 언젠가는 할 수 있다고 생각하고 있을지 모른다. 물론 아마도 그럴 것이다.

하지만 누군가는 이미 시작했을지 모른다. 완전히 성취하지 못하더라도, 노력하는 것만으로도 놀라운 성취를 이룰 수 있을 수 있기 때문이다.

"달을 향해 쏴라. 설령 빗나가도 별을 맞출 것이다."

불가능해 보이는 것을 쫓는 것은 자신에 대해 배울 수 있는 좋은 방법이다. 아마도 두려움이나 자신감 부족, 또는 자신의 필요보다 다른 것을 우선시했기 때문에 선뜻 나서지 못했을 수도 있다. 하지만 꿈을 깊은 곳에서 꺼내 먼지를 털어내고 어떻게 해서든 달을 향해 과감히 쏜다면, 우리는 생각보다 더 강하고 굳세고 힘이 있는 존재라는 사실을 깨닫게 될 것이다.

YBP도 진화한다

YBP를 처음 만든 후 조금씩 또는 완전히 바뀌었더라도 정상적이고 자연스러운 일이다. 살아가면서 더 많이 배우고, 자신감이 생기고, 습관의 일부가 바뀌면, 목표와 우선순위도 진화한다. 따라서 YBP를 정기적으로 재평가하고 업데이트해서 건강 상태가 변화한 것에 따라 조정하면 된다. YBP는 항상 동기부여가 돼야 하므로, YBP에 더 이상 동기부여를 받지 못한다면 아마도 YBP를 새롭게 다듬어야 할 때가 된 것이라고 할 수 있다. 어쩌면 이전에 매겼던 우선순위가 바뀌었을 수도 있다. 그래서 더 큰 우선순위, 더 큰 열망을 가지고 있는지 모른다. 한동안 자신의 YBP에 대해 생각하지 않았다면, 이제 생각해 볼 시기가 됐다. 다음의 공식을 기억하는가?

YBP = 슈퍼 목표 + 궁극적인 이유 + 삶이 어떻게 달라질 것인가

새로운 YBP를 염두에 두고 있다면, 궁극적 이유에 대해 생각해 보라. 우리가 슈퍼 목표에 대한 동기를 질문했던 것을 기억하는가? 왜 그 슈퍼 목표를 원하는지 핵심에 도달할 때까지 계속 스스로에게 "왜?"라고 질문해 보았는가? 그것을 다시 반복하라.

아마도 먹는 것, 건강, 체중 감량, 스트레스 관리, 자신감에서 한 걸음 더 나아갈 준비가 돼 있을 수도 있다. 또는 마음 훈련 같은 전혀 다른 것에 몰두하게 됐을 수도 있다. 그것이 무엇이든, 스스로에게 물어보라. "나는 이것을 왜 원하는가?" 그렇게 계속 "왜"라고 질문해 나가라. 때로는 목표 자체는 위장돼 있고 실제로는 더 많은 의미가 내포돼 있는 경우가 많다. 예를 들어, 정상적인 체질량지수(BMI)에 도달하려는 목표는 실제로는 좀 더 편안한 몸을 갖고 싶다는 의미일 수도 있다. 더 건강해진다는 목표는 실제로는 특정 질환에 대한 가족력을 피하고 싶다는 의미일 수도 있다. 교내 축구 리그나 테니스팀에 들어갈 만큼 충분히 건강해지겠다는 목표는 실제로는 어울릴 사람들을 찾고자 하는 열망의 표현일 수도 있다.

목표를 원하는 가장 열정적인 이유는 무엇인가? 어떤 이유도 생각해낼 수 없다면, 어쩌면 지금 더 열정을 갖고 있는 다른 중요한 슈퍼 목표가 있는지도 모른다. 그러니 서두르지 마라. YBP만큼 중요한 문제는 충분히 생각하고 테스트할 가치가 있으니까.

슈퍼 목표와 궁극적인 이유를 생각한 다음에는, 새로운 큰 그림에 도달하면 삶이 어떻게 달라질지 시각화해 보라. 비록 당장 확신하지 못하더라도, 상상력을 마음껏 발휘하라. 인생이 어떻게 바뀔 것인가? 자신에 대해 더 잘 알게 된 지금, 삶이 어떻게 변하기를 원하는가?

한 단계씩 발전해 나가면서 목표가 바뀌더라도 놀라지 마라. 많은 사람은 체중계의 수치가 더 이상 예전만큼 중요하지 않다는 것을 깨달았다. 그들은 체중계의 수치보다 더 의미 있는 것에 우선순위를 부여한다. 얼마나 멋진 일인가! 눕의 기술은 단지 체중 감량이나 건강뿐만 아니라 삶의 모든 변화에도 효과를 발휘한다. 그러나 건강은 눕의 전체적인 목적과 사명의 근간이라고 할 수 있다. 우리는 모든 사람이 건강을 더 잘 이해할 수 있도록 돕기를 원한다. 솔직히 말하면, 우리가 활기차고 건강하다고 느끼면 다른 모든 일이 더 쉬워지기 때문이다.

어쩌면 아직은 그것이 목표가 아닐 수 있다. 아마 오늘만큼은 그저 앉아서 이 책을 읽는 것만으로도 충분하다고 생각할 수 있다. 괜찮다. 어느 쪽이든, 우리는 좀 더 많은 영감, 몇 가지 심리적인 전략 그리고 이 책이 끝나는 시점에서 작별의 선물로 '당신이 최고'라는 확신을 보낼 수 있다면 충분하다.

체중을 유지하는 문제

건강한 체중 목표를 달성하기 위해 노력하고 있는 중이든, 아니면 이미 계획했던 목표 체중에 도달했든, 여전히 체중이 다시 늘어나는 것에 대해 몹시 신경이 쓰일 것이다. 그것은 당연한 관심사다. 많은 사람이 살을 빼지만 다이어트가 끝나면 다시 살이 찌기 때문이다.

하지만 당신은 다이어트를 한 적이 없다. 지금까지 눔에서 배운 건강 전략과 심리적 전략은 다이어트가 아니다. 그것은 평생 사용할 수 있는 행동 변화 도구다. 우리는 당신이 이 도구를 사용해 균형을 잡으면서 먹고 싶은 것을 마음껏 먹기를 바란다. 옛날의 나쁜 습관으로 되돌아갈 이유가 전혀 없는데 왜 돌아가고 싶어 한단 말인가? 눔의 목표는 삶에서 원했던 변화를 만드는 것이다. 때로는 힘들지만, 일단 자신에게 건강한 생활 방식이라는 선물을 준 이상 아무도 다시 빼앗을 수 없다.

미카엘리데스 박사는 이렇게 말한다.

"나는 '내가 유지 상태에 있다'고 말하는 사람을 거의 보지 못했습니다. 그들은 처음 목표를 달성한 후에는 더 많은 것을 원하기 때문이지요. 일단 하나의 목표를 달성한 후에는 잠시 멈추고 당신이 한 일에 자부심을 가질 수 있도록 중간 점검을 갖는 것이 중요합니다. 그다음부터는 해결해야 할 새로운 도전, 달성해야 할 새로운 목표가 항상 있기 마련이지요. 당신이 완벽한 지점에 도달해서 그곳에 머물 것이라는 생각은 환상이지만, 새로운 기술을 습득하거나 자기효능감을 높이는 것과 같은 작은 성취들은 축하할 가치가 있습니다."

그렇긴 하지만 체중 감량과 함께 오는 몇 가지 생리적 문제는 분명히 있다. 살을 빼는 데 걸린 시간이 아무리 길어도(3개월이든 3년이든), 남은 인생에 비하면 그 기간은 물 한 방울에 지나지 않는다. 그렇기에 "목표로 삼은 편안한 체중이 된 다음에는 어떻게 해야 할까"라는 질문이 나오는 것이다. 어떻게 하면 그 체중을 유지할 수 있을까?

방법은 그동안 하던 대로 계속하는 것이다. 다시 말하지만 눔과 함께 해온 것은 다이어트가 아니다. 원하는 체중 목표에 도달했다고 해서 거기에 도달하기 위해 그동안 해왔던 모든 것을 중단한다는 의미는 아니다. 그것은 건강한 변화 전략을 지키고 새롭게 채택한 습관을 계속 실험한다는 것을 의미한다. 그 전략이 앞으로도 당신의 건강을 지키기 위해 여전히 유효할 것이기 때문이다.

살을 빼면서 몸도 복잡한 방식으로 변했지만, 생활 방식도 함께 변했음을 유념하라. 체중 감량 후에는 기초 대사율, 즉 가만히 앉아 있을 때 필요한 에너지의 양도 줄어든다. 체중이 적을수록, 몸을 유지하는 데 필요한 에너지가 줄어들기 때문이다. 5kg, 10kg, 혹은 20kg 이상을 감량한 후에는 예전 체중처럼 먹고 생활하는 것으로 되돌아가서는 안 된다. 만일 그렇게 한다면 결국 다시 원래의 체중으로 돌아갈 것이기 때문이다. 우리의 몸은 필요한 만큼의 에너지를 흡수하고 사용한다. 필요 이상으로 많은 에너지를 섭취하면, 그것이 지방으로 저장돼 다시 체중 증가로 이어진다.

체중을 감량하고 나면 배고픔을 더 자주 느끼게 될 것이다. 그 이유는 체중이 감량된 후 호르몬 분비에 약간의 변화가 생김으로써 몸과 뇌가 원래의 상태로 돌아가려고 노력하기 때문이다. 이런 현상은 우리의 몸은 의도적으로 살을 뺐다는 것을 알지 못하기 때문에 발생한다. 즉, 체중을 빼기 전 상태의 몸은 항상 배고픔을 느끼고 평소에 저장하는 지방 수준을 회복하려고 노력한다. 그래서 그런 조정 기간이 일시적으로 발생하는 것이다. 체중 감소와 함께 배고픔을 느끼는 호르몬인 그렐린이 증가하고[2] 배부름을 느끼는 호르몬인 렙틴이 감소했기 때문이다.[3] 체중 감소는 다른 호르몬 분비도 변화시켰고 뇌의 보상 체계도 변화시켰는데, 이 때문에 칼로리가 높은 음식을 먹고 싶게 만든다. 또 체중 감소 이후 음식에 대한 감정적인 통제와 결정이 예전만큼 강하지 않다는 것을 눈치챘을 것이다. 고혈당, 인슐린 저항성, 마이크로바이옴microbiome(인체 내 미생물 생태계_옮긴이) 구성 같은 조건도 체중 감량을 유지하는 데 어려움을 초래할 수 있지만, 체중을 줄이는 것 자체가 이러한 조건을 크게 향상시킬 수 있다.

이런 생리적 변화가 살을 뺀 사람들이 원래 체중으로 되돌아가는 주요 원인일 가능성이 높다. 하지만 우리도 꼭 그래야 하는 건 아니다. 다시 미카엘리데스 박사의 말을 들어보자.

"당신의 몸이 체중 감량에 이런 식으로 반응할 것이라는 사실을 아는 것만으로도 자기 인식의 힘을 구사할 수 있습니다. 당신의 몸은 다시 살이 찌기를 원하고 예전의 습관으로 되돌아가고 싶어 하겠지요. 하지만 그런 사실을 안다면, 안전 장치를 설치하고 모든 도구와 전략을 구사할 수 있습니다. 당신에게는 이제 많은 장비가 준비돼 있으니까요."

'다이어트는 효과가 없다'라는 말 때문에 우리는 목표를 포기하는 것을 너무나도 당연하게 여긴다. 솔직히 말하자면 많은 연구가 그것을 뒷받침하기도 한다. 다이어트의 방법으로 단기적이고 제한적인 규칙을 채택하는 사람들은 살을 뺀 후 그 규칙이나 감량한 체중을 유지하기 어렵다. 하지만 살을 뺀 이후 5년 이상 감소된 체중을 그대로 유지하는 사람도 많다. 어떤 사람들은 감량한 체중을 평생 유지하기도 한다. 장기적이고 성공적인 체중 감량 유지에 대한 가장 규모가 큰 전망 조사 기관인 미국 브라운대학교의 체중조절연구소National Weight Control Registry[4]는 체중 감량에 성공하고 감량한 체중을 유지하는 사람들을 추적하고 있다. 조사 참가자들은 평균 30kg을 감량하고 최소한 5년 반 동안 유지한 것으로 나타났지만 개인별로 보면 1년에서 66년 사이에 14kg에서 135kg까지 감량하는 등 그 구성은 다양하다. 단기간에 살을 뺀 사람들도 있고 장기간에 걸쳐 살을 뺀 사람들도 있다.

그들의 비결은 무엇일까? 물론 그들이 놀랄 만한 일은 한 것은 아니다. 그들은 '다이어트'를 시작하지도 않았고 그렇기에 다이어트를 그만둔 일도 없다. 하지만 그들은 자신의 삶을 바꾸었다. 조사 참가자들의 98%가 어떤 식으로든 식습관을 바꾸었는데, 역시 가장 일반적인 방법은 칼로리와 지방이 낮은 음식을 먹는 패턴을 채택했다는 것이다.[5] 또 이들 중 94%는 어떤 식으로든 신체 활동을 증가시켰다(가장 많이 한 운동은 걷기였다). 참가자 대부분이 일관되게 실천한 흥미롭고 새로운 습관은 다음과 같다.

- 참가자의 78%가 매일 아침을 먹었다.
- 참가자의 75%는 적어도 일주일에 한 번 체중을 측정했다.
- 참가자의 62%는 TV 시청을 일주일에 10시간 미만으로 줄였다.
- 참가자의 90%는 하루 평균 1시간 정도 운동을 했다.

결국 이들의 비결은, 살을 빼기 위해 개발한 건강한 습관을 체중 감량 후에도 계속 유지해 왔다는 것이다. 이들의 사례와 더불어 눔이 추적한 수많은 성공 사례는 변화를 유지하는 것이 어렵지만 결코 불가능란 것은 아니라는 사실이다. 미카엘리데스 박사는 이렇게 말한다.

"무슨 일이든 우리가 오랫동안 해온 일을 우리 뇌는 편안하게 느낍니다. 당신이 배운 기술이 당신에게 좋다는 것을 알면서도 포기하기 쉽지만, 일단 특정 기술을 습득하는 데 성공했다면 그 성공을 다듬어 정착시키는 것도 더 쉬워졌을 것입니다. 당신의 자기효능감이 더 높아졌고, 당신의 뇌에 이미 그 기술의 경로가 만들어졌기 때문이지요."

미카엘리데스 박사는 우리의 과거 행동을 보면 미래 행동을 충분히 예측할 수 있다고 말한다. 우리가 미끄러짐을 경험했더라도, 우리 뇌는 실수에 이르는 길을 가보았기 때문에 그 실수에 대응하기 위해 급상승할 수 있는 또 다른 길을 알고 있다는 것이다.

"당신이 이전의 습관으로 돌아가고 싶은 생각이 든다면, 이제 새로운 기술을 습득했고 조금만 더 참고 견디면 이 새 기술이 계속 발전하고 성장하리라는 것을 상기하세요. 당신은 이제 어떻게 해야 하는지 알고 있으니까요!"

새로운 SOS 플랜을 세워라

체중 감량 이후 생리적인 어려움이 생긴다는 것을 알고 이를 준비하기 위해서는 계획을 세워야 한다. 자, 이제 당신을 위한 또 하나의 심리적 전략을 소개하고자 한다. 바로 건강한 습관 SOS 플랜Healthy Habits SOS Plan이다. 미카엘리데스 박사는 이에 대해 다음과 같이 설명한다.

"체중 감량 후에 당신이 매일 운동을 하거나 친구에게 도움을 요청하거나 일주일에 한 번 체중을 측정하는 등의 어떤 변화가 생기면 당신은 그 변화의 과도기에 접어들게 됩니다. 비록 새로운 습관을 연습해 왔지만 아직 자동화될 만큼 완전한 습관으로 자리잡지 못했기 때문이지요. 그래서 새로운 습관이 이익이 된다는 것을 알면서도 다시 후퇴할 가능성이 있습니다. 그렇기 때문에 그런 후퇴가 일어나기 전에 새 습관을 재편성할 촉발 요인이 될 수 있는 SOS 플랜이 필요합니다."

정말 효과적인 SOS 플랜 중 하나는 누군가에게 책임감을 부여하는 것이다. 당신은 친구와 매일 또는 매주 연락하거나 자주 만나 운동을 하면서도, 삶이 바빠지면 그 친구에게 도움 요청하는 것을 그만두게 된다. 이것은 당신이 후퇴하고 있다는 신호다. 미카엘리데스 박사는 이렇게 말한다.

"해결책은 그 친구에게 다시 도움을 요청하라는 게 아닙니다. 아마도 그것은 더 이상 효과가 없을 테니까요. 대신 그 친구가 당신에게 어떤 요청을 했는지 살펴보세요. 바로 책임감이었을 겁니다. 우리는 종종 다른 사람에게 우리를 위한 책임감을 갖도록 요청하지요. 그런데 그 친구에게 도움 요청하는 것을 그만둔다면, 당신 역시 더 이상 그에 대해 책임감을 가질 수 없고 그로 인해 미끄러질 수 있다는 의미입니다. 그렇게 되면 책임감을 가질 수 있는 또 다른 방법을 찾아야 하겠지요."

뇌실습

책임감 있는 파트너의 중요성

체중 감량 후 다시 살이 찌는 이른바 요요 현상이나 어려운 행동 변화 후 다시 원 상태로 되돌아가려는 현상에 대비하기 위한 가장 강력한 무기 중 하나는 책임감 있는 파트너accountability partner를 두는 것이다. 책임감 있는 파트너란, 당신을 지지하고, 격려하고, 동기를 부여하고, 목표를 상기시키고, 실수하는 경우에도 무엇을 해야 할지 찾아내 그 행동을 취하도록 도울 수 있는 사람을 말한다. 2018년의 한 연구에서는 15주간 계속되는 온라인 체중 감량 프로그램에 등록한 704명을 조사했는데,[6] 이 중 약 54%의 참가자들은 책임감 있는 친구를 두었고, 나머지 참가자들은 책임감 있는 파트너를 두지 않았다. 조사 결과, 책임감 있는 파트너를 둔 사람들의 체중과 허리둘레가 더 많이 줄어들었을 뿐만 BMI도 더 많이 감소한 것으로 나타났다. 책임감 있는 파트너가 애인인 경우도 있었지만, 애인이 아닌 파트너도 거의 같은 효과를 낸다는 것을 발견했다. 결국 책임감 있는 파트너의 효과는 그 사람과의 관계가 아니라 그 사람이 얼마나 많은 책임감을 갖고 있느냐에 달려 있다. 그러므로 책임감 있는 파트너는 다음과 같은 사람이어야 한다.

- 자주 교류하면서 어려움이나 좌절을 겪을 때 금방 알아차릴 수 있는 사람
- 우리의 관심사에 주의를 기울이며 긍정적인 영향을 미치는 사람
- 모든 것을 솔직하게 털어놓을 만큼 친하고, 친절한 성원을 보내는 사람

계속 동기를 유지하기 위해 교훈을 기억하는 것도 좋은 생각이다. 원하지 않는 습관으로 자꾸 되돌아가려는 것을 인식하면서 그 습관을 처음 어떻게 바꾸게 됐는지 기억하라. 미카엘리데스 박사는 무분별한 식사를 예로 들면서 다음과 같이 조언한다.

"당신이 더 이상 무분별한 식사를 원하지 않으며, 이제 TV를 보면서 음식을 먹지 않는다는 새로운 습관을 들였다고 가정해 봅시다. 당신은 이 새로운 습관을 한동안 실행해 왔고 이제는 제법 지속적으로 정착됐다고 생각했지요. 하지만 스트레스를 받기 시작하자 다시 TV 앞에서 먹기 시작합니다. 이처럼 다시 예전의 습관으로 돌아가는 것을 인식하면 왜 그렇게 됐는지 알아내도록 노력해야 합니다. 새로운 습관을 들였던 맨 처음의 동기로 돌아가보세요. 맨 처음 어떤 이유로 인해 새 습관을 갖기로 결정을 내렸으며, 그 이유가 무엇이었는지 그리고 다시 TV 앞에서 음식을 먹게 만든 계기가 무엇이었는지, 전에는 어떻게 그것을 멈추었는지 이 모든 것을 이해하면 큰 도움이 됩니다. 이 모든 사실에 접근하면서 새 습관으로 되돌아올 수 있으니까요."

습관 묶음의 '~이면 ~한다if-then' 패턴을 기억하는가? 건강 습관 SOS 플랜을 만드는 또 다른 방법은 옛 습관으로 다시 돌아가면 어떻게

할 것인가에 대한 if-then 전략을 만드는 것이다. if-then SOS 플랜은 당신이 계속하고 싶은 것은 무엇이고, 만약 그것을 중단한다면 어떻게 할 것인가에 대한 것이다. 예를 들어보자.

- ✦ 나는 매일 저녁 식사와 함께 채소를 먹고 싶다. 만약 내가 채소를 먹는 것을 중단한다면, 대신 매일 점심에 큰 샐러드를 먹거나 가게에서 파는 포장 채소를 먹는 것으로 대체할 수 있다. 또는 그동안 해보지 않은 새로운 채소 레시피를 시도할 것이다. 또 앞으로 며칠 동안 나를 지켜보도록 친구에게 도움을 요청할 것이다. 3일 연속 이를 지킬 수 있다면 다시 정상으로 돌아올 수 있을 것이다.
- ✦ 나는 매일 저녁 식사 후에 산책을 하고 싶다. 만약 저녁 식사 후에 산책을 하지 않는다면, 나는 더 흥미롭고 색다른 운동을 찾을 것이다. 아니면 특정 시간을 잡지 않고 하루 중에 더 많은 운동을 할 것이다. 또 요가 수업에 참여할 것이다, 거기에서 코치나 동료에게 나를 책임감 있게 지켜봐달라고 부탁할 것이다. 내가 한 세션을 완전히 마친다면, 성공적인 새로운 운동 습관을 갖게 됐다고 인정할 것이다.
- ✦ 나는 스트레스를 받을 때마다 심호흡을 연습하고 싶다. 만약 내가 스트레스를 받는데도 심호흡 연습을 하지 않는다면, 스트레스를 받을 때마다 요가 자세를 취하거나, 산책을 나가거나, 스트레스를 주는 원인을 깊이 파고들어 무엇을 바꿀 수 있는지 살펴볼 것이다. 내 파트너와 함께 스트레스 예방 계획을 세우고 책임감을 가지고 나를 지켜봐달라고 부탁할 것이다. 또 스트레스의 근본 원인을 밝

히기 위해 인생 코치를 두고 내가 스트레스 관리를 지키는지 책임감 있게 봐달라고 요청할 것이다.

당신이 규칙적으로 해오던 무언가를 한두 번 건너뛰는 정도라면 굳이 계획을 새롭게 정비할 필요는 없다. 직관을 연마하고 몸에 귀를 기울인다 해도, 하루 이틀 정도는 건너뛸 수 있다. 어느 날 정말로 채소가 먹기 싫거나 산책을 하고 싶지 않거나 스트레스를 체계적으로 관리할 수 없다는 생각이 강하게 들면 그 느낌을 존중하라. 그 느낌에 집착할 필요는 없다.

하지만 당신이 다음 날도, 그다음 날도 연속 3일을 거른다면, 좀 더 깊이 생각할 때인지도 모른다. 그때는 느낌이 어떤가? 그동안 잘 해오던 것을 일시적으로 중단한 이유가 있는가? 당신은 여전히 그 습관을 지킬 의지는 있는가? 아니면 그냥 잊어버린 것이기 때문에 다시 처음의 동기를 상기할 필요가 있는가? 잠이 부족했는가? 마감 시간에 쫓기고 있는가? 휴식이 필요한 다른 이유라도 있는가? 그 습관에 벌써 싫증이 나서 다른 습관으로 바꾸고 싶은가?

당신이 효과적으로 잘 해오던 건강한 습관에서 후퇴한 일시적인 이유를 발견했다면, 약간의 유예 기간을 두었다가 다시 시작한다는 계획을 세우는 것도 좋다. 마감일이 끝나거나 위기가 지나갈 때까지, 아니면 다른 이유든, 숙면을 취하는 데 도움이 되는 행동에 우선순위를 두도록 하라. 하지만 당신이 새롭게 채택한 습관이 더 이상 효과가 없다고 생각한다면 건강 습관 SOS 플랜을 상의하고 변화를 만들 때다. 다시 동기부여를 받기 위해서는 전적으로 변화가 필요하다.

당신이 더 직관적이고 덜 체계적인 접근법에 관심이 있다면, 몇 분 동안 몸에 귀를 기울일 필요가 있다. 지금의 건강 습관을 처음 연습할 때 어떤 느낌이었는지 생각해 보라. 몸이 가볍고, 활기가 넘치고, 긍정적으로 느꼈던 것을 기억하는가? 지금은 당신의 몸이 어떻게 느끼는지 들어보라. 그때만큼 기분이 좋지 않다면, 전에 당신을 기분 좋게 만들었던 것으로 돌아가 다시 동기부여를 받도록 하라.

체중 감량을 지속하기 위한 행동

지금까지의 전략 외에, 과학자들이 체중 감량 유지와 관련이 있다고 말하는 구체적인 행동을 소개한다. 연구에 따르면, 장기간에 걸쳐 이 행동을 하면 체중 감량을 성공적으로 유지할 수 있는 것으로 나타났다.

- **체중 감량을 위해 노력하는 동안 먹었던 칼로리 섭취량을 그대로 유지하라.** 많은 사람이 체중 감량을 유지하면서 엄선된 칼로리를 좀 더 추가할 수 있다고 생각하지만, 당신의 신진대사는 이제 감량된 체중에 맞춰져 있기 때문에 몸을 지탱하기 위해 이전만큼 많은 에너지가 필요하지 않다는 것을 기억하라.
- **채소와 과일을 많이 먹도록 하라.** 칼로리 밀도가 낮고 영양이 풍부한 채소와 과일로 배를 채우고 포만감을 느껴보자.
- **식사량을 꾸준히 관찰하라.** 식사량을 통제하는 것은 포만감을 유지

하면서 칼로리 섭취를 줄이는 데 큰 역할을 한다. 많은 연구에 따르면, 식단 패턴을 오랜 시간 꾸준하게 유지하고 식사량을 일정하게 유지하는(예를 들어 주말이라고 해서 폭식을 하지 않는) 사람이 감량한 체중을 장기적으로 잘 유지하는 것으로 나타났다.

- **주말, 휴가, 휴일, 특별 행사를 위한 계획을 수립하라.** 휴일이나 휴가를 즐기는 것은 멋진 일이고, 충분히 그럴 자격이 있다. 하지만 계획을 잘 세워야 탈선하지 않고 적당한 수준에서 즐길 수 있다.
- **가공식품은 최소한으로 먹어라.** 가공식품은 설탕과 건강에 좋지 않은 지방 때문에 대개 중독성이 있다. 자연식품만이 미각을 바꿀 수 있고, 가짜 음식이 아닌 진짜 음식에 대한 갈망을 가르쳐줄 것이다.
- **자신을 잘 대접하라.** 가공식품을 멀리하고 주말에 폭식하지 않는 것이 장기적인 성공의 일부라고 할 수 있지만, 자신을 잘 대접하는 것 역시 성공의 일부다. 건강한 식사는 박탈감에 관한 것이 아니라 절제에 관한 것이다. 일주일에 한 번 케이크 한 조각을 먹거나, 매일 오후 다크 초콜릿 한 조각 먹는 것은 건강한 식단과 생활 방식의 일부가 될 수 있다. 그것이 당신을 행복하게 한다면, 우리는 적극 찬성한다. 동기부여를 지속하기 위해 긍정적인 강화만큼 좋은 것은 없다.
- **하루 종일 몸을 움직여라.** 매일 체육관에서 1시간을 보낼 필요까지는 없지만, 성공적으로 체중을 감량한 사람은 일반적으로 하루에 신체 활동으로 약 300~400kcal를 소모한다. 하루 중 적어도 약 1시간 동안 활기차게 걷거나 달리거나 HIIT 같은 격렬한 운동을 30분 정도 해야 한다는 것을 의미한다. 할 수 있는 한 많이 걷거나,

서서 일하는 책상을 사용하거나, 자전거를 타고 출근하거나, 적어도 1시간씩 주위를 걷는다. 그렇게만 해도 큰 차이가 생길 것이다.

- **근력 운동을 하라.** 근력 운동은 체중 감량 동안에도 근육을 유지할 뿐만 아니라 신진대사량을 증가시켜, 체중 감소와 함께 일어나는 신진대사의 감소에 어느 정도 대비할 수 있다.
- **관리 가능한 단기 목표를 지속적으로 세워나가라.** 단기 목표를 세우면 그것을 성취했을 때마다 자신감이 높아진다. 이것이 쌓이면 큰 변화를 가져올 수 있다. "천 리 길도 한 걸음부터"라는 말이 있다. 한 걸음 한 걸음 가다 보면 목표를 달성하게 된다.
- **앞날에 대한 계획을 세워라.** 미래에 초점을 맞추면 장기적으로 체중이 다시 늘어나는 것을 피할 수 있다. 체중이 다시 늘어나고 있다는 것을 깨달으면, 언제든 계획을 재평가할 수 있기 때문이다. 효과가 있었던 어떤 행동을 중단했는가? 앞으로 몇 주 동안 식사량을 좀 더 줄일 수 있는가? 앞으로 운동량을 조금 더 늘릴 수 있는가? 아니면 그냥 일상으로 돌아가서 처음 좋았던 느낌을 상기하면서 그때의 마음가짐으로 재정비할 수도 있다.
- **성공을 축하하라.** 가끔은 뒤돌아보면서, 얼마나 멀리 왔는지 성찰해 보고 작은 성취라도 축하해 주어라. 스스로를 축하하는 것은 행동을 지속할 수 있는 좋은 방법이다.
- **YBP를 늘 마음속에 간직하라.** YBP를 항상 유념하고 있으면 힘들 때 그 일을 해야 하는 의미 있는 이유를 상기시킬 수 있다. YBP를 재평가하고 변경하는 것을 두려워할 필요 없다.

함께 실습

스스로에게 거는 주문

스트레스를 받거나 부정적인 감정을 느낄 때, 스스로에게 1~2분간 간단한 주문을 거는 것만으로도 다시 정상 궤도로 회복하고 더 차분하고 긍정적인 느낌을 가지는 데 도움이 된다. 주문은 언제든 바꿀 수 있으니, 다음 중 하나를 시도해 보라. 오늘은 무엇으로 하겠는가?

- 나는 강하고 똑똑하며 변화할 수 있는 능력을 가지고 있다.
- 나는 항상 내 삶을 통제하고 있다.
- 나는 나만의 현실을 만들어가고 있다.
- 나는 내 목표를 달성할 수 있다.
- 나는 건강과 행복을 누릴 자격이 있다.
- 나는 어떤 상황에서도 기회를 찾아낼 수 있다.
- 내 건강은 매일 좋아지고 있다.
- 나는 매일 튼튼해지고 있다.
- 나는 자신을 전적으로 신뢰한다.
- 나는 이 일을 할 수 있다.
- 나는 이제 어려운 일을 만나도 그것을 다르게 볼 것이다.
- 나는 한 번의 좌절로 실망하지 않을 것이다.
- 나는 내면의 힘을 사용할 줄 안다.
- 나는 매일 내가 바라던 건강 상태에 가까워지고 있다.

마지막으로 책임감, 동기부여, 영감 및 조언에 도움을 받는 것을 잊어서는 안 된다. 강력한 지원 시스템을 구축해 놓으면 경험과 감정을 털어놓고 말할 수 있는 배출구가 될 수도 있다. 한 명의 친구든, 코치든, 지원 그룹이든 지원 시스템은 도움을 요청하는 곳일 뿐 아니라 당신을 안내하고, 응원하고, 각자의 경험을 공유하고, 결정을 지원해 준다. 책임감 있는 사람이란 다음과 같은 말을 할 수 있는 사람이다. "이봐, 자네 오늘 어디 갔었어? 걷기 모임에서 안 보이던데?" "오늘 밤 내가 만든 건강한 저녁 식사 사진입니다. 당신 것도 보내주세요!"

이제 우리는 헤어질 때가 됐다. 이제 자신감과 함께 충분한 도구를 갖추었다는 느낌을 가지기를 바란다. 당신은 이제 시작할 준비가 됐다. 야심 찬 계획moonshot을 가지고 안주하던 곳에서 벗어나 목표를 향해 꾸준히 자기효능감을 가지고 완전하고 자유롭게 살도록 영감을 받게 됐다.

우리는 항상 옆에서 응원할 것이다. 비록 당신이 원하는 목적지에 도착하지 못하더라도 당신이 어디에 있는지 주목하라! 미카엘리데스 박사는 이 책에서 얻어야 할 단 한 가지를 "실패를 다른 시각으로 바라보는 것"이라고 말한다.

"실패는 뭔가를 배울 수 있는 또 다른 기회일 뿐입니다. 실패하지 않는다면 배우지도 못할 것입니다. 그것은 아주 중요한 교훈입니다. 인생에서 무엇을 하든 잘나갈 때가 있는가 하면 미끄러질 때가 있고, 때로는 생각했던 대로 일이 잘 풀리지 않을 때가 있게 마련이죠. '실패'와의 관계를 재정의하고 실패를 배우는 기회로 보기 시작한다면, 실패는 실패가 아니라 성공이라고 말할 수 있습니다."

눔과 함께한 여정에서 무슨 일이 일어나든, 계속 꾸준히 가는 한, 당신은 새로운 곳에 도착하게 될 것이다. 그 과정에서 새로운 경험, 지식,

지혜를 얻게 될 것이다. 그게 바로 발전이다. 때로는 항로가 바뀔 수도 있다. 그리고 때로는 처음 원한다고 생각했던 것이 실제로 원하는 것이 아니라는 것을 깨닫게 될 수도 있다. 하지만 이런 노력의 과정을 거치지 않았다면, 성취할 수 있는 것이 무엇인지 결코 알지 못했을 것이다. 그리고 당신이 처음 추구하기 시작했던 목표보다 더 중요한 것이 있다는 사실을 알아낼 기회를 놓칠 수도 있다. 설령 목표가 너무 과도해서 지쳐버렸다면 그 또한 교훈이 될 것이다.

당신의 목표가 음식의 자유를 찾는 것이든, 건강을 얻는 것이든, 매일 마인드풀한 삶을 사는 것이든, 자신을 있는 그대로 수용하는 것이든, 고요하고 평온한 마음 상태에 도달하는 것이든, 진정한 사랑을 찾는 것이든, 재능으로 세상을 바꾸는 것이든 이제 거기에 도달하는 방법을 알게 된 것을 축하한다!

눔의 생활 방식을 실행해 보세요!

눔의 생활 방식Noomy Day을 실행할 준비가 됐습니까? 그런데 눔의 생활 방식이 뭐죠? 눔의 생활 방식은 의식적인 결정, 좋은 느낌, 긍정적인 강화로 가득 찬 날을 보내는 것입니다. 하지만 솔직히 말하자면, 눔의 생활 방식에도 여러 가지가 있어서 당신의 눔 생활은 당신만의 것이지요.

더 구체적으로 알고 싶다고요? 원하는 대로 해드리지요! 눔과의 생활이 어떤 것인지에 대한 예를 들어보겠습니다. 물론 이것은 단지 예시일 뿐이므로, 좋아하는 부분만 적용하면서 조정해도 됩니다. 눔과의 하루 일과를 읽어본 후, 어떻게 적용할 것인지 생각해 보세요. 이 목록에서 당신이 원하는 것은 무엇이든 가져가도 됩니다. 우리 것이 당신 것이니까요!

✦ **잠에서 깨면** 기지개를 펴고 웃는 표정을 짓는다. 자신이 좋아하는 자신의 장점을 생각해 보라. YBP에 대해 생각해 보라. 긍정적인 확

언을 하라. 스스로에게 암시하라. "오늘도 환상적인 날이 될 거야!"

- **천천히 걸어 화장실에 가서** 스트레칭을 한 다음 볼 일을 본다.
- **체중을 재는 것도 괜찮다(당신의 취향이라면).** 하지만 체중계의 수치는 중간 과정의 피드백일 뿐 그 자체가 당신을 규정하는 것은 아니다. 체중을 재더라도 일체의 판단은 금물이다!
- **잠깐 시간을 내서 눔의 교육을 받는다.** 편안한 장소에 앉아 물 한잔(또는 차나 커피)을 마시면서 눔 앱에 있는 '오늘의 학습'을 점검한다. 효과도 빠르고 영감도 얻을 것이다!
- **부엌에 갈 때도 서두르지 말고 천천히 걸어라.** 당신은 지금 식욕을 느끼고 있다. 물 한잔을 따라 가볍게 마시면서 얼마나 배가 고픈지 생각해 보라. 아침 식사로 무엇을 얼마만큼 먹을 것인가?
- **다른 음식을 추가해도 좋다.** 아침으로 무엇을 먹든, 영양 밀도는 높고 칼로리 밀도는 높지 않은 것을 선택하라. 딸기나 사과 1개 정도는 어떨까?
- **눔 앱에 들어가서** 먹은 것을 기록하라. 그 많은 채소와 과일! 그리고 다른 좋은 음식도 많이 있다. 하이파이브!
- **가볍게 체조한 다음 샤워한다.** 아침에 이를 실행하면 좋다. 하루 종일 기운이 넘칠 것이다!
- **잘 차려입어라.** 그리고 오늘 멋져 보인다고 스스로에게 말해보라. 물론 늘 당신은 멋졌다!
- **도시락을 싸 가지고 다녀라.** 도시락을 싸도 되는 일을 하고 있다면

적극적으로 권장한다. 샌드위치에 잎이 무성한 채소 한 움큼을 곁들이는 건 어떤가? 후무스를 친 셀러리 스틱도 좋고, 방울토마토도 좋다. 간식이 필요하다면 오렌지, 복숭아, 포도, 견과류, 견과류 믹스trail mix 등을 더 넣어도 좋다.

✦ **일터로 출근한다(설령 재택근무라 할지라도).** 출근길에 물을 좀 더 마시거나 도착하면 바로 물을 마셔라. 당신이 물을 얼마나 마시는지 생각해 보라. 싫다면 물을 섭취할 수 있는 다른 방법이 있는지 생각해 보라. 사무실(또는 재택근무할 때 일하는 방)에 도착하기 전에 지금까지 얼마나 많은 물을 마셨는지 기록하라.

✦ **기왕에 하는 일 더 잘해보라.** 당신은 일을 하고 그 대가로 월급을 받는다. 일을 하면서 물을 자주 마셔보라. 뇌가 더 잘 작동할 것이다.

✦ **유혹에 주의하라!** 누군가 도넛이나 케이크, 쿠키를 가져왔다 해도 그냥 지나쳐야 한다. 지금이 바로 심리적 전략을 쓸 때다! 정말로 그런 것을 원하지 않고 돈도 없다고 생각하고 아무것도 먹지 않고 지나치는 노출 훈련을 하라. 두 입만 맛보고 지나간다고? 아니, 그러면 안 된다. 우리는 노출 심리 전략을 말하는 것이다. 괜히 우리를 곤경에 빠뜨리지 마시라. 정크푸드를 먹는 것은 정말로 먹고 싶어서가 아니라 습관이라는 것을 깨달아라. 당신은 오늘 습관을 따르지 않기로 선택했는가? 대신 계획한 대로 채소 간식을 먹어라. 물론 간식이 꼭 필요하다고 생각한다면 말이다.

✦ **간식도 기록하라!** 간식을 먹었다면 그것도 반드시 기록하라.

- **물을 많이 마셔라!** 당신을 상쾌하게 해주는 물을 계속 마셔라!
- **점심을 즐겨라.** 일터에서 즐겁게 점심을 먹거나 도시락을 먹을 때 얼마나 배가 고픈지 잘 생각해 보라. 어떤 음식을 먹을 것인지, 어느 정도의 칼로리 밀도 음식이 케이크 위의 체리처럼 최고의 선택이 될 것인지 생각해 보라(물론 체리는 칼로리 밀도는 낮고 영양 밀도가 높은 식품이다). 그리고 먹을 때는 일하는 것을 멈춰라! 먹는 것에만 집중하라. 천천히 먹고, 음미하고, 잘 씹으면서 음식 자체를 즐겨라. 당신의 건강한 선택이 어떤 느낌인지 느껴보라.
- **먹은 것을 기록하라!** 점심을 먹고 나서 무엇을 먹었는지 모두 기록하라. 아직 하루 동안 섭취할 칼로리 여분이 많이 남아 있어야 한다!
- **다시 일터로 복귀한다.** 점심을 먹고 일터로 복귀하는 것이 일정이라면 그것도 잘해야 한다. 그래야 그들이 월급을 올려주거나 승진시켜 줄 테니까 말이다.
- **오후의 나른함에 주의하라.** 오후에 졸음이 쏟아지는가? 지루한가? 아니면 진짜 배고픈가? 잠시 일을 멈추고 감정을 느껴보라. 간식이 필요할 수도 있고, 물병에 마실 물을 채우거나 잠시 화장실에 다녀올 수도 있다. 어느 것을 선택할 수 있지만, 자판기로 달려가는 것은 권하고 싶지 않다.
- **퇴근길에 체육관에 들른다(당신이 그것을 좋아한다면).** 차에 운동복 가방이 있어서 얼마나 다행인가! 날씨가 좋으면 체육관 대신 산책을 하거나, 요가를 해도 좋다. 그것도 스트레스를 푸는 좋은 방법이다.

- **드디어 집으로!** 하지만 마음 집중의 순간이 필요하다. 배고픈가? 스트레스를 받았는가? 기분은? 안심되는가? 불안한가? 저녁을 먹기도 전에 저녁 식사를 대신할 만한 음식(또는 음료)을 먹고 싶다는 유혹이 든다면 기분에 주목하라. 정말 그렇게 하고 싶은가, 아니면 그 음식이 위로가 될 것이라고 생각하게 하거나 힘든 하루를 보낸 후에 '그것을 먹을 자격이 있다'고 생각하게 만드는 생각 왜곡은 아닌가? 물론 우리는 당신이 좋은 음식을 먹을 자격이 있다는 것에 전적으로 동의한다. 정말로 그런 생각을 하더라도 과식은 좋지 않다.
- **저녁 식사로 무엇을 먹을까?** 채소? 아주 좋다. 또 무엇을 먹으면 만족할 수 있을까? 먹고 싶은 음식을 생각해 본다. 직접 조리하는 과정은 즐겁고 재미있다! 이 말을 여러 번 반복하면 정말로 그렇게 믿기 시작할 것이다. "요리는 재미있어." "요리는 재미있어."
- **저녁 식사가 차려지면!** 이제 당신의 식사 환경을 고려하라. 오늘 밤만은 TV 앞에서 먹지 않고 식탁에서 식사를 하면 어떨까? 재미있을 것 같지 않은가? 어떤 부담도 느끼지 않고 오직 식사에만 전념할 수 있다. 건강하고 배부른 저녁 식사를 한 다음 좋은 영화 한 편을 본다면 그것이야말로 완벽한 저녁 식사가 될 것이다.
- **단것이 먹고 싶다고?** 저녁 식사 후에 달콤한 것을 먹는 게 취향인가? 오늘 칼로리 섭취량에 아직 여유가 있는가, 아니면 이미 오늘 섭취할 양을 충분히 채웠는가? 저녁 식사 후에 단것을 먹는 것이 식단 계획에 맞는지 그래야만 오늘 하루의 균형감을 느끼는지, 아

니면 오늘 충분히 먹었으니 더 이상 필요하지 않은지 생각해 보라.

- **모든 걸 기록하라!** 늦은 오후에 먹은 간식이나 디저트를 포함해, 저녁 식사 후 무엇을 먹었는지 모두 빠짐없이 기록하라. 오늘 칼로리 섭취량 계획대로 하루를 마쳤는가? 그렇다면 아주 잘했다! 물론 그러지 못했다고 해서 자신을 질책하지 마라. 다만 왜 그런지 생각해 보라. 계획을 너무 작게 잡은 것은 아닌가? 아니면 먹어야 할 양보다 더 많이 먹었는가? 만약 그렇다면, 그렇게 많이 먹었을 때 주변 상황이 어땠는지 생각해 보라. 하루 중 어떤 상황에서 목표를 벗어났는가? 그 이유는? 비판적으로 자신을 몰아붙이지 말고 호기심을 가지고 파악해 보라. 그것이 내일을 위해 도움이 될 테니까 말이다.
- **이제 푹 쉴 시간이다!** 바쁜 하루를 마무리하고 나니 기분이 좋다. 이제 저녁 식사를 마치고 강아지를 데리고 동네를 거닐 수도 있고, 조명을 어둡게 하고 좋은 책이나 위로가 되는 대화로 기분을 가라앉히는 시간을 가질 수도 있다. 물론 가족끼리 게임을 즐기는 멋진 밤일 수도 있다!
- **저녁 목욕도 좋다(당신이 이것을 좋아한다면 지금이 목욕할 가장 좋은 시간이다).** 촛불을 켜놓고 쉬어도 좋지만 아마도 샤워를 더 좋아할지 모르겠다. 몇 분간 욕조에 몸을 담그고 명상에 빠지는 건 어떨까?
- **잠들기 전 스트레칭을 몇 번 하면 기분이 좋아진다.** 이제 잠자리에 들 시간. 스트레칭은 빨리 잠드는 데 도움이 된다.
- **잠이 들면서 당신이 얼마나 멋진 사람인지 생각해 보라**. 잠을 청하

면서 당신이 오늘 얼마나 강력했는지, 오늘 하루 자신을 얼마나 잘 돌보았는지 생각해 보라. 물론 세상에 완벽한 사람은 없다. 오늘 당신이 더 잘할 수 있었는데 하고 아쉬워할 수도 있지만 그래도 잘한 것이다. 앞서 말했듯 당신의 삶에 '실패'는 없으며 오직 '피드백'만 있다는 것을 기억하라! 당신은 오늘도 최선을 다했으며, 닌자처럼 YBP에 서서히 다가가고 있다.

✦ **좋은 꿈꾸고** 내일 아침 다시 만나자!

이제 공식적으로 눔 앱에 들어와 우리와 함께하기를 초대합니다. 앱에 들어오면 매일 재미있는 학습을 즐기고, 개인 코치를 만나며, 동료들로부터 영감을 얻을 수 있을 뿐만 아니라, 목표를 설정하는 기술이나 하루 중 얼마나 많은 음식과 물을 섭취하고 운동은 얼마나 했는지를 추적하는 기술을 배울 수 있습니다. 눔 앱에서 영감과 동기부여를 얻고, 공동체와 어울리며, 개인 코치로부터 지도도 받게 될 것입니다. 우리는 이곳이 마음에 들 것이라고 확신합니다!

스트레스 해소와 정신건강 관리에 집중하고 싶다면 스트레스 관리 앱 '눔 무드Noom Mood'를 이용해 보세요. 우리는 체중 감량에서 당뇨병 관리에 이르기까지 수백만 명의 사람들이 건강 목표를 달성하는 것을 도우면서 10년 이상을 보냈습니다. 이제 우리는 사람들이 스트레스를 극복하는 것도 돕고자 합니다. 일상적인 스트레스를 관리하는 법을 배우는 것은 하나의 여정이며, 대개는 그 첫 단계가 가장 어렵습니다. 그래서 우리는 각 단계별로 당신을 정신 건강으로 안내하면서, 필요한 기술을 습득하고 정서적 인식 및 회복력을 발전시켜 스트레스를 줄이고 더 행복한 삶을 살 수 있도록 도와드립니다. 우리는 당신의 삶에 어떤 일이 일어나더라도 그것을 극복할 수 있는 힘을 기르는 데 필요한 지식과 지원을 제공할 것입니다.

눔 마인드셋Noom Mindset 웹페이지에 들어가면 눔 앱이나 눔 무드 앱의 2주 무료 체험에 등록할 수 있습니다. 주의할 점은, 다른 유료 앱과 마찬가지로 무료 체험이 끝나기 전에 취소해야 요금이 부과되지 않는다는 것입니다.

EMOTE 실제 배고프기보다는 단지 먹고 싶은 생각이 강해서 그 음식을 먹으려고 할 때, 눔이 권장하는 다섯 가지 행동으로 탐색Explore, 명상Meditate, 관찰Observe, 대화/텍스트Talk/Text, 운동Exercise을 뜻한다. 감정을 직접적으로 다룰 준비가 돼 있지 않을 때 즉각 사용할 수 있는 전략이다.

HDL **High-Density Lipoprotein** 건강에 이롭고 심장병의 위험을 줄여주는 콜레스테롤의 일종으로 이른바 좋은 콜레스테롤이다.

LDL **Low-Density Lipoprotein** 심장병의 위험을 높이는 콜레스테롤로 이른 바 나쁜 콜레스테롤이라고 불린다.

SMART 목표 **SMART goal** 효과적인 목표 설정을 위한 전략으로, 목표를 가장 잘 달성하기 위해서는 구체적이고Specific, 측정 가능하고Measurable, 달성 가능하며Attainable, 관련성이 있어야 하고Relevant, 기한을 정해야 한다Time-Based.

WFPB '자연식품whole-food, 식물 기반plant-based' 식단을 나타낸다. 가공되지 않은 자연식품만 먹으며, 대체로 100% 식물 기반 식품을 먹는다.

WFPBNO '자연식품whole-food, 식물 기반plant-based, 기름 미사용no oil' 식단을 나타낸다. 이 식단을 따르는 사람들은 음식에 기름을 넣지 않는다. 다만 아보카도같이 자연적으로 지방이 많은 식품은 허용한다.

WFPBNONSNS '자연식품whole-food, 식물 기반plant-based, 기름·소금·설탕 미사용no oil, no salt, no sugar' 식단을 의미한다. 진정한 자연식품주의자를 위한 식단이다.

YBP Your Big Picture 슈퍼 목표, 궁극적인 이유 그리고 미래에 대한 비전의 완결편, 목표를 위한 큰 그림이라는 의미다.

가공식품 Processed food 식품 과학자들이 우리 입맛에 잘 맞게 조합한 식품. 자연식품보다 당, 지방, 염분이 비정상적으로 높은 경향이 있다. 또 칼로리는 높지만 영양 밀도는 그리 높지 않은 경향이 있다.

간헐적 단식 Intermittent fasting 정해진 시간에 식사를 하고 나머지 시간에는 단식을 하거나 먹지 않는 것. 예를 들어 밤새 12시간 동안 먹지 않을 수 있다. 저녁 식사를 오후 7시에 마치면 다음 날 아침 7시까지 아무것도 먹지 않는 것이다.

갈망 Craving 초콜릿을 먹고 싶은 것처럼 무언가에 대한 강한 욕구.

감정적으로 먹기 Emotional eating 배고픔보다는 강한 감정에 반응해 먹는 것. 그럼으로써 스스로를 진정시키려는 행동이다.

건강 행동 변화의 범이론적 모델 Transtheoretical model of health behavior change 눕의 동기부여 모델이 근거하고 있는 심리학 이론. 동기부여가 어떻게 작동하는지에 대한 좀 더 복잡한 버전으로, 인식 전 단계Precontemplation(변화에 대해 생각하지 않음), 계획 단계Contemplation(변화에 대해 생각함), 준비 단계Preparation(변화를 준비함), 실행 단계Action(변화를 위해 행동함), 유지 단계Maintenance(규칙적인 삶에 변화를 통합함), 종료 단계Termination(변화가 일상생활에 완전히 통합돼 더 이상 생각할 필요가 없음) 등 여섯 단계로 구성돼 있다. 사람들은 대개 준비, 실행, 유지 단계를 반복 순환한다.

건강의 네 기둥 Four pillars of health 눔이 제안하는, 건강에 중요한 삶의 네 가지 측면. 영양 섭취, 운동, 수면, 스트레스 관리다.

게임화Gamification 어떤 일이든 게임처럼 느끼게 하는 것은 그 일을 더 즐겁게 만들거나 보람 있게 만든다.

결과Consequence 행동의 결과. 동작 또는 결과물outcome이라고도 한다.

경고 신호 Warning sign 당신이 바꾸려고 하는 습관에 다시 빠져드는 신호를 말한다. 동기부여 SOS 플랜의 첫 단계.

고강도 인터벌 트레이닝HIIT(High-Intensity Interval Training) 격렬하지만 시간을 절약하는 운동의 한 형태로, 짧은 시간에 강도 높은 운동을 한 다음 중간 정도 또는 더 낮은 강도의 회복 운동을 번갈아 반복하는 운동 방식이다. 긴 시간을 요하는 유산소 운동의 모든 심혈관적 이점을 짧은 시간에 얻을 수 있다.

고정 마인드 Fixed mindset 능력을 향상시키기 위해 어떤 노력을 기울이더라도 능력이 고정돼 있다고 믿는 마음 상태. 이 반대는 성장 마인드.

관찰자Observer 생각이나 감정은 우리가 아니다. 우리는 그것을 객관적으로 관찰하는 존재다. 관찰자는 항상 우리 안에 있다. 이런 관찰자를 때로는 더 높은 자아라고 부른다.

교감신경계Sympathetic nervous system 높은 스트레스에 반응해 우리 몸이 비상 사태에 대처하는 데 도움이 되는 생리적 변화를 일으키는 신경계 모드. 투쟁-도피fight-or-flight 반응이라고도 한다.

궁극적 이유 Ultimate why 목표에 도달하기를 원하는 개인적인 이유로, 다른 모든 이유를 능가한다. 그것이 무엇인지 알아내려면 약간의 노력이 필요할 수 있다.

규범 조화 Norm matching 우리의 많은 행동이 우리 주변 사람의 행동과 동기화된 행동이라는 개념. 규범 조화는 유대감을 형성하고 집단의 일원이 되려는 인간 욕망의 결과로, 습관이 형성되는 원인이 되기도 한다.

그래, 하지만 yes, but 어떤 생각을 인정하면서도 "그래, 하지만"이라고 말하면서 보다 긍정적이고 유용한 맥락에서 해석하고자 하는 인지 재구성을 위한 심리적 전략.

그렐린 Ghrelin 배고픔을 느끼게 해 먹고 싶은 생각을 만드는 호르몬.

근본적 수용 Radical acceptance 우리가 어디에 있는지, 무엇을 하고 있는지, 어떻게 생겼는지, 건강 상태, 직업, 자신에게조차 숨기려고 하는 모든 것 등 우리가 처한 현실을 온전하게 받아들이는 것을 말한다. 이는 자신을 사랑하는 동정심에서 나오는 행동으로, 자기효능감을 높이고 동기를 부여해 준다. 우리가 자신을 완전히 받아들인다면, 스트레스와 압박에서 자유로워지고 자기 관리와 건강한 변화를 할 수 있게 될 것이다.

글루텐프리 Gluten-free 밀, 호밀, 보리, 스펠트 밀 등에서 발견되는 글루텐 단백질이 들어 있는 모든 식품을 배제한 식단. 만성소화불량이나 식이요법의 이유로 글루텐 없는 식단을 선택할 수 있다.

급상승 Hype 눔 동기부여 모델의 1단계 첫 번째 국면으로 변화를 시도하거나 무언가를 성취하기로 결정했을 때다. 변화를 위해 계획을 세우고 있다. 긴장되는 순간이다. 이 단계에서 약간 회의적인 생각이 들 수도 있지만, 정보를 수집하면서 기분이 들뜨기 시작한다.

급하락 Plummet 눔 동기부여 모델 2단계의 첫 번째 국면으로, 1단계의 '최고조' 국면 이후 행동 변화가 더 어렵게 느껴지기 시작하는 단계. 이 단계가 되면, 목표에 도달하기 위해 노력하는 일을 하고 싶지 않다는 생각이 들기 시작한다. 흥미롭게 생각했던 목표가 달성하기 어렵다고 느껴진다.

긍정적 강화 Positive reinforcement 어떤 일을 수행하면서 좋은 것을 얻었기 때문에 그 행동을 다시 할 가능성이 높은 행동을 하도록 보상하는 것. 예를 들어 친구를 만나 함께 산책을 하며 좋은 시간을 보냈다면, 앞으로도 계속 그렇게 하고 싶어 할 가능성이 더 높아진다.

긍정적 사고 Positive thinking 불쾌한 것일지라도 긍정적이고 낙관적인 시각으로 사물을 보는 태도. 나쁜 상황이라도 이를 활용하는 방법이다.

내재적 동기부여 Intrinsic motivation 외부적 보상에 기초한 외재적 동기와는 반대로, 개인적으로 관련이 있고 의미 있는 것에 기초한 동기. 예를 들어, 가족을 위해 무엇을 한다는 생각이 내재적 동기부여의 좋은 예다.

노출 요법 Exposure therapy 심리학자들이 공포, 불안 등의 불편한 감정을 다루기 위해 사용하는 기술. 실제로는 안전한 환경에서 환자들에게 불쾌한 것(높이, 밀폐된 공간, 거미 등)에 조금씩 노출시키는 요법으로, 불쾌감을 덜 느끼게 될 때까지 그 시간과 강도를 점차 증가시킨다.

뇌 유래 신경영양인자BDNF(Brain-derived neurotrophic factor) 뇌에서 생성되고 조절되는 단백질의 일종으로, 뇌가 뇌세포를 더 많이 생산하게 해줄 뿐 아니라(신경 생성) 기존 뇌세포가 더 오래 생존하도록 돕는다. 신경세포들(뉴런) 간의 의사소통을 활성화시키며 학습 능력, 기억력 및 신경가소성neuroplasticity(뇌가 외부 환경의 양상이나 질에 따라 스스로의 구조와 기능을 변화시키는 특성_옮긴이)을 향상시킨다. BDNF 생산을 장려하는 것으로는 꾸준한 운동, 스트레스 관리, 충분한 수면, 가공식품이나 설탕 섭취 줄이기, 명상, 실외에서 더 많은 시간 보내기, 커피, 간헐적 단식 등이 있다.

다량영양소Macronutrient 음식의 세 가지 주요 영양소 중 하나로 지방, 탄수화물 그리고 단백질이다.

다시 말해봐 Say it again 어떤 생각의 왜곡을 수없이 반복하면 그 생각이 말도 안 되는 소리로 들리기 시작하고 거기에 붙어 있는 감정이 힘을 잃게 된다는 심리적 전략. 그러면 그 생각과 어느 정도 거리를 두게 되고 그 생각이 사실이 아님을 깨닫게 된다.

도파민 Dopamine 행복감을 증가시키고 스트레스를 덜 받게 함으로써 사람들을 기분 좋게 만드는 호르몬. SNS에서 '좋아요'를 받을 때나 초콜릿을 먹을 때 도파민이 솟구치는 것처럼, 기분 좋은 것에 반응해 분비됨으로써 우리를 중독시킨다. 그래서 그 느낌을 계속 받고 싶은 생각이 든다.

독심술 Mind reading 다른 사람의 생각을 안다고 생각하는 부적응적인 생각 왜곡으로 대개 부정적이다.

동기부여 SOS 플랜 Motivation SOS Plan 현재의 동기부여 수준이 어느 정도인지 보다 의식적으로 인식하도록 도와주는 도구. 경고 신호, 위험 구역, 반응의 세 부분으로 구성돼 있으며, 동기부여가 사라지며 후퇴하기 전에 회복하는 데 도움이 되는 전략이 포함돼 있다.

동기부여 모델 Motivation Model 동기부여가 일반적으로 어떻게 작동하는지에 대해 눔이 개발한 모델로 3단계로 구성돼 있으며 그 안에서 급상승, 최고조, 급하락, 침체, 반등, 미끄러짐이 반복된다.

렙틴 Leptin 배부르다는 신호를 보내는 호르몬. 이 호르몬이 분비되면 먹는 것을 중단하게 된다. 그러나 어떤 사람들은 이 신호에 저항하고 계속 먹는 경우도 있다.

마음 집중의 순간들 Mindful moments 잠시 멈추고 현재의 순간에 집중하고 자신의 생각과 감정을 성찰해 보는 기회를 갖는 것.

마인드풀 식사 Mindful eating 먹는 과정과 감각을 완전히 의식하면서 집중해서 먹는 것.

마인드풀 운동 Mindful movement 운동하는 동안 감각에 주목하며 자기 인식과 목적을 가지고 하는 운동.

만성소화불량 Celiac disease 소장 내벽의 영양분 흡수를 저해하는 글루텐에 인체가 반응함으로써 생기는 자가 면역 상태. 만성소화불량이 있는 사람들은 글루텐이 함유된 음식을 먹지 않는 것이 좋다.

만족 지연 Delayed gratification 당장 보상을 받고 싶은 충동으로 순간적인 만족감에 굴복하기보다는 나중에 보상을 받기 위해 기꺼이 기다리는 과정. 대개의 경우, 즉각적인 작은 보상보다 나중에 더 큰 보상을 선택하는 것을 의미한다.

매슬로의 욕구 단계 Maslow's Hierarchy of Needs 심리학자 에이브러햄 매슬로가 1943년에 개발하고, 1960년대와 1970년대에 발전된 이론으로 사람들이 자신에게 필요한 것을 얻기 위해 동기부여가 되는 순서를 피라미드 형태로 보여준다. 피라미드의 바닥은 인간의 가장 기본적인 욕구를 나타내며, 인간은 가장 먼저 이 기본적인 것을 얻기 위해 동기부여를 받는다고 주장한다.

멀티태스킹 Multitasking 여러 가지 일을 동시에 하는 것. 일반적으로 멀티태스킹이 생산적으로 보이지만, 실제로는 한 번에 한 가지 일을 하는 것(이를 싱글태스킹이라고 한다)보다 더 많은 시간이 걸린다.

메타인지 Metacognition 우리와 생각은 별개라는 사실을 인식하고, 자신은 생각을 관찰하는 사람이라는 개념을 인식하는 복잡한 용어. 기술적으로, 메타인지는 인지에 대한 인지 또는 사고에 대한 생각을 의미한다.

멜라토닌 Melatonin 빛과 어둠, 즉 낮 시간의 주기에 영향받는 생리기능 주기에 반응해 분비되는 호르몬으로, 피로를 느끼게 하며 우리 몸이 수면을 취할 준비를 하도록 한다.

명상 Meditation 마음을 가라앉히거나 앉아서 마음 훈련하는 법을 배우는 고대의 훈련법으로 오늘날에는 여러 가지 버전으로 등장하고 있다. 연구에 따르면, 명상은 신체적 건강과 정신적 건강에 도움을 준다.

미끄러짐 및 재반등 Slips and surges 눔의 동기부여 모델의 3단계에서 맞는 국면. 동기부여가 파도처럼 변화하며 바닥으로 미끄러졌다가 다시 재반등하는 모습을 나타낸다.

미래 예측 Fortune-telling 미래에 무슨 일이 일어날지 안다고 생각하는 부정적 생각 왜곡의 유형. 부정적인 행동이나 생각으로 이어지는 경우가 대부분이다.

미량영양소 Micronutrient 음식에 들어 있는 비타민이나 미네랄같이 우리 몸이 기능하고 건강을 유지하기 위해 필요한 영양소.

반추 Rumination 같은 생각을 반복하거나, 같은 시나리오를 강박적으로 반복하는 과정.

변증법적 행동 치료 DBT(Dialectical Behavioral Therapy) 인지 행동 치료(CBT)에서 발전한 심리 치료의 일종인 변증법적 행동 치료는 감정을 억제하기보다는 인정함으로써 고통으로부터 회복력을 키우고, 감정 조절을 배우며, 자기효능감을 높이는 데 초점을 맞춘다. DBT는 원래 외상 후 스트레스 장애 같은 트라우마로 고통받는 사람들을 위해 사용됐지만, 사람들이 문제가 되는 행동과 불안한 감정을 다루는 것을 돕기 위해 여러 다양한 상황에서 유용하게 사용돼 왔다.

보상 Reward 마감일을 지킨 후에 자는 낮잠, 목표를 달성한 후 새 스웨터를 사는 것 등, 좋은 일을 해낸 대가로 얻는 좋은 것을 말한다. 보상은 누군가가 주는 것이 아니라, 달리기를 완주한 후에 느끼는 만족감처럼 자발적으로 발생하는 것도 있다. 보상을 받으면 보상받은 행동을 더 많이 할 가능성이 높다.

부교감신경계 Parasympathetic nervous system 우리의 기본 신경계 모드를 의미한다. 통상 스트레스로부터 회복돼 '안전하게 쉬며 소화시키는' 단계다.

부적응 반응 Maladaptive 상황이나 환경 조건에 제대로 적응하지 못하는 것. 예를 들어 실제로 위험하지 않은 것을 위험한 것으로 보고 스트레스 호르몬을 방출하는 것을 말한다.

부정성 편향 Negativity bias 수행평가가 칭찬으로 가득 차 있고 비평은 단 한 줄 밖에 없는데도 비평에 온 신경이 쓰이는 것처럼, 주목해야 할 긍정적인 면이 부정적인 면보다 훨씬 더 많은데도 부정적인 면만을 부각해서 인식하는 생각 왜곡의 한 유형.

부정적 강화 Negative reinforcement 어떤 일을 하면 싫어하는 일이 일어나지 않기 때문에 그 일을 자주 하게 되는 것을 말한다. 예를 들어, 어떤 프로젝트를 성공적으로 마치면 쉴 수 있기 때문에 그 일을 열심히 하는 것이라면, 일 자체의 성공보다는 쉰다는 것이 보상이 되는 것이므로 부정적인 강화라고 할 수 있다.

분리 Decentering 강한 감정(음식에 대한 갈망 등)을 우리 안의 무언가가 아니라 우리 밖의 무언가로 간주하는, 심리학에서의 메타인지 기술을 말한다. 이런 식으로 생각을 감정과 동일시하지 않으면 감정은 힘을 잃게 된다는 개념이다.

비만 유발자 Obesogenic 과도한 체중 증가 또는 비만을 촉진하는 모든 것을 말함. 일반적으로 화학물질이 많은 환경 또는 고도로 가공된 식품을 지칭한다.

비운동 활동 열생성 NEAT(Non-Exercise Activity Thermogenesis) 의도적으로 운동을 하지 않아도 하루 종일 움직이면서 발생하는 에너지나 칼로리 소모. 매일 일상적인 움직임만으로도 한 번의 운동으로 할 수 있는 것보다 더 많은 칼로리를 태울 수 있기 때문에, 체중 감량을 원한다면 하루 종일 많이 움직이는 것이 중요하다. 물론 하루 종일 움직이는 것은 건강에도 좋고, 앉아서 하는 생활에서 오는 부정적인 영향도 막을 수 있다.

비이성적인 비교 사고 Irrationally comparative thinking 불리한 방식으로 자

신을 다른 사람과 비교하는 생각 왜곡의 유형. 예를 들어 자신은 다른 사람에 비해 몸매가 멋지지 못하다거나 다른 사람만큼 직업적 성공을 거두지 못할 것이라고 생각한다.

비척도 승리 NSV(Non-Scale Victory) 건강한 체중 감량은 자신감을 느끼고, 신체적으로 편안함을 느끼고, 더 많은 에너지를 갖는 등 체중계의 숫자와 상관없이 이로운 점이 많다는 의미로 사용되는 단어.

생각의 왜곡 Thought distortion 강한 감정에 의해 촉발돼 사실처럼 느껴지지만 실제로는 사실이 아닌 사고 패턴. 예를 들어 '케이크는 나쁜 것'이라거나 '나는 운동을 하지 않기 때문에 실패한 사람이다' 같은 심리적으로 좌절감을 주거나 부적응적인 생각으로 심리학에서는 '인지 왜곡cognitive distortion'이라고도 부른다.

성과 목표 Performance goal 학습을 목표로 하는 학습 목표와 달리 3시간 이내에 하프 마라톤을 뛰거나 2분간 물구나무서기를 하는 등 일정 수준의 성과를 내는 데 초점을 맞춘 목표 유형으로, 본질적으로 더 동기부여가 되는 경향이 있다.

성장 마인드 Growth mindset 자신의 노력으로 능력을 향상시키고 변화시킬 수 있다는 마음가짐. 반대는 고정 마인드다.

세로토닌 Serotonin 신체적 운동과 신체적 접촉을 하면 행복감 등 긍정적인 감정을 느끼게 하는 호르몬.

수면 위생 잠자리에 들기 전에 하는 일과 수면 환경을 수면 위생이라고 부른다. 이 두 가지가 얼마나 잘 자는지에 영향을 준다.

수용 전념 치료 ACT(Acceptance and Commitment Therapy) 인지 행동 치료(CBT)와 변증법적 행동 치료(DBT)에서 발전한 최근의 심리 치료 유형. 사람들이 자신의 감정적인 반응을 부정하거나 억압하는 것이 아니라 유효한 것으로 인정하고 받아들이도록 도와준다.

슈퍼 목표 Super goal 상위 목표라고도 하는 이 목표는 목표 달성에 도움이 되는 하위 목표를 가진 높은 수준의 목표로 상위 목표superordinate goal라고도 부른다. 예를 들어 슈퍼 목표가 건강해지는 것이라면, 하위 목표는 체육관에 가거나 규칙적인 운동을 하는 것이 될 수 있다.

습관 묶음 Habit bundling 이미 가지고 있는 습관(칫솔질)과 가지고 싶은 새로운 습관(치실 사용)을 결합하는 것으로, 새로운 습관을 확립하는 데 매우 효과적이다

시각화Visualization 장면, 상황, 목표 달성 등 시각적으로 마음속에서 상상할 수 있는 모든 것을 이미지화하는 것.

시점 할인 Temporal discounting 사람은 미래의 결과에는 현재의 결과보다 관심을 덜 가진다는 경향. 원래 생존 반응일 가능성이 높다.

식물 기반 Plant-based 식물에서 나오는 음식만을 섭취하는 식단 패턴.

식물 영양소 Phytonutrient 식물에 들어 있는 항산화 및 항염증 화합물. 질병 위험을 줄이고 우리를 더 건강하게 만들어준다.

신경 가소성 Neuroplasticity 뇌가 손상된 후에도 경로를 변경하는 등 상황에 적응해 변화한다는 개념. 뇌가 부상을 입는 경우 뇌가 신경 기능을 부상당한 부위에서 건강한 부위로 재배치할 수 있다는 것을 의미함.

신경 생성 Neurogenesis 가장 일반적 형태의 뇌세포인 뉴런을 더 많이 생산하는 것.

신경과학Neuroscience 뇌와 광범위한 신경계에 관련된 모든 과정을 탐구하는 과학 분야.

신진대사Metabolism 음식을 에너지로 바꾸고, 그 에너지를 사용하는 것과 관련된 신체의 모든 물리적·생화학적 과정.

실행 기능 Executive function 추론, 기억, 우선순위 부여, 산만함 무시, 만족

감 지연 등을 통해 보다 본능적인 반응을 무시할 수 있는 고등 두뇌 기능.

실행 의도 Implementation intention '~이면 ~한다if-then' 플랜을 통해 행동을 바꾸려는 의도를 설정하는 과정을 말한다. "하루 종일 스트레스를 받고 나서 단것이 먹고 싶다면, 일단 과일 한 조각을 먼저 먹은 다음 20분 후에 정말 배가 고픈지 다시 평가할 것이다."

심박수 변이도 Heart rate variability 심장이 스트레스로부터 얼마나 잘 회복되는지를 근거로 한 심혈관 건강의 척도. 운동할 때는 심박수가 올라가고, 가만히 있을 때는 심박수가 급격하게 떨어진다. 심박수 변이도는 휴식 중일 때의 심박수에 영향을 받는다. 휴식 중일 때 심박수가 낮을수록 그리고 심박수가 올라갔다가 더 빨리 내려올수록, 심박수 변이도는 더 높아진다(더 좋은 것이다).

심상요법Guided imagery 치료사나 명상 전문가의 인도 하에 특정한 무언가를 상상함으로써 효과를 거두는 명상 또는 마음 훈련의 유형.

싱글태스킹Single-tasking 멀티태스킹과는 대조적으로 한 번에 한 가지 일을 하는 것.

아드레날린Adrenaline 신체의 교감신경계를 자극하는 부신副腎, adrenal glands에 의해 생성되는 스트레스 반응과 밀접하게 관련된 신경 호르몬으로, 투쟁-도피 반응을 활성화시켜 우리 몸이 비상 사태에 대처할 수 있도록 돕는다. 에피네프린epinephrine이라고도 한다.

안개 먹기 Fog eating 무엇을 얼마나 많이 먹는지 전혀 의식하지 않고 아무 생각 없이 먹는 것을 뜻하는 눔 용어.

연료 먹기 Fuel eating 말 그대로 몸에 연료를 공급할 목적으로 먹는 것. 감정적인 이유나 다른 이유보다는 몸에 에너지를 공급하고 건강을 증진시키기 위한 목적으로 몸에 영양이 되는 음식을 선택해서 먹는다.

영양 밀도 Nutritional density 음식에 들어 있는 영양소의 양. 예를 들어, 캔디바는 칼로리는 높지만 영양소는 많지 않기 때문에 영양 밀도가 낮다고 말하고, 블루베리는 칼로리는 적지만 영양분이 많기 때문에 영양 밀도가 높다고 한다.

완전채식주의자 Vegan 유제품, 달걀, 꿀 등 어떤 종류의 동물성 제품도 먹지 않는 생활 방식. 완전채식주의자들은 완전채식주의를 단순한 식단으로만 여기는 것이 아니라, 개인적인 즐거움이나 이익을 위해 동물을 죽여서는 안 된다는 윤리적 입장을 표명한다.

외재적 동기부여 Extrinsic motivation 보상 또는 인정을 받거나 부정적인 결과가 일어나지 않도록 하는 등 외부 요인을 조건으로 하는 동기부여.

움직이며 하는 명상 Moving meditation 걷거나 운동하면서 명상하는 것. 움직이며 하는 명상은 대개 천천히 원을 그리며 걷는 것이 보통이지만 어디서든 할 수 있다. 자연 속을 거닐거나 심지어 역기 들기 같은 체계적인 근력 운동을 하면서도 할 수 있다.

위험 구역 Danger zone 새로운 습관에서 후퇴하고 있다는 것을 깨닫는 구간. 다시 정상 궤도로 복귀하기 위해 동기부여 SOS 플랜이 개입해야 하는 신호가 될 수 있다.

음식 문화 Food culture 우리가 현재 살고 있는 음식 환경. 오늘날의 음식 문화를 말할 것 같으면, 고열량 정크푸드가 대세를 이루고 있는 문화라고 할 수 있다.

음식 제한 Food restriction 체중 감소나 건강상의 이유로 섭취할 수 있는 음식의 양이나 종류를 제한하는 것.

의사 결정 피로 Decision fatigue 하루 종일 의사 결정에 시달리다 보면 의사 결정이 훨씬 더 어려워진다는 의미를 나타내는 용어로, 우리 뇌의 집행 기능이 고갈된 데 따른 부작용이다.

의식적 분리 Conscious decoupling 행동과 동기부여를 의도적으로 분리함으로써, 동기부여가 낮아져도 새로운 건강 습관을 지속하는 데 방해가 되지 않도록 하는 것을 말한다. 이는 공식적인 심리학적 용어는 아니다.

이분법적 All-or-nothing 중간 입장이나 미묘한 차이를 고려하지 않고 사물을 절대적 관점으로만 보는, 생각 왜곡의 가장 일반적인 유형. 예를 들면, "모든 설탕은 나쁜 거야" "나는 결코 건강해질 수 없을 거야" "나는 오늘 체육관을 빼먹었기 때문에 실패자야"라고 단정짓는 것이다.

인생의 수레바퀴 Wheel of Life 삶의 다양한 측면을 파이 차트로 표현한 것으로, 한 사람이 각 파이 조각에 얼마나 많은 시간과 노력을 쏟는지 보여주기 위해 건강 코치들이 자주 사용한다. 이 수레바퀴는 삶의 균형과 만족도를 평가하는 데 주로 사용된다.

인지 융합 Cognitive fusion 진실이 아닌 생각을 진실인 것처럼 느끼게 만드는 강한 감정을 유발하는 생각들의 융합을 일컫는 심리학적 용어.

인지 재구성 Cognitive reframing 인지 재평가Cognitive Reappraisal 또는 인지 재편cognitive restructuring이라고도 함. 마치 사진 액자를 바꾸는 것처럼, 생각이나 느낌의 맥락을 바꾸는 것을 말한다. 일련의 다른 사실들을 감안하거나 다른 시각으로 보는 것이 도움이 될 수 있다는 개념.

인지 탈융합 Cognitive defusion 어떤 생각을 느낌이나 감정으로부터 분리시키는 심리학적 기법. 어떤 생각이 타당하게 느껴지더라도 그 생각이 사실이 아닐 수도 있다는 것을 더 명확하게 알 수 있다.

인지 행동 치료 CBT(Cognitive Behavioral therapy) 사람들에게 문제가 있는 행동과 감정을 바꾸게 해서 그 문제에 대처하도록 가르치는 치료 방법. 눔의 많은 기술들은 CBT에 기반을 두고 있다.

자가 실험 Self-experimentation 실험을 위해 자신을 이용하는 것. 예를 들어 어떤 식단이 효과가 있는지 알기 위해 체계적으로 여러 종류의 식단이나 운동을 시도하는 실험을 할 수 있다. 물론 이 실험에는 실험이 끝나면 평가를 내릴 수 있도록, 무엇을 했고 그것이 얼마나 효과가 있는지 추적하는 것이 포함돼야 한다.

자기 규제 Self-regulation 우리와 다른 사람에게 이익이 되는 방식으로 행동을 평가하고 자제하는 능력을 갖는 것. 여러 유형의 심리 치료, 특히 변증법적 행동 치료(DBT)의 목표이기도 하다.

자기기만 Self-sabotage 자신의 정신적, 신체적, 또는 감정적 성장이나 행복에 반하는 행동을 하는 것.

자기 인식 Self-awareness 자신을 알고, 자신이 무엇을 왜 하는지를 의도적으로 인식하는 것.

자기 초월 Self-transcendence 자신과 자신의 욕구 이상을 보면서 더 큰 그림과 다른 사람의 욕구까지 생각하는 능력.

자기결정이론 SDT(Self-determination theory) 인간의 행동은 외부적인 영향(외재적 동기부여)과 내부적인 욕망(내재적 동기부여)에 의해 이루어진다는 개념. 이 이론은 보다 본질적인 동기를 가진 사람들이 더 만족하는 경향이 있다(성취감을 느낀다)는 점을 시사한다.

자기효능감 Self-efficacy 무언가를 성취할 수 있다는 자신의 능력을 믿는 마음가짐.

자연식품 Whole food 가공되지 않은 식품, 자연이 만든 그대로의 식품.

자율적 동기부여 Autonomous motivation 어떤 행동이 개인의 가치관과 신념에 부합하기 때문에 가치가 있다는 생각에서 나오는 동기부여의 유형.

재미로 먹기 Fun eating 영양 섭취와는 상관없이 즐거움을 위해 먹는 것. 재미로 먹는 것은 잘못된 것이 아니다! 자연스럽고 정상적인 여러 먹기 유형 중 하나다.

저탄수화물Low-carb**식단** 다른 다량영양소보다 탄수화물을 더 적게 먹는 생활 방식.

정당화Justification "오늘 운동을 했으니 디저트를 많이 먹어도 괜찮겠지"라며 자신의 행동을 변명하며 합리화하는 것을 말한다.

조작적 조건 형성 Operant conditioning (긍정적이든 부정적이든) 강화된 행동이 반복될 가능성이 높다는 심리학적 개념.

즉석 동기부여 팁QMT(Quick Motivational Tip) 사람들의 동기부여를 높일 수 있는 작은 정보라는 의미의 눔 용어.

지중해식 식단 Mediterranean diet 지중해 주변에 위치한 나라들의 전통적인 식단. 주로 채소, 과일, 올리브유, 견과류, 씨앗류 등 가공되지 않은 식물 기반 식품, 해산물 등을 먹으며 때로는 포도주를 곁들이기도 한다. 지중해식 식단은 활동적인 생활, 가족과 지역사회의 후원, 야외에서의 많은 시간 보내기 등과도 관련이 있다.

집행 기능 Executive function 추론, 기억, 우선순위 설정, 집중 방해물 무시, 만족 지연 등을 통해 본능적인 반응을 억제하는 두뇌의 고등 기능.

채식주의자Vegetarian 주로 채식을 먹지만, 유제품이나 달걀은 허용하는 생활 방식.

책임후원이론Supportive accountability theory 풍부한 지식으로 목표 달성을 지원하는 코치가 있으면 새로운 건강 관련 습관을 채택할 가능성을 크게 증가시킨다는 이론.

체질량지수BMI(Body Mass Index) 키와 몸무게를 사용해 지방의 양을 측정(BMI= 몸무게(kg)/키(m)^2)하는 방법으로, 저체중, 정상체중, 과체중, 비만의 범주를 정의하는 수치로 자주 사용된다.

체질적 스트레스 반응 Diathesis stress response 건강 이상은 그 문제에 대한 유전적 소인과 그 문제가 실제로 발생되도록 촉발시킨 스트레스가 복합적으로 작용해 생긴다는 이론.

촉발 요인 Trigger 행동 연쇄의 발단이 되는 사건이나 행동. 촉발 요인은 정신적이나 감정적인 것이 될 수도 있고, 신체적인 것이 될 수도 있으며, 사회적인 것이 될 수도 있다. 좋아하는 음식 사진을 보면서 먹거나 스트레스를 받는 시간일 수도 있다. 촉발 요인은 생각과 느낌을 초래하고, 생각과 느낌은 행동으로 이어지며, 행동은 결과물로 이어진다.

최고조 상태 Honeymoon 늪의 동기부여 모델의 1단계에서 두 번째로 맞는 국면이다. 동기부여가 최고조에 달할 때다. 이미 목표를 달성하기 위한 노력에 착수했고, 긍정적인 결과도 보고 있다. 현재 최고의 동기부여 상태를 맛보고 있다! 이 시기에는 눈은 밝고 낙천적이며, 동기부여는 하늘을 찌를 듯하다.

충동 서핑 Urge surfing 익숙한 일을 하지 않을 때 오는 불편함의 파도를 서퍼처럼 능숙하게 타는 과정을 말한다. 충동 서핑은 습관을 끊기 위한 좋은 전략이다.

침체 Lapse 늪의 동기부여 모델 2단계의 두 번째 국면으로, 체육관 가는 것을 빼먹거나 야심 차게 세웠던 식단 계획을 포기하기 시작할 때다. 이 시기에 이르면 지금까지 잘 해오던 것이 갑자기 힘들게 느껴지고, 결국 그 행동을 멈추거나 꾸준히 하지 못한다. 물론 여전히 목표를 향해 노력할 의도가 있지만, 더 이상 재미없어지고 목표에 도달할 자신감도 없어졌다. 침체가 중요한 이유는 자신과 목표에 대해 다시 생각하게 하고, 무엇이 효과적이고 무엇이 그렇지 않은지를 배울 수 있다는 것이다. 침체는 목표를 점검하고 재편할 수 있는 기회를 제공해 준다.

칼로리 밀도 Calorie density 음식의 칼로리 함량을 그 음식의 무게로 나눈 수치. 치즈같이 무게에 비해 칼로리가 많은 음식은 칼로리 밀도가 높은 반면, 상추같이 무게에 비해 칼로리가 적은 음식은 칼로리 밀도가 낮다.

칼로리 부족 Calorie deficit 섭취하는 에너지보다 소비하는 에너지가 더 많은 것을 말한다. 이 상태가 계속되면 체중 감소로 이어진다.

케토 Keto 케토제닉ketogenic의 줄임말로, 고지방, 저탄수화물 식품을 위주로 먹는 체중 감량 식단. 장기간 계속하기는 어렵기도 하고 건강에 좋지 않을 수도 있다.

코르티솔 Cortisol 스트레스에 반응해 부신에서 분비되는 호르몬으로, 몸이 투쟁-도피 반응 모드나 교감신경계 모드로 전환되도록 도와준다.

탈동일시 Disidentification 생각과 감정을 자신에게서 분리시켜 생각과 감정에 지배받지 않도록 하는 심리학적 훈련.

투영 Projection 자신의 감정을 다른 사람에게 투사한다는 심리학 용어.

팔레오 Paleo 구석기 시대 인간의 식습관과 가능한 한 가깝게 모방하는 식단 패턴이나 생활 방식을 말한다. 일반적으로 채소, 과일, 고기, 해산물, 달걀, 견과류, 씨앗류 등 수렵 채집자들이 얻을 수 있는 일체의 가공되지 않은 자연식품 식단이다. 또 팔레오는 체계적인 운동 대신 자연과 더 조화롭게 사는 자연적 활동을 강조하는 삶을 가리키는 말이기도 하다. 팔레오 식단에는 농업 혁명 이후 인간의 식단에 등장한 곡물이나 콩류는 포함되지 않는다. 때로는 유제품도 제외한다.

포만감 척도 Satiety scale 배고픔과 포만감을 측정하기 위해 눔이 개발한 척도.

폭풍 먹기 Storm eating 먹는 음식의 종류나 양에 통제력이 부족한 유형의 먹는 습관. 일반적으로 강한 감정에 반응해 먹는 것을 진정의 수단으로 삼는 것을 지칭한다.

피드백 고리 Feedback loop 과거 또는 현재의 어느 시스템(당신의 뇌와 같은)의 출력이 어떻게 해서 현재 또는 미래에 그 시스템에 입력이 되는지를 설명하는 과정이다. 예를 들어, 케이크를 먹고 싶은 갈망이 생기고 그 갈망에 굴복해 도파민이 분출됐다면(좋은 느낌을 받았다면), 뇌는 기분 좋은 느낌을 추구하기 때문에 케이크를 더 먹고 싶게 만든다는 것이다.

하위 목표 Sub goal 슈퍼 목표를 향해 나아가는 데 도움이 되는 작고 즉각적인 목표로 종속 목표subordinate goal라고도 부른다.

학습 목표 Learning goal 외적인 보상보다는 무언가를 배우는 것 자체를 목표로 삼는 것. 예를 들어, 보상을 받기 위해서가 아니라 달리는 습관을 기르기 위해 5km 달리기를 훈련하는 것도 학습 목표에 해당된다. 숙달 목표mastery goal라고도 한다.

학습된 근면성 Learned industriousness 열심히 일한 결과에 대해 보상을 받은 경험에 따라, 앞으로도 계속 열심히 노력하고 어려운 일에 도전하려는 동기.

해로운 긍정성 Toxic positivity 부정적인 느낌이나 상황의 원인을 파악하기보다는 긍정적인 느낌이나 감정에만 집중하는 것을 말한다. 해로운 긍정성은 다른 사람의 깊은 감정을 인정하지 않기 때문에 다른 사람에게 상처가 될 수 있다.

해석 수준 이론 CLT(Construal Level Theory) 사람들이 자신의 행동 뒤에 숨겨진 '왜'라는 큰 그림에 대해 생각하면, 현재의 세부적 사항만 볼 때보다 바꾸길 원하는 습관을 더 잘 바꿀 수 있다는 이론이다. 예를 들어, 가족력인 당뇨병을 피하려면 더 건강해져야 한다고 생각하거나 당뇨를 앓고 있는 가족들에 대해 생각하면, 접시 위의 도넛보다 더 강력한 동기부여가 될 수 있다.

핵심 습관 Keystone habit 눔이 확인한 일곱 가지 기본 습관으로, 건강과 건강한 체중을 유지하는 데 도움이 될 수 있다. 일곱 가지 핵심 습관은 아침 식사하기, 규칙적으로 먹고, 양을 조절하고, 식단을 조절하고(가공식품 먹지 않고), 선입견을 버리고, 단 음료를 끊고, 마인드풀 식사를 하는 것 등이다.

행동 각본 Script 촉발 요인에 반응해 반복하는 일로, 반복하면 습관이 될 수 있다. 예를 들어 힘든 날을 보낼 때마다 자동적으로 와인 한잔에 손을 뻗거나 패스트푸드를 먹는 행동 각본을 가지고 있을 수 있다.

행동 연쇄 Behavior chain 고착화된 습관으로 이어지는 일련의 사건을 말한다. 이 사건은 촉발 요인으로 시작해서 생각으로 이어지고, 행동으로, 최종 결과물로 이어지며, 시간이 지나면서 습관으로 굳어진다.

확언Affirmation 부정적인 생각을 긍정적인 동기부여로 바꾸는 심리적 전략. 예를 들어 '할 수 없을 것 같다'라는 생각이 들어도 "나는 할 수 있어!"라는 말을 스스로에게 반복하는 것이다.

주석

Fred C. Lunenburg. "Goal Setting Theory of Motivation." *International Journal of Management, Business, and Administration*, 15, 1 (2011). https://doi.org/10.1017/s0007114515004699;

"10 Protein and Amino Acids." Institute of Medicine. 2005. Dietary Reference Intakes for Energy, Carbohydrate, Fiber, Fat, Fatty Acids, Cholesterol, Protein, and Amino Acids. Washington, DC: The National Academies Press. doi: 10.17226/10490.

Ibid.

Agnese Mariotti. "The effects of chronic stress on health: new insights into the molecular mechanism of brain-body communication." *Future Science*. 1: 3, 2015. https://dx.doi.org/10.4155%2Ffso.15.21

Janice K. Kiecolt-Glaser, Martha A. Belury, Rebecca Andridge, William B. Malarky, and Ronald Glaser. "Omega-3 supplementation lowers inflammation and anxiety in medical students: A randomized controlled trial." *Brain, Behavior, and Immunity*. 25:8, 2011. https://doi.org/10.1016/j.bbi.2011.07.229;

Matthew R. Hilimire, Jordan E. DeVylder, and Catherine A. Forestell. "Fermented foods, neuroticism, and social anxiety: An interaction model." *Psychiatry Research*. 228:2, 2015. https://doi.org/10.1016/j.psychres.2015.04.023

Alberto Hernandez-Reyes, Fernando Camara-Martos, Angela Vidal, Rafael

Molina-Luque, and Rafael Moreno-Rojas. "Effects of Self-Weighing During Weight Loss Treatment: A 6-Month Randomized Controlled Trial." *Frontier Psychology*. March 10, 2020. https://doi.org/10.3389/fpsyg.2020.00397

01 변화는 우리에게 달려 있다

1 Edward L. Deci & Richard M. Ryan (2000) The "What" and "Why" of Goal Pursuits: Human Needs and the Self-Determination of Behavior, Psychological Inquiry, 11:4, 227-268. https://www.tandfonline.com/action/showCitFormats?doi=10.1207%2FS15327965PLI1104_01

2 Ntoumanis, N., Healy, L.C., Sedikides, C., Duda, J., Stewart, B., Smith, A. and Bond, J. (2014), Motivation and Goal Persistence. J Pers, 82: 225-236. https://doi.org/10.1111/jopy.12047 https://psycnet.apa.org/doi/10.1111/jopy.12047

3 "Noom is Grounded in Science." Research, Noom. https://web.noom.com/research/

4 Gregory N. Ruegsegger and Frank W. Booth. "Health Benefits of Exercise." *Cold Spring Harbor Perspectives in Medicine*. 2018. https://dx.doi.org/10.1101%2Fcshperspect.a029694

5 Laurie R. Santos and Alexandra G. Rosati. "The Evolutionary Roots of Human Decision Making." *Annual Review of Psychology*. Vol. 66:321-374. Jan 2015. https://doi.org/10.1146/annurev-psych-010814-015310

6 Edell, B. H., Edington, S., Herd, B., O'Brien, R. M., & Witkin, G.(1987). Self-efficacy and self-motivation as predictors of weightloss. Addictive Behaviors, 12(1), 63-66.

7 This quiz is loosely based on the Stanford SPARQ Tools measure of self-efficacy: https://sparqtools.org/mobility-measure/newgeneral-self-efficacy-scale/#all-survey-questions

8 Berkman, E. T. (2018). The neuroscience of goals and behavior change. *Consulting Psychology Journal: Practice and Research, 70*(1), 28 –44. https://doi.apa.org/doi/10.1037/cpb0000094

9 Bailey, Ryan R. "Goal Setting and Action Planning for Health Behavior Change."

American Journal of Lifestyle Medicine 13, no. 6 (November 2019): 615 – 18. https://doi.org/10.1177%2F1559827617729634

10 Dotson, R. (2016). Goal setting to increase student academic performance. Journal of School Administration Research and Development, 1(1), 45–46.

11 David Scott Yeager and Carol S. Dweck. "Mindsets That Promote Resilience: /when Students Believe That Personal Characteristics Can Be Developed." *Educational Psychologist*. 47:4. (2012). 302–314. http://dx.doi.org/10.1080/00461520.2012.722805

12 Carol S. Dweck. Mindset: The New Psychology of Success.(New York: Ballantine Books, 2007). https://www.penguinrandomhouse.com/books/44330/mindset-by-carol-sdweck-phd/

13 Samuel, T. S., & Warner, J. (2021). "I can math!": reducing math anxiety and increasing math self-efficacy using a mindfulness and growth mindset-based intervention in first-year students. Community College Journal of Research and Practice, 45(3),205–222; Heslin, P. A., Burnette, J. L., & Ryu, N. G. (2021). Does a Growth Mindset Enable Successful Aging? Work, Aging and Retirement, 7(2), 79–89.

14 Lee DS, Ybarra O. Cultivating Effective Social Support Through Abstraction: Reframing Social Support Promotes Goal-Pursuit. Pers Soc Psychol Bull. 2017 Apr;43(4):453–464. doi:10.1177/0146167216688205. Epub 2017 Jan 31. PMID: 28903654.

15 Clear, J. (2018). Atomic Habits: Tiny Changes, Remarkable Results: An Easy & Proven Way to Build Good Habits & Break Bad Ones. New York: Avery, an imprint of Penguin Random House.

16 Orth, W.S., Madan, A.K., Taddeucci, R.J. et al. Support Group Meeting Attendance is Associated with Better Weight Loss. OBES SURG 18, 391 – 394 (2008). https://doi.org/10.1007/s11695-008-9444-8

17 Patrice Voss, Maryse E. Thomas, J. Miguel Cisneros-Franco, and Etienne de Villers-Sidani. "Dynamic Brains and the Changing Rules of Neuroplasticity: Implications for Learning and Recovery." Front. Psychol., October 4, 2017. https://www.frontiersin.org/articles/10.3389/fpsyg.2017.01657/full

18 Simon C. Dyall. "Long-chain omega-3 fatty acids and the brain:a review of the independent and shared effects of EPA, DPA, and DHA." Front. Aging Neurosci. April 21, 2015.https://dx.doi.org/10.3389%2Ffnagi.2015.00052

19 David Vauzour. "Dietary Polyphenols as Modulators of Brain Functions: Biological Actions and Molecular Mechanisms Underpinning Their Beneficial Effects." *Oxidative Medicine and Cellular Longevity*. June 3, 2012. https://dx.doi.org/10.1155%2F2012%2F914273

20 Sama F. Sleiman, Jeffery Henry, Rami Al Haddad, Lauretta El Hayek, Edwina Abou Haidar, Thomas Stringer, Devrani Ulja, Saravanan S. Karuppagounder, Edward B. Holson, Rajiv R. Ratan, Ipe Ninan, Moses V. Chao. "Exercise promotes the expression of brain-derived neurotrophic factor (BDNF) through the action of the ketone body B-hydroxy butyrate." eLife. 5:15092. 2016. https://dx.doi.org/10.7554%2FeLife.15092

21 Kuljeet Singh Anand and Vikas Dhikav. "Hippocampus in health and disease: an overview." *Official Journal of Indian Academy of Neurology*. 15:4 (2012). 239-246. https://dx.doi.org/10.4103%2F0972-2327.104323

22 Nadia Aalling Jessen, Anne Sofi e Finmann Munk, Iben Lundgaard and Maiken Nedergaard. "The Glymphatic System: A Beginner's Guide." *Neurochemical Research*. 40 (2015) 2583-2599. https://dx.doi.org/10.1007%2Fs11064-015-1581-6

23 Chai M. Tyng, Hafeez U. Amin, Mohamad N. M. Saad, and Aamir S. Malik. "Th Influences of Emotion on Learning and Memory." Front. Psychol. August 24, 2017. https://doi.org/10.3389/fpsyg.2017.01454

24 Harvey S. Levin. "Neuroplasticity following non-penetrating traumatic brain injury." Brain Injury. 17:8 (2009) 665-674. https://doi.org/10.1080/026990503100010715 1; YouRong Sophie Su, Aanand Veeravagu, and Gerakd Grant. "Neuroplasticity after Traumatic *Brain Injury*." in *Translational Research in Traumatic brain Injury*. (Boca Raton, FL: CRC Press/Taylor and Francis Group; 2016); Caeyenberghs, K., Clemente, A., Imms, P., Egan, G., Hocking, D. R., Leemans, A., & Wilson, P. H. (2018). Evidence for training-dependent structural neuroplasticity in brain-injured patients: a critical review. Neurorehabilitation and Neural Repair, 32(2), 99-114. https://www.ncbi.

nlm.nih.gov/books/NBK326735/;

25 Meule, A. The Psychology of Food Cravings: the Role of Food Deprivation. Curr Nutr Rep 9, 251 – 257 (2020). https://doi.org/10.1007/s13668-020-00326-0

26 K. Richard Ridderunkhof and Marcel Brass. "How Kinesthetic Motor Imagery Works: A predictive-processing theory of visualization in sports and motor expertise." Journal of Physiology - Paris. 109: 1-3. (2015). 53-63. https://doi.org/10.1016/j.jphysparis.2015.02.003; Richard M. Suinn. "Visualization in Sports" in *Imagery in Sports and Physical Performance*. (New York: Baywood Publishing Company, INC.(1994). 23-39. https://books.google.com/books?hl=en&lr=&id=zwc-YNnho0sC&oi=fnd&pg=PA23&dq=Visualization+in+Sports&ots=A7-RNqf1xe&sig=FqwAjDqyXSKTjErsRwPI54mgvus#v=onepage&q=Visualization%20in%20Sports&f=false

27 Margaret Cocks PhD., Carol-Anna Moulton PhD., Shelly Luu MD., and Tulin Cil MD. "What Surgeons can Learn From Athletes: Mental Practice in Sports and Surgery." *Journal of Surgical Education*. 71:2. (2014). 262-269. https://doi.org/10.1016/j.jsurg.2013.07.002

28 Andersson, E. K., & Moss, T. P. (2011). Imagery and implementation intention: A randomized controlled trial of interventions to increase exercise behaviour in the general population. Psychology of Sport and Exercise, 12(2), 63-70.

29 Skottnik, L., & Linden, D. E. (2019). Mental imagery and brain regulation—new links between psychotherapy and neuroscience. Frontiers in psychiatry, 10, 779.

30 Phillippa Lally, Cornelia H. M. Van Jaarsveld, Henry W. W. Potts, and Jane Wardle. "How are habits formed: Modelling habit formation in the real world." Eur. J. Soc. Psychol. 40. (2010). 998-1009. http://repositorio.ispa.pt/bitstream/10400.12/3364/1/IJSP_998-1009.pdf

02 슈퍼 목표가 꼭 필요한 이유

1 This paper surveyed a lot of different goal-setting research projects over the years to draw theoretical conclusions about what works. They use as an example the superordinate (Super) goal "create less garbage." (This obviously wasn't health related, but

it was a good goal for the purposes of this study.) Creating less garbage isn't something you do in a week, then forget it. It's a goal to make a lifestyle change. It requires a sustained longertermeff ort, with smaller, supporting habit changes accomplished through sub goals, such as buying food in bulk, prioritizing products with minimal packaging, and recycling more. Without the sub goals, you would never get to the Super Goal, but without the Super Goal, it can be easy to lose sight of that long-term goal when it becomes inconvenient, such as when you don't feel like schlepping your cast-off s to the recycling center or buying in bulk. Having a Super Goal is, to put it another way, motivating. A study on the goal-setting theory of motivation32 published in the *International Journal of Management, Business, and Administration* claims that "goal setting is the underlying explanation for all major theories of work motivation." We think that applies not just to work but also to your personal life. You can have a general idea of what you want, but when you set a goal, you are setting up the framework for an action plan. A Super Goal can guide your decisions and help you to determine what sub goals can get you there, as well as helping you stick to your plan when it gets difficult. So, hooray for both Super Goals and sub goals! Are you ready to nail some down?

2 Hal E. Hershfield. "Future self-continuity: how conceptions of the future self-transform intertemporal choice". *Decision Making Over the Life Span*. 1235:1 (2011) 30-43. https://dx.doi.org/10.1111%2Fj.1749-6632.2011.06201.

3 Ng, Johan Y. Y., Nikos Ntoumanis, Cecilie Thogersen-Ntoumani, Edward L. Deci, Richard M. Ryan, Joan L. Duda, and Geoffrey C. Williams. "Self-Determination Theory Applied to Health Contexts: A Meta-Analysis." *Perspectives on Psychological Science* 7, no. 4 (July 2012): 325 - 40. https://doi.org/10.1177%2F1745691612447309

4 Locke, E. A., & Latham, G. P. (2002). Building a practically useful theory of goal setting and task motivation: A 35-year odyssey. *American Psychologist*, 57(9), 705 - 717. https://psycnet.apa.org/doi/10.1037/0003-066X.57.9.705

5 E.T. Berkman. "The neuroscience of goals and behavior change." *Consulting Psychology Journal: Practice and Research*. 70:1 (2018), 28-44. https://dx.doi.org/10.1037%2Fcpb0000094

6 Edwin A. Locke and Gary P. Latham. *New Developments in Goal Setting and Task Performance*. (New York: Routledge, 2012). https://doi.org/10.4324/9780203082744

7 Osahon Ogbeiwi. "Why written objectives need to be really SMART." *British Journal of Healthcare Management*. 23:7 (2017). http://dx.doi.org/10.12968/bjhc.2017.23.7.324; K. Blaine Lawlor and Martin J. Hornyak. "SMART Goals: How the Application of SMART Goals can Contribute to Achievement of Student Learning Outcomes." *Developments in Business Simulation and Experiential Learning*. 39 (2012), 259-267.

8 Edwin A. Locke and Gary P. Latham. "Building a practically useful theory of goal setting and task motivation: A 35-year odyssey." *American Psychologist*. 57:9 (2002), 705-717. https://doi.org/10.1037/0003-066X.57.9.705

9 Behr, Heather, Annabell S. Ho, Ellen S. Mitchell, Qiuchen Yang, Laura DeLuca, and Andreas Michealides. 2021. "How Do Emotions during Goal Pursuit in Weight Change over Time? Retrospective Computational Text Analysis of Goal Setting and Striving Conversations with a Coach during a Mobile Weight Loss Program" *International Journal of Environmental Research and Public Health* 18, no. 12: 6600. https://www.mdpi.com/1660-4601/18/12/6600

10 Michaela C. Schippers, Dominique Morisano, Edwin A. Locke, Ad W.A. Scheepers, Gary P. Latham, Elisabeth M. de Jong, Writing about personal goals and plans regardless of goal type boosts academic performance, Contemporary Educational Psychology, Volume 60, 2020. https://doi.org/10.1016/j.cedpsych.2019.101823

11 Chhabria K, Ross K, Sacco S, Leahey T. "The Assessment of Supportive Accountability in Adults Seeking Obesity Treatment: Psychometric Validation Study" *J Med Internet Res* 2020;22(7): e17967 https://dx.doi.org/10.2196%2F17967

12 Seeley, E. A., & Gardner, W. L. (2006). Succeeding at Self-Control through a Focus on Others: The Roles of Social Practice and Accountability in Self-Regulation. In K. D. Vohs & E. J. Finkel (Eds.), *Self and relationships: Connecting intrapersonal and interpersonal processes* (pp. 407 –425). https://psycnet.apa.org/record/2006-04109-020

13 Aline D. Masuda, Thomas D. Kane, Carol F. Shoptaugh, and Katherine A. Minor. "The Role of a Vivid and Challenging Personal Vision in Goal Hierarchies." *The Journal*

of Psychology: Interdisciplinary and Applied. 144:3 (2010), 221-242. https://doi.org/10.1080/00223980903472235

14 Tobias Kalenscher and Cyriel M.A. Pennartz. "Is a bird in the hand worth two in the future? The neuroeconomics of intertemporal decision-making." *Progress in Neurobiology*. 84:3 (2008) 284-315. https://doi.org/10.1016/j.pneurobio.2007.11.004 309

15 Berkman, E. T. (2018). The neuroscience of goals and behavior change. *Consulting Psychology Journal: Practice and Research*, 70(1), 28 – 44. https://dx.doi.org/10.1037%2Fcpb0000094

16 Fujita, K., Trope, Y., Liberman, N., & Levin-Sagi, M. (2006). Construal levels and self-control. *Journal of Personality and Social Psychology*, 90(3), 351 – 367. https://dx.doi.org/10.1037%2F0022-3514.90.3.351

03 습관을 만드는 법

1 Roel C.J. Hermans, Anna Lichtwark-Aschoff, Kirsten E. Bevelander, C. Peter Herman, Junilla K. Larsen, and Rutger C.M.E. Engels. "Mimicry of Food Intake: The Interplay between Eating Companions". *Plos One*. February 1, 2012. https://doi.org/10.1371/journal.pone.0031027; Suzanne Higgs and Jason Thomas. "Social influences on eating". *Current Behavioral Sciences*. 6 (2016): 1-6. https://doi.org/10.1016/j.cobeha.2015.10.005

2 Tanya L. Chartrand and John A. Bargh. "The Chameleon Effect: The Perception-Behavior Link and Social Interaction." Journal of Personality and Social Psychology (1999). Vol. 76 (6), 893-910. https://faculty.fuqua.duke.edu/~tlc10/bio/TLC_articles/1999/Chartrand_Bargh_1999.pdf

3 Oliver Genschow, Sophie Klomfar, Ine d'Haene, and Marcel Brass. "Mimicking and anticipating others' actions is linked to Social Information Processing". *Plos One*. March 28, 2018. https://dx.doi.org/10.1371%2Fjournal.pone.0193743

4 Morten L. Kringelbach and Kent C. Berridge. "The Neuroscience of Happiness and Pleasure". *Soc Res* (New York). 77:2 (2010): 659-678. https://www.ncbi.nlm.nih.gov/pmc/articles/PMC3008658/

5 An, R. & _McCaffrey, J. (2016) Plain water consumption in relation to energy intake and diet quality among US adults, 2005 –2012. *J Hum Nutr Diet*. 29, 624 – 632 . https://doi.org/10.1111/jhn.12368

04 음식이란 무엇인가?

1 Michael Pollan. In Defense of Food: *An Eater's Manifesto*. (New York: Penguin Books, 2009). https://michaelpollan.com/books/in-defense-of-food/

2 Daniella Martini, Justyna Godos, Marialaura Bonaccio, Paola Vitaglione, and Guiseppe Grosso. "Ultra-Processed Foods and Nutritional Dietary Profi le: A Meta-Analysis of Nationally Representative Samples." *Nutrients*. 13:10 (2021). https://dx.doi.org/10.3390%2Fnu13103390; Bernard Srour, et.al. "Ultra-processed food intake and risk of cardiovascular disease: prospective cohort study." *The British Medical Journal*. (2019). https://www.bmj.com/company/newsroom/new-evidence-linksultra-processed-foods-with-a-range-of-health-risks/

3 Michael Via. "The Malnutrition of Obesity: Micronutrient Deficiencies That Promote Diabetes." *International Scholarly Research Notices*. (2012). https://dx.doi.org/10.5402%2F2012%2F103472

4 Noom. "Calorie Goals at Noom: Always a Work in Progress." Nov. 2021. https://web.noom.com/blog/in-the-news/caloriegoals-at-noom/; Rhiannon Berry, Aikaterini Kassavou, and Stephenson Sutton. "Does self-monitoring diet and physical activity behaviors using digital technology support adults with obesity or overweight to lose weight? A systematic literature review with meta-analysis." *Obesity Reviews*. 22:10 (2021). https://doi.org/10.1111/obr.13306

5 Scott Howell and Richard Kones. "'Calories in, calories out' and macronutrient intake: the hope, hype, and science of calories." *American Journal of Physiology Endocrinology and Metabolism*. (2017). https://journals.physiology.org/doi/pdf/10.1152/ajpendo.00156.2017

6 U.S. Department of Agriculture. "Lettuce, iceberg (includes crisp 31 1head types), raw." Agricultural Research Service. April 2019. https://fdc.nal.usda.gov/fdc-app.html#/food-details/169248/nutrients; U.S. Department of Agriculture. "Kale, raw."

Agricultural Research Service. April 2019. https://fdc.nal.usda.gov/fdc-app.html#/food-details/323505/nutrients

7 Fiona McKiernan, Jenny A. Houchins, Richard D. Mattes. "Relationships between human thirst, hunger, drinking, and feeding." *Physiology and Behavior*. 94:5, 2008, 700-708. https://dx.doi.org/10.1016%2Fj.physbeh.2008.04.007

8 Barry M. Popkin, Kristen E. D'Anci, Irwin H. Rosenberg. "Water, hydration, and health." *Nutrition Reviews*. 68:8, 2010, 439-458. https://dx.doi.org/10.1111%2Fj.1753-4887.2010.00304.x; DeAnn Liska, Eunice Mah, Tristin Brisbois, Pamela L. Barrios, Lindsay B. Baker, and Lawrence L. Spriet. "Narrative Review of Hydration and Selected Health Outcomes in the General Population". *Nutrients*. 11:1, 2019. https://dx.doi.org/10.3390%2Fnu11010070

9 Nita G. Forouhi, Ronald M. Krauss, Gary Taubes, and Walter Willett. "Dietary fat and cardiometabolic health: evidence, controversies, and consensus for guidance." *British Medical Journal*. 2018. https://dx.doi.org/10.1136%2Fbmj.k2139

10 Netttleton J.A., Brower I.A., Geleijnse J.M., and Hornstrata G. "Saturated Fat Consumption and Risk of Coronary Heart Disease and Ischemic Stroke: A Science Update." *Karger*. 70:1, 2017. https://dx.doi.org/10.1159%2F000455681

11 Patty W. Siri-Tarino, Qi Sun, Frank B. Hu, Ronald M. Krauss. "Meta-analysis of prospective cohort studies evaluation the association of saturated fat with cardiovascular disease." *The American Journal of Clinical Nutrition*. 91:3, 2010. 525-546. https://doi.org/10.3945/ajcn.2009.27725

12 William Raphael and Lorraine M. Sordillo. "Dietary Polyunsaturated Fatty Acids and Inflammation: The Role of Phospholipid Biosynthesis." *International Journal of Molecular Sciences*. 14:10, 2013. https://dx.doi.org/10.3390%2Fijms141021167

13 Mohammad Perwaiz Iqbal. "Trans fatty acids- A risk factor for cardiovascular disease." *Pakistan Journal of Medical Sciences*. 30:1, 2014. https://dx.doi.org/10.12669%2Fpjms.301.4525

14 Yangbo Sun, Buyun Liu, Linda G. Snetselaar, Jennifer G. Robinson, Robert B. Wallace, Lindsay L. Peterson. "Association of fried food consumption with all cause, cardiovascular and cancer mortality: prospective cohort study." *British Medical Journal*. 2019. https://dx.doi.org/10.1136%2Fbmj.k5420

15 Ann G. Liu, Nikki A. Ford, Frank B. Hu, Kathleen M. Zelman, Dariush Monzaffarian, and Penny M. Krish-Etherton. "A healthy approach to dietary fats: understanding the science and taking action to reduce consumer confusion." *Nutrition Journal*. 16:53, 2017. https://dx.doi.org/10.1186%2Fs12937-017-0271-4

16 Patty W. Siri-Tarino, Qi Sun, Frank B. Hu, and Ronald M. Krauss. "Saturated Fatty Acids and Risk of Coronary Heart Disease: Modulation by Replacement Nutrients." *Current Atherosclerosis Reports*. 12:6, 2010. https://www.ncbi.nlm.nih.gov/pmc/articles/PMC2943062/

17 Hidekatsu Yanai, Yoshinori Masui, Hisayuki Katsuyama, Hiroki Adachi, Akiko Kawaguchi, Mariko Hakoshima, Yoko Waragai, Tadanao Harigae, and Akahito Sako. "An Improvement of Cardiovascular Risk Factors by Omega-3 Polyunsaturated Fatty Acids." *Journal of Clinical Medicine Research*. 10:4, 2018. https://dx.doi.org/10.14740%2Fjocmr3362w

18 Ann G. Liu, Nikki A. Ford, Frank B. Hu, Kathleen M. Zelman, Dariush Monzaffarian, and Penny M. Krish-Etherton. "A healthy approach to dietary fats: understanding the science and taking action to reduce consumer confusion." *Nutrition Journal*. 16:53, 2017 https://dx.doi.org/10.1186%2Fs12937-017-0271-4

19 Arne Astrup, Faidon Magkos, Dennis M. Bier, J. Thomas Brenna, Marcia C. de Oliveria Otto, James O. Hill, Janet C. King, Andrew Mente, Jose M. Ordovas, Jeff S. Volek, Salim Yusuf DPhil, and Ronald M. Krauss. Saturated Fats and Health: A Reassessment and Proposal for Food-Based Recommendations: *JACC State*-ofthe-Art Review. *Journal of the American College of Cardiology*. 76:7, 2020. https://doi.org/10.1016/j.jacc.2020.05.077

20 Kevin D. Hall, Juan Guo, Amber B. Courville, James Boring, 313 Robert Brychta, Kong Y. Chen, Valerie Darcey, Ciaran G. Forde, Ahmed M. Gharib, Isabelle Gallagher, Rebecca Howard, Paule V. Joseph, Lauren Milley, Ronald Ouwerkerk, Klaudia Raisinger, Irene Rozga, Alex Schick, Michael Stagliano, Stephan Torres, Mary Walter, Peter Walter, Shanna Yang, and Stephanie T. Chung. "Effect of a plant-based, low-fat diet versus an animalbased, ketogenic diet on ad libitum energy intake." *Nature Medicine*. 2021. https://doi.org/10.1038/s41591-020-01209-1; Tian Hu,

Katherine T. Mills, Lu Yao, Kathryn Demanelis, Mohamad Eloustaz, William S. Yang Jr., Tanika N. Kelly, Jiang He, and Lydia A. Bazzano. "Effects of Low-Carbohydrate Diets Versus Low-Fat Diets on Metabolic Risk Factors: A Meta-Analysis of Randomized Controlled Clinical Trials." *American Journal of Epidemiology*. 176:7, 2012. https://dx.doi.org/10.1093%2Faje%2Fkws264; Nadia Mansoor, Katherine J. Vinknes, Marit B. Veirod, and Kjetil Retterstol. "Effects of low-carbohydrate diets v. low-fat diets on body weight and cardiovascular risk factors: a meta-analysis of randomized controlled trials." *British Journal of Nutrition*. 115: 3, 2016.

21 Charu Gupta and Dhan Prakash. "Phytonutrients as therapeutic agents." *Journal of Complementary and Integrative Medicine*. 2014. https://doi.org/10.1515/jcim-2013-0021

22 https://doi.org/10.1001/jama.2018.0245; https://doi.org/10.1210/jc.2003-031606; Kevin D. Hall, Juan Guo, Amber B. Courville, James Boring, Robert Brychta, Kong Y. Chen, Valerie Darcey, Ciaran G. Forde, Ahmed M. Gharib, Isabelle Gallagher, Rebecca Howard, Paule V. Joseph, Lauren Milley, Ronald Ouwerkerk, Klaudia Raisinger, Irene Rozga, Alex Schick, Michael Stagliano, Stephan Torres, Mary Walter, Peter Walter, Shanna Yang, and Stephanie T. Chung. "Effect of a plant-based, low-fat diet versus an animal-based, ketogenic diet on ad libitum energy intake." *Nature Medicine*. 2021. https://pubmed.ncbi.nlm.nih.gov/33479499/.

23 Douglas Paddon-Jones, Eric Westman, Richard D. Mattes, Robert R. Wolfe, Arne Astrup, and Margriet Westerp-Plantenga. "Protein, weight management, and satiety." *The American Journal of Clinical Nutrition*. 87:5, 2008. https://doi.org/10.1093/ajcn/87.5.1558S

24 Robert Agocs, Daniel Sugar, and Attila J. Szabo. "Is too much salt harmful? Yes." *Pediatric Nephrology*. 35, 2019. https://dx.doi.org/10.1007%2Fs00467-019-04387-4

25 Quek Jingxuan, Lim Grace, Lim Wen Hui, Ng Cheng Han, So Wei Zheng, Toh Jonathan, Pan Xin Hui, Chin Yip Han, Muthiah Mark D., Chan Siew Pang, Foo Roger S. Y., Yip James, Neelakantan Nithya, Chong Mary F. F., Loh Poay Huan, Chew Nicholas W. S. "The Association of Plant-Based Diet With Cardiovascular Disease and Mortality: A Meta-Analysis and Systematic Review of Prospect

Cohort Studies." *Frontiers in Cardiovascular Medicine*. Vol. 8. (2021). https://doi.org/10.3389/fcvm.2021.756810

26 Yessenia Tantamango-Bartley, Karen Jacelde-Siegl, Jing Fan, Gary Fraser. "Vegetarian Diets and the Incidence of Cancer in a Low-risk Population." *Cancer Epidemiol. Biomarkers Prev 1*. February 2013. 22(2):286-294. https://dx.doi.org/10.1158%2F1055-9965.EPI-12-1060; S. Rigi, S.M. Mousavi, S. Benisi-Kohansal, et al. "The association between plant-based dietary patterns and risk of breast cancer: a case-control study." Sci. Rep. 2021. https://www.nature.com/articles/s41598-021-82659-6

27 Anna Roszkowska, Marta Pawlicka, Anna Mroczek, Kamil Balabuszek, and Barbara Nieradko-Iwanicka. "Non-Celiac Gluten Sensitivity: A Review." *Medicina*. 55:6, 2019. https://dx.doi.org/10.3390%2Fmedicina55060222

28 "Best Diets Overall 2022." U.S. News. 2022. https://health.usnews.com/best-diet/best-diets-overall

29 Tian Hu, Katherine T. Mills, Lu Yao, Kathryn Demanelis, Mohamad Eloustaz, William S. Yang Jr., Tanika N. Kelly, Jiang He, and Lydia A. Bazzano. "Effects of Low-Carbohydrate Diets Versus Low-Fat Diets on Metabolic Risk Factors: A Meta-Analysis of Randomized Controlled Clinical Trials." *American Journal of Epidemiology*. 176:7, 2012. https://dx.doi.org/10.1093%2Faje%2Fkws264;

30 Frederick F. Samaha, Nayyar Iqbal, Prakash Seshadri, Kathryn L. Chicano, Denise A. Daily, Joyce McGrory, Terrence Williams, Monica Williams, Edward J. Graceley, and Linda Stern. "A Low-Carbohydrate as Compared with a Low-Fat Diet in Severe 315 Obesity." *The New England Journal of Medicine*. 2003. https://doi.org/10.1056/nejmoa022637

31 Nassib Bezerra Bueno, Ingrid Sofi a Vieria de Melo, Suzana Lima de Oliveira, and Terezinha da Rocha Ataide. "Very-lowcarbohydrate ketogenic diet v. low-fat diet for long-term weight loss: a meta-analysis of randomised controlled trials." *British Journal of Nutrition*. 110:7, 2013. https://doi.org/10.1017/s0007114513000548

32 Antonio Paoli. "Ketogenic Diet for Obesity: Friend or Foe?" *International Journal of Environmental Research and Public Health*. 11:2, 2014. https://dx.doi.org/10.3390%2Fijerph110202092

33 Ruth e. Patterson, Gail A. Laughlin, Andrea Z. LaCroix, Dorothy D. Sears, Catherine R. Marinac, and Linda C. Gallo. "Intermittent Fasting and Human Metabolic Health." *Journal of the Academy of Nutrition and Dietetics*. 115:8, 2015. https://dx.doi.org/10.1016%2Fj.jand.2015.02.018

05 먹는 것의 심리학

1 Flavell, J. H., and Wellman, H. M. (1977). "Metamemory," in Perspectives on the Development Of Memory And Cognition, eds R. V. Kail and J. W. Hagen, (Hillsdale, NJ: Erlbaum), 3 –34; Norman, E., Pfuhl, G., Sale, R. G., Svartdal, F., Lag, T., and Dahl, T. I. (2019). Metacognition in psychology. Rev. Gen. Psychol. 23, 403 –424. doi: 10.1177/1089268019883821

2 Tecuta, L., Gardini, V., Digiuseppe, R., & Tomba, E. (2020). Do metacognitions mediate the relationship between irrational beliefs, eating disorder symptoms and cognitive reappraisal? Psychotherapy Research, 1 – 10. doi:10.1080/10503307.2020.1831098

3 Hartmann_Boyce, J., Nourse, R., Boylan, A. M., Jebb, S. A., & Aveyard, P. (2018). Experiences of reframing during selfdirected weight loss and weight loss maintenance: systematic review of qualitative studies. Applied Psychology: Health and Well_Being, 10(2), 309-329; Natvik, E., Raheim, M., Andersen, J. R., & Moltu, C. (2019). An experientially derived model of flexible and intentional actions for weight loss maintenance after severe obesity. Frontiers in psychology.(10).

4 Debora R. Wahl, Karoline Villinger, Laura M. Konig, Katrin Ziesemer, Harold T. Schupp, and Britta Renner. "Healthy food choices are happy food choices: Evidence from a real life sample using smartphone based assessments." *Scientific Reports*. (2017). https://www.nature.com/articles/s41598-017-17262-9

5 Anton JM Dijker. "Moderate eating with pleasure and without effort: Toward understanding the underlying psychological mechanisms." *Health Psychology Open*. 2019. https://dx.doi.org/10.1177%2F2055102919889883

6 Juth, V., Dickerson, S. S., Zoccola, P. M., & Lam, S. (2015). Understanding the utility of emotional approach coping: evidence from a laboratory stressor and daily life.

Anxiety, stress, and coping, 28(1), 50 –70. https://doi.org/10.1080/10615806.2014.921912;

7 Ben-Zur H. (2020) Emotion-Focused Coping. In: Zeigler-Hill V., Shackelford T.K. (eds) Encyclopedia of Personality and Individual Differences. Springer, Cham. https://doi.org/10.1007/978-3-319-24612-3_512

8 Popov, S., Sokić, J., & Stupar, D. (2021). Activity matters: Physical exercise and stress coping during the 2020 COVID-19 state of emergency. Psihologija. (00).

9 Michael J. Morris, Elisa S. Na, and Alan Kim Johnson. "Salt craving: The psychobiology of pathogenic sodium intake." *Physiology and Behavior*. 94:5, 2008. https://dx.doi.org/10.1016%2Fj.physbeh.2008.04.008

10 Nicole M. Avena, Pedro Rada, and Bartly G. Hoebel. "Evidence for sugar addiction: Behavioral and neurochemical effects of intermittent, excessive sugar intake." *Neuroscience and Biobehavioral Reviews*. 32:1, 2008. https://dx.doi.org/10.1016%2Fj.neubiorev.2007.04.019 317

11 Adrian Meule. "The Psychology of Food cravings: the Role of Food Deprivation." *Nutrition in the Brain* 2020. https://link.springer.com/article/10.1007/s13668-020-00326-0

12 Amy Taetzch, Susan B. Roberts, Cheryl H. Gilhooly, Alice H. Lichtenstein, Adrienne Hatch-McChesney, and Sai Krupa Das. "Food Cravings: Associations with dietary intake and metabolic health." *Appetite*. 152:1, 2020. https://doi.org/10.1016/j.appet.2020.104711

13 L. Christensen and L. Pettijohn. "Mood and carbohydrate cravings." *Appetite*. 36:2, 2001. https://doi.org/10.1006/appe.2001.0390

14 Dylan D. Wagner, Rebecca G. Boswell, William M. Kelley, and Todd F. Heatherton. "Inducing Negative Affect Increases the Reward Value of Appetizing Foods in Dieters." *Journal of Cognitive Neuroscience*. 24:7, 2012. https://dx.doi.org/10.1162%2Fjocn_a_00238

15 Sleep and food intake: A multisystem review of mechanisms in children and adults, Journal of Health Psychology 2015, Vol. 20(6) 794 –805, DOI: 10.1177/1359105315573427 hpq.sagepub.com.

16 Chia-Lun Yang, Jerry Schnepp, and Robin M. Tucker. "Increased Hunger,

Food Cravings, Food Reward, and Portion Size Selection after Sleep Curtailment in Women Without Obesity." *Nutrients*. 11:3, 2019. https://dx.doi.org/10.3390%2Fnu11030663

17 Popov, S., Sokić, J., & Stupar, D. (2021). Activity matters: Physical exercise and stress coping during the 2020 COVID-19 state of emergency. Psihologija, (00), 2-2.

18 Jessica Bullins, Paul J. Laurienti, Ashley R. Morgan, James Norris, Brielle M. Paolini, and W. Jack Rejeski. "Drive for consumption, craving, and connectivity in the visual cortex during the imagery of desired food." *Frontiers in Aging Neuroscience*. 2013.

19 I. Wolz, A. Sauvaget, R. Granero, G. Mestre-Bach, M. Bano, V. Martin-Romera, M. Vecina de las Heras, S. Jimenez-Murcia, A. Jansen, A. Roefs, and F. Fernandez-Aranda. "Subjective craving and event-related brain response to olfactory and visual chocolate cues in binge-eating and healthy individuals." *Scientific Reports*. 2017. https://www.nature.com/articles/srep41736

20 Marcia Levin Pelchat, Andrea Johnson, Robin Chan, Jeffrey Valdez, and J. Daniel Ragland. "Images of desire: food-craving activation during fMRI." *NeuroImage*. 23:4, 2004. https://doi.org/10.1016/j.neuroimage.2004.08.023

21 Boswell, R. G., & Kober, H. (2016). Food cue reactivity and craving predict eating and weight gain: a metaanalytic review. Obesity Reviews, 17(2), 159-177.x

22 Boswell, R. G., & Kober, H. (2016). Food cue reactivity and craving predict eating and weight gain: a metaanalytic review. Obesity Reviews, 17(2), 159-177.x

23 Mike Keesman, Henk Aarts, Michael Hafner, and Esther K. Papies. "Mindfulness Reduces Reactivity to Food cues: Underlying Mechanisms and Applications in Daily Life." *Current Addiction Reports*. 2017. https://dx.doi.org/10.1007%2Fs40429-017-0134-2

24 Julien Lacaille, Jinisha Ly, Natalie Zacchia, Sophia Bourkas, Emma Glaser, and Barbel Knauper. "The effects of three mindfulness skills on chocolate cravings." *Appetite*. 76:2, 2014. https://doi.org/10.1016/j.appet.2014.01.072

25 *Atomic Habits: An Easy & Proven Way to Build Good Habits & Break Bad Ones*. James Clear. James Clear, March 15, 2022. https://jamesclear.com/atomic-habits.

26 Epton, T., Harris, P. R., Kane, R., van Koningsbruggen, G. M., & Sheeran, P. (2015). The impact of self-affirmation on healthbehavior change: A meta-analysis. Health

Psychology, 34(3), 187.

27 John W. Apolzan, Candice A. Myers, Catherine M. Champagne, Robbie A. Beyl, Hollie A. Raynor, Stephen A. Anton, Donald 319 A. Williamson, Frank M. Sacks, George A. Bray, and Corby K. Martin. "Frequency of Consuming Foods Predicts Changes in Cravings for Those Foods During Weight Loss: The POUNDS Lost Study." *Obesity: A Research Journal*. 2017. https://dx.doi.org/10.1002%2Foby.21895

28 The Noom Satiety Scale was inspired by the Magnitude Scale of Perceived Satiety. https://doi.org/10.1016/j.appet.2004.05.007.

29 Kirsi-Marja Zitting, Nina Vujovic, Robin K. Yuan, et al. "Human Resting Energy Expenditure Varies with Circadian Phase." *Current Biology*. November 2018. 28(22). https://doi.org/10.1016/j.cub.2018.10.005; Kessler, K., Hornemann, S., Petzke, K. et al. The effect of diurnal distribution of carbohydrates and fat on glycaemic control in humans: a randomized controlled trial. *Sci Rep 7*, 44170 (2017). https://doi.org/10.1038/srep44170

30 Masaki Takahashi, Mamiho Ozaki, Moon-Il Kang, Hiroyaki Sasaki, Mayuko Fukazawa, Tamao Iwakami, Pei Jean Lim, Htein-Ki Kim, Shinya Aoyama, and Shigenobu Shibata. "Effects of Meal Timing On Postprandial Glucose Metabolism and Blood Metabolics in Healthy Adults." *Nutrients*. 10:11, 2018. https://dx.doi.org/10.3390%2Fnu10111763

31 Kinsey, Amber W., and Michael J. Ormsbee. 2015. "The Health Impact of Nighttime Eating: Old and New Perspectives" *Nutrients* 7, no. 4: 2648-2662. https://dx.doi.org/10.3390%2Fnu7042648

32 Samuel L. Buckner, Paul D. Loprinzi, and Jeremy P. Loenneke. "Why don't more people eat breakfast? A biological perspective." *The American Journal of Clinical Nutrition*. 103:6, 2016. https://doi.org/10.3945/ajcn.116.132837

33 M.D. Klok, S. Jakobsdottir, M.L. Drent. "The role of leptin and ghrelin in the regulation of food intake and body weight in humans: a review." *Obesity Reviews*. 8:1, 2007. https://doi.org/10.1111/j.1467-789X.2006.00270.x

34 M. Sakurai, K. Yoshita, K. Nakamura, K. Miura, T. Takamura, S.Y. Nagasawa, Y. Morikawa, T. Kido, Y. Naruse, K. Nogawa, Y. Suwazono, S. Sasaki, M. Ishizaki, and H. Nakagawa. "Skipping breakfast and 5-year changes in body mass index and

waist circumference in Japanese men and women." *Obesity Science and Practice*. 3:2, 2012. https://dx.doi.org/10.1002%2Fosp4.106; Leila Azadbakht, Fahimeh Hagnighatdoost, Awat Feizi, and Ahmad Esmaillzadeh. "Breakfast eating pattern and its association with dietary quality indices and anthropometric measurements in young women in Isfahan." Nutrition. 29:2, 2013. https://doi.org/10.1016/j.nut.2012.07.008

35 S. Faneili, C. Walls, and C. Taylor. "Skipping breakfast is associated with nutrient gaps and poorer diet quality among adults in the united states." *Proceedings of the Nutrition Society*. 80:1, 2021. https://doi.org/10.1017/S0029665121000495

36 Ibid.

37 James A. Betts, Judith D. Richardson, Enhad A Chowdhury, Geoffrey d. Holman, Kostas Tsintzas, and Dylan Thompson. "The causal role of breakfast in energy balance and health: a randomized controlled trial in lean adults." *The American Journal of Clinical Nutrition*. 100:2, 2014. https://doi.org/10.3945/ajcn.114.083402

38 Daniela Jakubowicz, Oen Froy, Julio Wainstein, and Mona Boaz. "Meal timing and composition influence ghrelin levels, appetite scores and weight loss maintenance in overweight and obese adults." *Steroids*. 77:4, 2012. https://doi.org/10.1016/j.steroids.2011.12.006

39 Juliane Richter, Nina Herzog, Simon Jarika, Thanlke Baumann, Alina Kistenmacher, and Kerstin M. Oltmanns. "Twice as High Diet-Induced Thermogenesis After Breakfast vs Dinner On High-Calorie as Well as Low-Calorie Meals." *The Journal of Clinical Endocrinology*. 105:3, 2020. https://doi.org/10.1210/clinem/dgz311

40 Klaas R. Westerp. "Diet induced thermogenesis." *Nutrition and Metabolism*. 1:5, 2004. https://dx.doi.org/10.1186%2F1743-7075-1-5

41 Antonio Paoli, Grant Tinsley, Antonio Blanco, and Tatiana Moro. 321 "The Influence of Meal Frequency and Timing on Health in Humans: The Role of Fasting." *Nutrients*. 11:4, 2019. https://dx.doi.org/10.3390%2Fnu11040719

42 BJ Rolls. "What is the role of portion control in weight management?" *International Journal of Obesity*. 2014. https://dx.doi.org/10.1038%2Fijo.2014.82

43 Julia A Ello-Martin, Jenny H Ledikwe, and Barbara J Rolls. "The influence of food portion size and energy density on energy intake: implications for weight

management." *The American Journal of Clinical Nutrition*. 82:1, 2005. https://doi.org/10.1093/ajcn/82.1.236s

44 Peng, M. (2017) How does plate size affect estimated satiation and intake for individuals in normal-weight and overweight groups?. *Obesity Science & Practice*, 3: 282 – 288. https://dx.doi.org/10.1002%2Fosp4.119

45 Peng, M. (2017) How does plate size affect estimated satiation and intake for individuals in normal-weight and overweight groups?. *Obesity Science & Practice*, 3: 282 – 288.https://dx.doi.org/10.1002%2Fosp4.119

46 Noa Zitron-Emanuel and Tzvi Ganel. "Food deprivation reduces the susceptibility to size-contrast illusions." *Appetite*. 128:1, 2018. https://doi.org/10.1016/j.appet.2018.06.006

47 Zhiping Yu, Claudia Sealey-Potts, and Judith Rodriguez. "Dietary Self-Monitoring in Weight Management: Current Evidence on Efficacy and Adherence." *Journal of the Academy of Nutrition and Dietetics*,115(12). December 2015. https://www.jandonline.org/article/S2212-2672(15)00449-9/pdf

48 Jack F. Hollis, Christina M. Gullian, Victor J. Stevens, et. al. "Weight Loss During the Intensive Intervention Phase of the Weight-Loss Maintenance Trial." *American Journal of Preventative Medicine*, 35(2). August 2008. https://doi.org/10.1016/j.amepre.2008.04.013

49 M.L. Patel, C.M. Hopkins, T.L. Brooks, and G.G. Bennet. "Comparing Self-Monitoring Strategies for Weight Loss in a Smartphone App: Randomized Controlled Trial." *JMIR Mhealth Uhealth*, 7(2). 2019. https://doi.org/10.2196/12209

50 S. Chin, C. Keum, J. Woo, et al. "Successful weight reduction and maintenance by using a smartphone application in those with overweight and obesity." *Sci. Rep*. 2016. https://doi.org/10.1038/srep34563

51 A. Michaelides, C. Raby, M. Wood, et al. "Weight loss efficacy of a novel mobile Diabetes Prevention Program delivery platform with human coaching." *BMJ Open Diabetes and Care*. 2016. https://doi.org/10.1136/bmjdrc-2016-000264

52 Tuso PJ, Ismail MH, Ha BP, Bartolotto C. Nutritional update for physicians: plant-based diets. Perm J. 2013;17(2):61-66. doi:10.7812/TPP/12-085

53 Hauck, C., & Ellrott, T. (2017). Food Addiction ': addictive-like eating behavior. The

current state of research with the Yale Food Addiction Scale. Ernahrungs Umschau, 64(6), 102-110.

54 Yang, J., & Kim, B. (2021). Guilt and the Consumption of Products with an Unhealthy Image. Sustainability, 13(21), 11953.

55 Vasanti S. Malik, Matthais B Schulze, and Frank B Hu. "Intake of sugar-sweetened beverages and weight gain: a systematic review." *The American Journal of Clinical Nutrition*. 84:2, 2006. https://dx.doi.org/10.1093%2Fajcn%2F84.1.274

56 Qing Yang. "Gain weight by 'going diet?' Artificial sweeteners and the neurobiology of sugar cravings." *Yale Journal of Biology and Medicine*. 83:2, 2010. https://www.ncbi.nlm.nih.gov/pmc/articles/PMC2892765/

57 Qing Yang. "Gain weight by 'going diet?' Artificial sweeteners and the neurobiology of sugar cravings." *Yale Journal of Biology and Medicine*. 83:2, 2010. https://www.ncbi.nlm.nih.gov/pmc/articles/PMC2892765/

58 Hootman, K. C., Trezzi, J. P., Kraemer, L., Burwell, L. S., Dong, X., Guertin, K. A.,& Cassano, P. A. (2017). Erythritol is a pentose-phosphate pathway metabolite and associated with adiposity gain in young adults. Proceedings of the National Academy of Sciences, 114(21), E4233-E4240.

59 Michelle Pearlman, Jon Obert, and Lisa Casey. "The Association Between Artificial Sweeteners and Obesity." *Current Gastroenterology Reports*. 19:64, 2017. https://link.springer. com/article/10.1007%2Fs11894-017-0602-9

60 Warren, J. M., Smith, N., & Ashwell, M. (2017). A structured literature review on the role of mindfulness, mindful eating and intuitive eating in changing eating behaviours: effectiveness and associated potential mechanisms. *Nutrition Research Reviews*. 30(2), 272-283.

06 어쩌면 음식은 중요하지 않다

1 Robert Plomin, John C. Defries, and Valerie S. Knopik. "Top 10 Replicated Findings From Behavioral Genetics." *Perspectives on Psychological Science*. 11:1, 2016. https://dx.doi.org/10.1177%2F1745691615617439

2 Stephen M. Rapport. "Genetic Factors Are Not the Major Causes of Chronic

Diseases." *Plos One*. 2016. https://dx.doi.org/10.1371%2Fjournal.pone.0154387

3 Farhud, Dariush D. "Impact of Lifestyle on Health." *Iranian journal of public health* vol. 44,11 (2015).https://www.ncbi.nlm.nih.gov/pmc/articles/PMC4703222/

4 Shreiner, Andrew B Kao, John Y. Young, Vincent B. "The gut microbiome in health and in disease", *Current Opinion in Gastroenterology*. January 2015 - Volume 31 - Issue 1. https://dx.doi.org/10.1097%2FMOG.0000000000000139

5 Saskia Heijnen, Bernhard Hommel, Armin Kibele, and Lorenza S. Colzato. "Neuromodulation of Aerobic Exercise - A Review." *Frontiers in Psychology*. 6. 2016. https://doi.org/10.3389/fpsyg.2015.01890

6 E. E. Hill, E. Zack, C. Battaglini, M. Viru, A. Viru, and A. C. Hackney. "Exercise and circulating Cortisol levels: The intensity threshold effect." *Journal of Endocrinological Investigation*. 31. 2008. https://doi.org/10.1007/bf03345606

7 Hilla Sharon-David and Gershon Tenenbaum. "The Effectiveness of Exercise Interventions on Coping with Stress: Research Synthesis." *Studies in Sport Humanities*. 22. 2017. http://dx.doi.org/10.5604/01.3001.0012.6520

8 Emma Childs and Harriet de Wit. "Regular exercise is associated with emotional resilience to acute stress in healthy adults." *Frontiers in Physiology*. 2014. https://dx.doi.org/10.3389%2Ffphys.2014.00161

9 Brett A. Dolezal, Eric V. Neufeld, David M. Boland, Jennifer L. Martin, and Christopher B. Cooper. "Interrelationship between Sleep and Exercise: A Systematic Review" *Advances in Preventative Medicine*. 2017. https://dx.doi.org/10.1155%2F2017%2F1364387

10 Darren E.R. Warburton, Crystal Whitney Nicol and Shannon S.P. Bredin. "Health benefits of physical activity: the evidence." *Candian Medical Association Journal*. 174:6, 2006. https://dx.doi.org/10.1503%2Fcmaj.051351

11 Kristine Beaulieu, Mark Hopkins, Catherine Gibbons, Pauline Oustric, Phillipa Caudwell, John Blundel, and Graham Finlayson. "Exercise Training Reduces Reward for High-Fat Food in Adults with Overweight/Obesity." *Medicine and Science in Sports and Exercise*. 52:4, 2020. https://doi.org/10.1249/mss.0000000000002205

12 K.E. Foster-Schubert, C.M. Alfano, C.R. Duggan, L. Xiao, K.L. Campbell, et al. "Effect of Diet and Exercise, Alone or Combined, on Weight and Body Composition

in Overweight-to-Obese Postmenopausal Women." *Obesity*. 2012. https://dx.doi.org/10.1038%2Foby.2011.76

13 Hadi Paneshmandi, Alireza Choobineh, Halen Ghaem, and Mehran Karimi. "Adverse Effects of Prolonged Sitting Behavior on the General Health of Office Workers." *Journal of Lifestyle Medicine*. 2017. https://dx.doi.org/10.15280%2Fjlm.2017.7.2.69

14 Jeahyun Joo, Sinead A. Williamson, Ana I. Vazquez, Jose R. Fernandez, and Molly S. Bray. "The influence of 15-week exercise training on dietary patterns among young adults." *International Journal of Obesity*. 43. 2019. https://www.nature.com/articles/s41366-018-0299-3

15 Mekary, R.A., Grontved, A., Despres, J.-P., De Moura, L.P., Asgarzadeh, M., Willett, W.C., Rimm, E.B., Giovannucci, E. and Hu, F.B. (2015), Weight training, aerobic physical activities, and long-term waist circumference change in men. Obesity, 23. https://doi.org/10.1002/oby.20949; Kathryn H Schmitz, Peter J Hannan, Steven D Stovitz, Cathy J Bryan, Meghan Warren, Michael D Jensen, Strength training and adiposity in premenopausal women: Strong, Healthy, and Empowered study, *The American Journal of Clinical Nutrition*, Volume 86, Issue 3, September 2007. https://doi.org/10.1093/ajcn/86.3.566

16 Wayne L. Westcot. "Resistance Training is Medicine: Effects of Strength Training on Health." *Current Sports Medicine Reports*. 11:4, 2012. https://doi.org/10.1249/jsr.0b013e31825dabb8

17 Wayne L. Westcot. "Resistance Training is Medicine: Effects of Strength Training on Health." *Current Sports Medicine Reports*. 11:4, 2012. https://doi.org/10.1249/jsr.0b013e31825dabb8

18 Rebecca A. Seguin, Galen Eldridge, Wesley Lynch, and Lynn C. Paul. "Strength Training Improves Body Image and Physical Activity Behaviors Among Midlife and Older Rural Women." *Journal of Extension*. 51:4, 2013. https://www.ncbi.nlm.nih.gov/pmc/articles/PMC4354895/

19 M. Jay Polsgrove, Brandon M. Eggleston, and Roch J. Lockyer. "Impact of 10-weeks of yoga practice on flexibility and balance of college athletes." *International Journal of Yoga*. 9:1, 2016. https://dx.doi.org/10.4103%2F0973-6131.171710

20 M. Javnbakht, R. Hejazi Kenari, and M. Ghasemi. "Effects of yoga on depression

and anxiety of women." *Complementary Therapies in Clinical Practice*. 15:2, 2009. https://doi.org/10.1016/j.ctcp.2009.01.003; Karen Pilikinton, Graham Kirkwood, Hagen Rampes, and Janet Richardson. "Yoga for depression:The research evidence." *Journal of Affective Disorders*. 89:1-3, 2003. https://doi.org/10.1016/j.jad.2005.08.013; Sat Bir S. Khalsa. "Treatment of Chronic Insomnia with Yoga: A Preliminary Study with Sleep-Wake Diaries." *Applied Psychophysiology and Biofeedback*. 29, 2004. https://doi.org/10.1007/s10484-004-0387-0; Catherine Woodyard. "Exploring the therapeutic effects of yoga and its ability to increase quality of life." *International Journal of Yoga*. 4:2, 2011. https://dx.doi.org/10.4103%2F0973-6131.85485

21 Phil Page. "Current Concepts in Muscle Stretching for Exercise and Rehabilitation." *International Journal of Sports Physical Therapy*. 7:1, 2012. https://www.ncbi.nlm.nih.gov/pmc/articles/PMC3273886/#B1

22 Shigenori Ito. "High-intensity interval training for health benefits and care of cardiac diseases-The key to an efficient exercise protocol." *World Journal of Cardiology*. 11:7, 2019. https://dx.doi.org/10.4330%2Fwjc.v11.i7.171

23 Romeo B. Batacan Jr., Mitch J. Duncan, Vincent J. Dalbo, Patrick S. Tucker, and Andrew S. Fenning. "Effects of high-intensity interval training on cardiometabolic health: a systemic review and meta-analysis of intervention studies." *British Journal of Sports Medicine*. 51:6, 2017. http://dx.doi.org/10.1136/bjsports-2015-095841

24 Karine Spiegel, Esra Tasali, Plamen Penev, and Eve Van Cauter. "Brief Communication: Sleep Curtailment in Healthy Young Men is Associated with Decreased Leptin Levels, Elevated Ghrelin Levels, and Increased Hunger and Appetite." *Annals of Internal Medicine*. 2004. https://doi.org/10.7326/0003-4819-141-11-200412070-00008

25 Stephanie M. Greer, Andrea N. Goldstein, and Matthew P. Walker. "The impact of sleep deprivation on food desire in the human brain." *Nature Communications*. 4, 2013. https://doi.org/10.1038/ncomms3259

26 Pleurie S. Hogancamp, Emil Nilsson, Victor C. Nilsson, and Colin D. Chapman. "Accute sleep deprivation increases portion size 1P_NoomMindset_LL.indd 326 5/24/22 1:42 PM and food choice in young men." *Psychoneuroendocrinology*. 38:9,

327 2013. https://doi.org/10.1016/j.psyneuen.2013.01.012

27 Olivia E. Knowles, Eric J. Drinkwater, Charles S Urwin, Severine Lamon, and Brad Aisbett. "Inadequate sleep and muscle strength: Implications for resistance training." *Journal of Science and Medicine in Sport*. 21:9, 2018. https://doi.org/10.1016/j.jsams.2018.01.012

28 Jonathan P.R. Scott, Lars R. McNaughten, and Remco C.J. Polman. "Effects of sleep deprivation and exercise on cognitive, motor performance and mood." *Physiology and Behavior*. 87:2, 2006. https://doi.org/10.1016/j.physbeh.2005.11.009

29 Mindy Engle-Friedman. "The effects of sleep loss on capacity and eff ort." *Sleep Science*. 7:4, 2014. https://doi.org/10.1016/j.slsci.2014.11.001

30 James A. Levine. "Non-exercise activity thermogenesis (NEAT)." *Best Practice and Research Clinical Endocrinology and Metabolism*. 16:4, 2002. https://doi.org/10.1053/beem.2002.0227

31 Jose Morales, Alexandre Yanez, Liria Fernandez-Gonzalez, Lluisa Montesinos-Magraner, Adria Marco-Ahullo, Monica Solana-Tramunt, and Esther Calvete. "Stress and automatic response to sleep deprivation in medical residents: A comparative cross-sectional study." *Plos One*. 2019. https://dx.doi.org/10.1371%2Fjournal.pone.0214858

32 Kazue OkamJournal of Physiological Anthropologyoto and Koh Mizuno. "Effects of thermal environment on sleep and circadian rhythm." *Journal of Physiological Anthropology*. 31:14, 2012. https://dx.doi.org/10.1186%2F1880-6805-31-14

33 Fredrik Valham, Carin Sahlin, Hans Stenlund, and Karl. A. Franklin. "Ambient Temperature and Obstructive Sleep Apnea: Effects on *Sleep*, Sleep Apnea, and Morning Alertness." Sleep. 35:4, 2012. https://doi.org/10.5665/sleep.1736

34 Leena Tahkamo, Timo Partonen, and Anu-Katriina Pesonen. "Systematic review of light exposure impact on human circadian rhythm." *The Journal of Biological and Medical Rhythm Research*. 36:2, 2019. https://doi.org/10.1080/07420528.2018.1527773

35 Brianna Chu, Komal MArwaha, Terrence Sanvictores, and Derek Ayers. "Physiology, Stress Reaction." *StatPearls*. 2021. https://www.ncbi.nlm.nih.gov/books/NBK541120/

36 Tarani Chandola. "Chronic stress at work and the metabolic syndrome: Prospective study." *The British Medical Journal*. 2006. https://dx.doi.org/10.1136%2Fbmj.38693.435301.80

37 Maaydan Yitshak-Sade, Nitsan Mendelson, Victor Novak, Shlomi Codish, and Idit F. Liberty. "The association between an increase in glucose levels and armed conflict-related stress: A populationbased study." *Scientifi c Reports*. 2020. https://www.nature.com/articles/s41598-020-58679-z

38 Brianna Chu, Komal MArwaha, Terrence Sanvictores, and Derek Ayers. "Physiology, Stress Reaction." *StatPearls*. 2021. https://www.ncbi.nlm.nih.gov/books/NBK541120/;

39 Janice K. Kiecolt-Glaser, Diane L. Habash, Christopher P. Fagundes, and Juan Peng. "Daily Stress, Past Depression, and Metabolic Responses to High-Fat Meals: A Novel Path to Obesity." *Biological Psychiatry*. 77:7, 2015. https://doi.org/10.1016/j.biopsych.2014.05.018

40 Ariana Chao, Carlos M. Grilo, and Marney A. White. "Food cravings mediate the relationship between chronic stress and body mass index." *Journal of Health Psychology*. 20:6, 2015. https://dx.doi.org/10.1177%2F1359105315573448.

41 Diane L. Rosenbaum and Kamila S. White. "The role of anxiety in binge eating behavior: a critical examination of theory and empirical literature." *Health Psychology Research*. 1:2, 2013. https://dx.doi.org/10.4081%2Fhpr.2013.e19

42 Jared D. Martin, Heather C. Abercrombie, Eva Gilboa-Schechtman, and Paula M. Niedenthal. "Functionally distinct smiles elicit different physiological responses in an evaluative context." *Scientifi c Reports*. 8, 2018. https://doi.org/10.1038/s41598-018-21536-1 329

43 Kevin P. Madore and Anthony D. Wagner. "Multicosts of Multitasking." *Cerebrum*. 2019. https://www.ncbi.nlm.nih.gov/pmc/articles/PMC7075496/

44 Joshua S. Rubenstein, David E. Meyer, and Jeffery E. Evans. "Executive Control of Cognitive Processes in Task Switching." *Journal of Experimental Psychology: Human Perception and Performance*. 27:4, 2001. https://www.apa.org/pubs/journals/releases/xhp274763.pdf

45 Qingyi Huang, Huan Liu, Katsuhiko Suzuki, Sihui Ma, and Chunhong Liu. "Linking

What We Eat to Our Mood: A Review of Diet Antioxidants and Depression." *Antioxidants*. 8:9, 2019. https://dx.doi.org/10.3390%2Fantiox8090376;

07 동기부여를 지속하는 법

1 Stephano I. Di Domenico and Richard M. Ryan. "The Emerging Neuroscience of Intrinsic Motivation: A New Frontier in Self-Determination Research." *Frontiers in Human Neuroscience*. 2017. https://dx.doi.org/10.3389%2Ffnhum.2017.00145

2 James O. Prochaska and Wayne F. Velicer. "The Transtheoretical Model of Health Behavior Change." *American Journal of Health Promotion*. 12(1). September 1997. https://doi.org/10.4278/0890-1171-12.1.38

3 P.M. Gollwitzer. "Implementation intentions: Strong effects of simple plans." *American Psychologist*, 54(7). 1999. http://dx.doi.org/10.1037/0003-066X.54.7.493

4 Judy Cameron, Katherine M. Banko, and W. David Pierce. "Pervasive negative effects of rewards on intrinsic motivation: The myth continues." *The Behavior Analyst*. 24, 2001. https://link.springer.com/article/10.1007%2FBF03392017

5 Judy Cameron, Katherine M. Banko, and W. David Pierce. "Pervasive negative effects of rewards on intrinsic motivation: The myth continues." *The Behavior Analyst*. 24, 2001. 1-44. https://dx.doi.org/10.1007%2FBF03392017

6 Gerard H. Seijts, Gary P. Latham, and Meredith Woodwark. "Learning Goals: A Qualitative and Quantitative Review." *New Developments in Goal Setting and Task Performance*. Routledge. 2012. https://www.taylorfrancis.com/chapters/edit/10.4324/9780203082744-24/learning-goals-qualitativequantitative-review-gerard-seijts-gary-latham-meredithwoodwark

7 Edwin A. Locke and Gary P. Latham. "The Development of Goal Setting Theory: A Half Century Retrospective." *American Psychological Association: Motivation Science*, 5(2). 2019. https://www.decisionskills.com/uploads/5/1/6/0/5160560/locke_latham_2019_the_development_of_goal_setting_theory_50_years.pdf

8 Dori M. Steinberg, Gary G. Bennett, Sandy Askew, and Deborah F. Tate. "Weighing Every Day Matters: Daily Weighing Improves Weight Loss and Adoption of Weight Control Behaviors." *Journal of the Academy of Nutrition and Dietetics*.

115:4. April 1, 2015. https://dx.doi.org/10.1016%2Fj.jand.2014.12.011; Jeffrey J. VanWormer, Simone A. French, Mark A. Pereira, and Erica M. Welsh. "The Impact of Regular Self-Weighing on Weight Management: A Systematic Literature Review." *International Journal of Behavioral Nutritional and Physical Activity*. 5:54, 2008. https://ijbnpa.biomedcentral.com/articles/10.1186/1479-5868-5-54;

9 Kirk Plangger, Colin Campbell, Karen Robson, and Matteo Montecchi. "Little rewards, big changes: Using exercise analytics to motivate sustainable changes in physical activity." *Information and Management*. November 2, 2019. http://dx.doi.org/10.1016/j.im.2019.103216

10 Daniel Johnson, Sebastian Deterding, Kerri-Ann Kuhn, et al. "Gamifi cation for health and wellbeing: A systematic review of the literature." *Internet Interventions*, 6: 89-106. November 2016. https://doi.org/10.1016/j.invent.2016.10.002

11 Dexter Louie, Karolina Brook, Elizabeth Frates. "The Laughter Prescription: A Tool for Lifestyle Medicine." *American Journal of Lifestyle Medicine*. 10:4, 2016. https://dx.doi.org/10.1177%2F1559827614550279

12 A.H. Maslow. "A theory of human motivation." *Psychological Review*. 50:4, 370-396. 1943. https://doi.org/10.1037%2Fh0054346

13 Abraham H. Maslow. *Motivation and personality*. New York: Harper and Row. 1970. https://www.worldcat.org/title/motivation-and-personality/oclc/89585

14 Douglas T. Kenrick, Vladas Griskevicius, Steven L. Neuberg, and Mark Schaller. "Renovating the Pyramid of Needs: Contemporary Extensions Built Upon Ancient Foundations." *Perspectives on Psychological Science*, 5(3). May 2010. https://dx.doi.org/10.1177%2F1745691610369469

15 K.J. Bouxsein, H.S. Roane, and T. Harper. "Evaluating the Separate and Combined Effects of Positive and Negative Reinforcement on Task Compliance." *Journal of Applied Behavior Analysis*. 2011. https://dx.doi.org/10.1901%2Fjaba.2011.44-175

16 Tiff any Kodak, Dorothea C. Lerman, Valerie M. Volkert, and Nicole Trosclair. "Further Examination of Factors that Influence Preference for Positive Versus Negative Reinforcement." *Journal of Applied Behavior Analysis*. 2007. https://doi.org/10.1901/jaba.2007.151-05; S. B. Cho, J. Su, et al. "Positive and negative reinforcement are differentially associated with alcohol consumption as a function

of alcohol dependence." *Psychology of Addictive Behaviors*, 33(1). 2019. https://psycnet.apa.org/doi/10.1037/adb0000436

17 Michail Mantzios and Helen H. Egan. "On the Role of Selfcompassion and Self-kindness in Weight Regulation and Health Behavior Change." *Front. Psychol*., 16. February 2017. https://doi.org/10.3389/fpsyg.2017.00229

18 Garriy Shteynberg and Adam D. Galinsky. "Implicit coordination: Sharing goals with similar others intensifies goal pursuit." *Journal of Experimental Social Psychology*, 47(6). November 2011. https://doi.org/10.1016/j.jesp.2011.04.012

08 생각의 왜곡에서 벗어나는 법

1 A. Vaish, T. Grossmann, and A. Woodward. "Not all emotions are created equal: the negativity bias in social-emotional development." *Psychological Bulletin*, 134(3). 2008. https://dx.doi.org/10.1037%2F0033-2909.134.3.383

2 K. Rnic, D.J. Dozois, and R.A. Martin. "Cognitive Distortions, Humor styles, and Depression." *Europe's Journal of Psychology*, 12(3). 2016. https://dx.doi.org/10.5964%2Fejop.v12i3.1118

3 Ciro Conversano, Alessandro Rotondo, Elena Lensi, et al. "Optimism and Its Impact on Mental and Physical Well-Being." *Clinical Practice and Epidemiology in Mental Health*, 6. 2010. https://dx.doi.org/10.2174%2F1745017901006010025

4 Denise M. Matel-Anderson, Abir K. Bekhet, and Mauricio Garnier-Villarreal. "Mediating Effects of Positive Thinking and Social Support on Suicide Resilience." *Western Journal of Nursing Research*. February 2018. https://doi.org/10.1177%2F0193945918757988

5 Matthew D. Lieberman, Naomi I. Eisenberger, Molly J, Crockett, et al. "Putting Feelings into Words: Affect Labeling Disrupts Amygdala Activity in Response to Affective Stimuli." *Psychological Science*, 18(5). 2006. https://www.scn.ucla.edu/pdf/AL(2007).pdf

6 https://www.internationaljournalofwellbeing.org/index.php/ijow/article/view/754/843

7 Allison S. Troy, Amanda J. Shallcross, and Iris B. Mauss. "A Person-by-Situation

Approach to Emotion Regulation: Cognitive Reappraisal Can Either Help or Hurt, Depending on the Context." *Association for Psychological Science*, 24(12). 2013. https://doi.org/10.1177/0956797613496434

8 Susan Nolen-Hoeksema, Blair E. Wisco, and Sonja Lyumbomirsky. "Rethingking Rumination." *Association for Psychological Science*, 3(5). 2008. https://doi.org/10.1111%2Fj.1745-6924.2008.00088.x

9 Dawn Querstret and Mark Cropley. "Assessing treatments used to reduce rumination and/or worry: A systematic review." *Clinical Psychology Review*, 33(8). December 2013. http://dx.doi.org/10.1016/j.cpr.2013.08.004

10 Candace M. Raio, Nicholas R. Harp, Catherine C. Brown, and Maital Neta. "Reappraisal-but not Suppression- Tendencies Determine Negativity Bias After Laboratory and Real-World Stress Exposure." *Affective Science*, 2. 2021. https://dx.doi.org/10.1007%2Fs42761-021-00059-5

11 Nora Gorg, Kathen Priebe, Jan R. Bohnke, et al. "Trauma-related emotions and radical acceptance in dialectical behavior therapy for posttraumatic stress disorder after childhood sexual abuse." *Borderling Personality Disorder and Emotion Dysregulation*, 4(15). 2017. https://dx.doi.org/10.1186%2Fs40479-017-0065-5

09 마음 훈련이 필요한 이유

1 Shian-Ling Keng, Moira J. Smoski, and Clive J. Robins. "Effects of mindfulness on psychological health: A review of empirical studies." *Clinical Psychology Review*, 31(6). August 2011. https://dx.doi.org/10.1016%2Fj.cpr.2011.04.006

2 Antonio Crego, Jose Ramon Yela, et al. "Relationships between Mindfulness, Purpose in Life, Happiness, Anxiety, and Depression: Testing a Meditation Model in a Sample of Women." *Int. J. Environ. Res. Public Health*, 18(3). 2021. https://dx.doi.org/10.3390%2Fijerph18030925

3 Kandhasamy Sowndharajan and Songmun Kim. "Influence of Fragrances on Human Psychophysiological Activity with Special Reference to Human Electroencephalographic Response." *Sci. Pharm*, 84(4). 2016. https://dx.doi.org/10.3390%2Fscipharm84040724

4 Janet M. Warren, Nicola Smith, and Margaret Ashwell. "A structured literature review on the role of mindfulness, mindful eating, and intuitive eating in changing eating behaviors: effectiveness and associated potential mechanism." *Nutrition Research Reviews*, 30(2). July 2017. http://dx.doi.org/10.1017/S0954422417000154

5 Janet M. Warren, Nicola Smith, and Margaret Ashwell. "A structured literature review on the role of mindfulness, mindful eating, and intuitive eating in changing eating behaviors: effectiveness and associated potential mechanism." *Nutrition Research Reviews*, 30(2). July 2017. https://doi.org/10.1017/s0954422417000154

6 Christine E. Cherpak. "Mindful Eating: A Review of How the Stress-Digestion-Mindfulness Triad May Modulate and Improve Gastrointestinal and Digestive Function." *Integr*. Med., 18(4). 2019. https://www.ncbi.nlm.nih.gov/pmc/articles/PMC7219460/

7 Yong Zhu and James H. Hollis. "Increasing the Numver of Chews before Swallowing Reduces Meal Size in Normal-Weight, Overweight, and Obese Adults." *Journal of the Academy of Nutrition and Dietetics*, 114(6). November 2013. https://doi.org/10.1016/j.jand.2013.08.020

8 Gilbert, D., Waltz, J. "Mindfulness and Health Behaviors." *Mindfulness* 1. 2010. https://link.springer.com/article/10.1007%2Fs12671-010-0032-3

9 Chumachenko SY, Cali RJ, Rosal MC, Allison JJ, Person SJ, Ziedonis D, et al. "Keeping weight off : Mindfulness-Based Stress Reduction alters amygdala functional connectivity during weight loss maintenance in a randomized control trial." *PLoS ONE*, 16(1). 2021. https://doi.org/10.1371/journal.pone.0244847

10 Sara W. Lazer, Catherine E. Kerr, Rachel H. Wasserman, et al. "Meditation experience is associated with increased cortical thickness." *Neuroreport*, 16(17). 2005. https://www.ncbi.nlm.nih.gov/pmc/articles/PMC1361002/

11 Katherine L. Narr, Roger P. Woods, Paul M. Thompson, et al. "Relationships between IQ and Regional Cortical Gray Matter Thickness in Healthy Adults." *Cerebral Cortex*, 17(9). 2007. https://doi.org/10.1093/cercor/bhl125

12 Vago David and David Silbersweig. "Self-awareness, selfregulation, and self-transcendence (S-ART): a framework for understanding the neurobiological mechanisms of mindfulness." *Front. Human Neuroscience*, 6. 2012. https://doi.

org/10.3389/fnhum.2012.00296

13 Kimberly C. Roberts and Sharon Danoff -Burg. "Mindfulness and Health Behaviors: Is Paying Attention Good for You?" *Journal of American College Health*, 56 (3). 2010. https://doi.org/10.1080/07448481.2010.484452

10 습관 유지와 새로운 목표 사이

1 John Spencer Ingels, Ranjita Misra, Jonathan Stewart, et al. "The Effect of Adherence to Dietary tracking on Weight Loss: Using HLM to Model Weight Loss Over Time." *Journal of Diabetes Research*. 2017. https://dx.doi.org/10.1155%2F2017%2F6951495; Jeffrey J VanWormer, Simone A. French, Mark A. Perecia, and Erica M. Welsh. "The Impact of Regular Self-Weighing on Weight Management: A Systematic Literature Review." *Int. Journal of Behavioral Nutrition and Physical Activity*, 5(54). 2008. https://ijbnpa.biomedcentral.com/articles/10.1186/1479-5868-5-54;Rena R. Wing, Suzanne Phelan. "Long-term weight loss maintenance." *The American Journal of Clinical Nutrition*, 82(1). 2005. https://doi.org/10.1093/ajcn/82.1.222S; https://www.jmir.org/2021/6/e25529; Zheng, Y., Klem, M.L., Sereika, S.M., Danford, C.A., Ewing, L.J. and Burke, L.E. "Self-weighing in weight management: A systematic literature review." *Obesity*, 23. 2015. https://doi.org/10.1002/oby.20946

2 Hansen, T.K., Dall, R., Hosoda, .H., Kojima, M., Kangawa, .K., Christiansen, J.S. and Jorgensen, J.O.L. "Weight loss increases circulating levels of ghrelin in human obesity." *Clinical Endocrinology*, 56. 2002. https://doi.org/10.1046/j.0300-0664.2001.01456.x

3 Rexford S. Ahima. "Revisiting leptin's role in obesity and weight loss." *Journal of Clinical Investigation*, 118(7). 2008. https://dx.doi.org/10.1172%2FJCI36284

4 "The National Weight Control Registry." National Weight Control Registry. http://www.nwcr.ws/

5 Siao Mei Shick, Rena R. Wing, Mary L. Klein, et al. "Persons Successful at Long-term Weight Loss and Maintenance Continue to Consume a Low-energy, Low-fat Diet." *Journal of the Academy of Nutrition and Dietetics*, 98(4). 1998. https://doi.

org/10.1016/s0002-8223(98)00093-5

6 Rene Dailey, Lynsey Romo, Sarah Myer, et al. "The Buddy Benefit: Increasing the Effectiveness of an Employee-Targeted Weight Loss Program." *Journal of Health Communication*, 23(3). 2018. https://doi.org/10.1080/10810730.2018.1436622